# 新编常见疾病护理与基本技能

徐　慧　王　莉　朱文秀
牛士英　褚玉清　李　静　　主　编

上海浦江教育出版社

**图书在版编目（CIP）数据**

新编常见疾病护理与基本技能 ／ 徐慧等主编．
上海：上海浦江教育出版社有限公司，2024．7．
ISBN 978-7-81121-892-3

Ⅰ．R47

中国国家版本馆 CIP 数据核字第 20247K32Z7 号

XINBIAN CHANGJIAN JIBING HULI YU JIBEN JI'NENG

## 新编常见疾病护理与基本技能

上海浦江教育出版社出版发行

社址：上海海港大道 1550 号　　邮政编码：201306

E-mail: cbs@shmtu.edu.cn　　URL: http://www.pujiangpress.com

北京兰星球彩色印刷有限公司印装

幅面尺寸：185 mm×260 mm　　印张：20.5　　字数：337 千字

2024 年 7 月第 1 版　　2024 年 7 月第 1 次印刷

责任编辑：赵宏义　　封面设计：北京文峰天下图书有限公司

定价：128.00 元

# 《新编常见疾病护理与基本技能》

# 编委会

主　编：徐　慧　枣庄市妇幼保健院

王　莉　枣庄市立医院

朱文秀　枣庄市薛城区中医院

牛士英　枣庄市立医院

褚玉清　枣庄市精神卫生中心

李　静　枣庄市立医院

副主编：王炫月　枣庄市中医医院

董　侠　枣庄市市中区税郭镇中心卫生院

张　琨　枣庄市妇幼保健院

张　莉　枣庄市妇幼保健院

刘　晴　枣庄市妇幼保健院

何宜臻　枣庄市妇幼保健院

姜冰青　枣庄市妇幼保健院

孙明明　枣庄市立医院

鞠玲玲　枣庄市立医院

# 前　言

在当今医学日新月异的时代，随着人们对健康需求的日益增长，护理工作在医疗卫生体系中的地位愈发凸显，其重要性不言而喻。护理不仅关乎患者的身体康复，更应给予患者心灵的慰藉与生命的尊重。为了适应这一发展需求，提升护理人员的专业技能与综合素质，我们编纂了《新编常见疾病护理与基本技能》一书。

本书内容全面而深入，系统涵盖了临床各科常见疾病的护理知识，通过对这些疾病的细致整理与科学分类，为读者构建了一个清晰、完整的疾病护理知识体系。从儿科护理的细腻关怀，到妇产科护理的温馨陪伴；从急诊科护理的迅速反应，到康复科护理的耐心指导；从神经内科护理的专业精准，到心血管科护理的严谨细致；再到肾内科护理、血液科护理的深入探索，以及普外科护理的全面覆盖，本书力求满足不同领域、不同层次护理工作的实际需求。

尤为值得一提的是，本书还特别关注了社区老年人的保健与护理，这一章节的加入，体现了我们对老龄化社会现状的深刻认识与积极响应，旨在为老年人提供更加专业、贴心的护理服务。

在护理技术操作方面，本书不仅详细介绍了各项技能的操作步骤与注意事项，还就并发症的预防与处理、仪器的安全使用等关键问题进行了深入探讨，确保护理人员在实践操作中能够做到安全、有效、高效。

全书在编纂过程中，始终秉持科学新颖、临床实用的原则，力求突出护理专业的特性和需要。我们相信，通过本书的学习，读者不仅能够掌握扎实的护理理论知识，更能在临床实践中游刃有余，为患者提供更加优质、高效的护理服务。本书适用于医药高职教育、专科、函授及自学考试等相同层次、不同办学形式的教学使用，也可作为广大护理工作者自我提升、继续教育的宝贵资料。我们衷心希望，本书的出版能够为护理教育事业的发展贡献一份力量，为推动我国护理事业的进步添砖加瓦。

# 目  录

# 第一章 儿科护理

## 第一节 急性上呼吸道感染

### 【概述】

急性上呼吸道感染（acute upper respiratory tract infection）为小儿时期常见病、多发病，一年四季均可发病，每年可发病数次。病原体主要侵犯鼻、咽、扁桃体及喉部，进而引起炎症。若炎症局限某一局部即按该部炎症命名，如急性鼻炎、急性扁桃体炎等，否则统称为上呼吸道感染。

### 【症状体征】

（1）症状：发热、烦躁不安、乏力、头痛、全身不适等症状，局部主要是鼻咽部症状，如鼻塞、流涕、喷嚏、干咳、咽痒、咽痛等。

（2）体征：可见咽部充血、淋巴滤泡增生，扁桃体肿大、充血并有渗出物，颌下淋巴结肿大、触痛。肠道病毒可引起患者出现不同形态的皮疹。

### 【护理】

#### 一、护理问题

（1）舒适度减弱、咽痛、鼻塞：与上呼吸道炎症有关。

（2）体温过高：与上呼吸道感染有关。

（3）潜在并发症：热性惊厥。

#### 二、护理措施

1.环境与休息

保持病房空气清新，卧床休息，保持口腔清洁，做好呼吸道隔离。

2.维持正常体温

（1）密切监测体温变化。

（2）体温高的处理：①无高热惊厥者，体温＜38.5℃，给予物理降温（退热贴、温水擦浴）；体温≥38.5℃，给予物理降温和药物降温。②有高热惊厥者，及时或提前给予药物降温。

（3）出汗时注意更换衣物。

3.饮食护理

给予富含营养、易消化的饮食。

4.病情观察

注意咳嗽的性质、神经系统症状、皮肤黏膜的改变等，及时报告医生，备好急救物品和药品。

5.用药护理

注意观察药物效果及不良反应。

【健康教育】

（1）儿童居住环境经常开窗通风，保持室内空气清新。

（2）合理喂养，婴儿提倡母乳喂养，及时添加辅食，保证营养均衡。

（3）多进行户外运动，避免带儿童去人多拥挤的公共场所，应及时增减衣服。

# 第二节 急性支气管炎

【概述】

急性支气管炎（acute bronchitis）是一种自限性的常见下呼吸道疾病，通常有病毒或细菌感染参与其病程，主要临床特征为持久和严重的咳嗽，部分患者可出现喘鸣。其可发生于肺部正常的人群，因而能够与慢性阻塞性肺疾病的急性加重期相鉴别。部分患者可出现发热症状，影响工作和生活，可以通过抗炎、抗病毒等治疗改善症状，一般经过治疗后可以痊愈，预后良好。

## 【症状体征】

（1）症状：以咳嗽为主，发热，可伴有呕吐、腹泻等消化道症状。

（2）体征：肺部听诊呼吸音粗糙，或有少许散在干、湿啰音。胸部X线检查无异常或肺纹理增粗。

## 【护理】

### 一、护理问题

（1）体温过高：与感染有关。

（2）清理呼吸道无效：与痰液黏稠不易咳出有关。

（3）舒适度减弱，咳嗽、胸痛：与支气管炎症有关。

### 二、护理措施

1.休息与生活护理

保持病房空气清新，卧床休息，经常变换体位，限制探视，做好隔离。

2.饮食护理

给予富含营养、易消化的饮食，应少量多餐，以免因咳嗽引起呕吐。

3.维持正常体温

（1）密切监测体温变化。

（2）体温高的处理：①无高热惊厥者，体温＜38.5℃，给予物理降温（退热贴、温水擦浴）；体温≥38.5℃，给予物理降温和药物降温。②有高热惊厥者，及时或提前给予药物降温。

（3）出汗时注意更换衣物。

4.保持呼吸道通畅

及时清除患儿呼吸道分泌物；指导患儿进行有效咳嗽，变换体位，胸部体疗，体位引流，帮助清除呼吸道分泌物。痰液黏稠者可进行雾化吸入，不能有效咳痰者，可根据患儿病情予以吸痰利于痰液排出。

5.病情观察

注意观察呼吸变化，若有呼吸困难、发绀，应给予吸氧。

6．用药护理

注意观察药物的疗效及不良反应。

## 【健康教育】

（1）儿童居住环境应经常开窗通风，保持室内空气清新。

（2）合理喂养，婴儿提倡母乳喂养，及时添加辅食，保证营养均衡。

（3）多进行户外运动，增强体质，避免带儿童去人多拥挤的公共场所，避免交叉感染，应及时增减衣服。

（4）出院后护理：遵医嘱用药，观察患儿症状，出现不适及时就诊，按时随诊。

（5）按时预防接种。

# 第三节　支气管肺炎

## 【概述】

支气管肺炎（bronchopneumonia）是指各种不同病原体及其他因素（如吸入羊水、动植物油及过敏反应等）所引起的肺部炎症。主要表现为发热、咳嗽、气促，肺部固定的中、细湿啰音。

## 【症状体征】

（1）发热：热型不一，多数为不规则热，新生儿、重度营养不良儿可不发热或体温不升。

（2）咳嗽：初为刺激性干咳，以后有痰，新生儿、早产儿可仅表现为口吐白沫。

（3）气促：多在发热、咳嗽之后出现，重者可有鼻翼扇动、点头呼吸、三凹征、唇周发绀。

（4）肺部啰音：肺部体征早期不明显，以后可听到较固定的中、细湿啰音，新生儿、小婴儿常不易闻及湿啰音。

除上述症状外，患儿常有精神不振、食欲减退、烦躁不安、轻度腹泻或呕吐等全身症状。重症除全身症状及呼吸系统的症状加重外，常出现循环、神经、消化等系统的功能障碍，出现相应的临床表现。

## 【护理】

### 一、护理问题

（1）气体交换受损：与肺部炎症有关。

（2）清理呼吸道无效：与呼吸道分泌物过多、黏稠，患儿体弱、无力排痰有关。

（3）体温过高：与肺部感染有关。

（4）营养失调：低于机体的需要量，与摄入不足、消耗增加有关。

（5）潜在并发症：呼吸衰竭、心力衰竭、中毒性脑病、中毒性肠麻痹。

### 二、护理措施

**1.改善呼吸功能**

（1）休息：保持病房空气清新，卧床休息，保持皮肤清洁，经常变换体位，限制探视，做好隔离。治疗护理应集中进行，以减少机体的耗氧量。

（2）氧疗：缺氧表现的患儿应及早给氧，以改善低氧血症。一般采用鼻前庭导管给氧，氧流量为0.5~1L/min，氧浓度不超过40%；缺氧明显者用面罩给氧，氧流量为2~4 L/min，氧浓度不超过50%~60%；出现呼吸衰竭时，应使用呼吸机辅助呼吸。

（3）遵医嘱给予抗生素治疗，促进气体交换。

**2.保持呼吸道通畅**

及时清除患儿呼吸道分泌物；指导患儿进行有效咳嗽，变换体位，胸部体疗，体位引流，帮助清除呼吸道分泌物。痰液黏稠者可进行雾化吸入，不能有效咳痰者，可根据患儿病情予以吸痰利于痰液排出。

**3.维持正常体温**

（1）密切监测体温变化。

（2）体温高的处理：①无高热惊厥者，体温<38.5℃，给予物理降温（退热贴、温水擦浴）；体温≥38.5℃，给予物理降温和药物降温。②有高热惊厥者，及时或提前给予药物降温。

（3）出汗时注意更换衣物。

**4.饮食护理**

给予富含营养、易消化的饮食，少量多餐，婴儿哺喂后应将头部抬高或抱起，以免呛奶窒息。进食困难者，可按医嘱静脉补充营养。重症患儿应准确记录24 h出入量。严格控制静脉点滴速度，以免发生心力衰竭。

5.并发症的护理

（1）呼吸衰竭：保持患儿呼吸道通畅，及时清除呼吸道分泌物，给予氧气吸入，必要时行气管插管及机械通气；保持患儿安静，急性期卧床休息，治疗操作尽可能集中进行；监测呼吸频率、节律、心率、心律、血压和意识变化，发现异常及时报告医师并处理。

（2）心力衰竭：注意观察患儿神志、面色、呼吸、心音、心率变化，当出现心力衰竭的表现时，及时报告医师，并减慢输液速度，准备强心剂、利尿剂，做好抢救准备；若患儿咳粉红色泡沫痰则为肺水肿的表现，可给患儿吸入20%～30%乙醇湿化的氧气，但每次吸入不得超过20 min。记录出入量，静脉输液时要限制总入量和每分钟滴数，婴幼儿每分钟滴数10～20滴，必要时使用输液泵输液。

（3）中毒症脑病：密切观察患儿意识、瞳孔、囟门和肌张力等变化，若有烦躁、惊厥、昏迷、呼吸不规则、肌张力增高等颅高压表现时，应立即报告医师抢救。

（4）中毒性肠麻痹：观察有无腹胀、肠鸣音是否减弱或消失、呕吐的性质、是否有便血等，以便及时发现中毒性肠麻痹及胃肠道出血。

【健康教育】

（1）儿童居住环境经常开窗通风，保持室内空气清新。

（2）合理喂养，婴儿提倡母乳喂养，及时添加辅食，保证营养均衡。

（3）多进行户外运动，增强体质，避免带儿童去人多拥挤的公共场所，避免交叉感染，应及时增减衣服。

（4）出院后护理：遵医嘱用药，观察患儿症状，出现不适及时就诊，按时随诊。

（5）按时预防接种。

# 第四节　支气管哮喘

【概述】

支气管哮喘（bronchial asthma）是一种发作性的变态反应性疾病，小支气管痉挛所产生的一种阵发性喘息，使呼吸发生困难、带有哮鸣音。多在幼儿期起病，常有个人过敏史及家族史，大部分病儿在青春期前后发作减轻。

## 【症状体征】

（1）症状：典型症状是咳嗽、胸闷、喘息及呼吸困难，呈阵发性发作，以夜间和晨起为重。发作前常有刺激性干咳、喷嚏、流泪、胸闷等先兆症状，接着咳大量白色黏痰，伴有呼气性呼吸困难和喘鸣音。重者烦躁不安，面色苍白，被迫采取端坐位。

（2）体征：可见胸廓饱满，叩诊鼓音，听诊全肺布满哮鸣音。呼气性呼吸困难和三凹征为典型体征。

（3）咳嗽变异性哮喘：儿童慢性或反复咳嗽有时可能是支气管哮喘的唯一症状，即咳嗽变异性哮喘（cough variant asthma，CVA），常在夜间和清晨发作，运动可加重咳嗽。

（4）哮喘持续状态：若哮喘严重发作，经合理应用拟肾上腺素药仍不能在24 h内缓解者。

## 【护理】

### 一、护理问题

（1）低效型呼吸形态：与支气管痉挛、气道阻力增加有关。

（2）清理呼吸道无效：与呼吸道分泌物黏稠、体弱无力排痰有关。

（3）焦虑：与哮喘反复发作有关。

（4）知识缺乏：缺乏有关哮喘的防护知识。

### 二、护理措施

1.环境与休息

保持病房空气清新，卧床休息，避免有害气味及强光的刺激，限制探视，护理操作应尽可能集中进行。

2.维持呼吸道通畅

（1）使患儿采取坐位或卧位，以利于呼吸；吸氧过程中定时进行血气分析，根据结果及时调整氧流量，保持动脉血的氧分压（$PaO_2$）在70～90 mmHg（9.3～12.0kPa）。

（2）遵医嘱给予药物治疗，观察其效果和副作用。

（3）给予雾化吸入，对痰液多而无力咳出者，及时吸痰。

（4）教会并鼓励患儿做深而慢的呼吸运动。

3.密切观察病情变化

监测生命体征，若患儿出现发绀、大汗、心率增快、血压下降、呼吸困难等表现，应及时报告医师并共同抢救。

4.心理护理

鼓励患儿将不适及时告诉医护人员，向患儿及家长解释哮喘相关知识，指导他们以正确的态度对待患儿，缓解患儿的恐惧心理。

## 【健康教育】

（1）指导呼吸运动，加强呼吸肌的功能：在执行呼吸运动前，应先清除呼吸道分泌物。

呼吸运动有以下两种。①腹部呼吸运动方法：平躺，双手平放在身体两侧，膝弯曲，脚平放；用鼻连续吸气并放松上腹部，但胸部不扩张；缩紧双唇，慢慢吐气直到气体完全呼出；重复以上动作10次。②胸部扩张运动：坐在椅上，将手掌放在左右两侧的最下肋骨上；吸气，扩张下肋骨，然后张口吐气，收缩上胸部和下胸部；用手掌下压肋骨，可将肺底部的空气排出；重复以上动作10次。

（2）介绍用药方法及预防知识：指导家长给患儿增加营养，多进行户外运动，增强体质，预防呼吸道感染；指导患儿及家长确认哮喘发作的诱因，避免各种诱发因素（如避免寒冷刺激/避免食入鱼虾等易致过敏的蛋白质等）；教会患儿及家长掌握适当的处理方法及安全用药，定期随诊，以控制哮喘严重发作。

# 第五节　病毒性脑炎

## 【概述】

病毒性脑炎（viral encephalitis）是指由各种病毒感染引起脑膜急性炎症的一种感染性疾病，临床上以发热、头痛和脑膜刺激征为主要表现。不同病毒所致病情轻重不等，轻者可自行缓解，预后良好。重者不仅会对患者的神经组织产生影响，还会导致患者免疫系统发生紊乱。严重危害患者的生命安全，早期诊治可提高治愈率、减少病死率及后遗症的发生。

【 症状体征 】

（1）症状：发热、头痛、呕吐、腹泻；惊厥，意识障碍，运动功能障碍，神经情绪异常。

（2）体征：颅内压增高，小婴儿前囟饱满，严重者出现脑疝症状。

【 护理 】

一、护理问题

（1）体温过高：与病毒感染有关。

（2）有受伤的危险：与惊厥有关。

（3）急性意识障碍：与脑实质炎症有关。

（4）躯体活动障碍：与昏迷、瘫痪有关。

（5）潜在并发症：与颅内压增高有关。

（6）知识缺乏：与家长缺乏疾病相关知识有关。

二、护理措施

1.维持正常体温

（1）密切监测体温变化。

（2）体温高的处理：①无高热惊厥者，体温＜38.5℃，给予物理降温（退热贴、温水擦浴）；体温≥38.5℃，给予物理降温和药物降温。②有高热惊厥者，及时或提前给予药物降温。

（3）出汗时注意更换衣物。

2.安全防护

抬高床挡，专人守护。患儿发生惊厥时，立即平卧，松解衣领，头偏向一侧，用拇指按压人中，给予低流量持续吸氧，通知医师，遵医嘱用药。

3.昏迷的护理

昏迷患儿保持侧卧位，使用柔软的棉质衣物，1~2 h翻身一次，防止压疮。轻拍患儿背部，促进痰液排出，预防坠积性肺炎的发生。

**4.减少刺激**

对存在幻觉、定向力错误的患儿提供保护性照顾。

**5.功能锻炼**

保持肢体呈功能位，病情稳定后及早帮助患儿逐渐进行肢体的被动或主动功能锻炼。

**6.病情观察**

密切观察瞳孔、呼吸及意识变化，保持呼吸道通畅，如发现两侧瞳孔不等大、对光反射迟钝，呼吸节律不规则，烦躁不安、意识障碍等，应立即汇报医生。

**7.预防感染**

向家属讲解病毒性脑炎相关护理知识，指导做好手卫生，预防感染。

## 【健康教育】

1.指导家属预防感染的方法，勤洗手，保持环境卫生，每天开窗通风两次，避免到人群密集的地方及接触患有感染性疾病的人群。

2.教会家长在患儿抽搐时的应急处理。

3.指导并鼓励家长坚持智力及肢体的功能锻炼。

# 第六节　急性感染性多发性神经根神经炎

## 【概述】

急性感染性多发性神经根神经炎（acute infective polyradiculoneuritis）是由体液和细胞共同介导的神经系统单向性自身免疫性疾病，主要侵犯脊神经根、脊神经和脑神经，使周围神经发生广泛的炎症阶段性脱髓鞘改变。主要临床特征为急性进行性对称性弛缓性肢体瘫痪，伴有周围感觉障碍，病情严重者可引起呼吸肌麻痹而危及生命。

## 【症状体征】

1.症状

（1）运动障碍：进行性肌无力是突出临床表现，多数患儿至肢体远端开始呈上行性麻痹进展，麻痹呈对称性。

（2）脑神经麻痹：可表现为对称或不对称的脑神经麻痹，以面神经受损引起的面瘫最常见。

（3）感觉障碍：早期有肌肉疼痛，下肢远端可出现不同程度感觉异常和麻木感，年长儿可表现为手套或袜套状分布感觉减退。

（4）自主神经功能障碍：症状较轻微，可出现视物不清，面色潮红等。

2.体征

急性进行性对称性肢体软瘫，腱反射减弱或消失。

## 【护理】

### 一、护理问题

（1）躯体活动障碍：与肢体瘫痪、感觉障碍有关。

（2）低效性呼吸形态：与呼吸肌瘫痪有关。

（3）营养失调：低于机体需要量，与吞咽困难有关。

（4）有皮肤完整性受损的危险：与长期卧床、感觉异常有关。

（5）知识缺乏：与家长缺乏疾病相关知识有关。

### 二、护理措施

（1）保持肢体处于功能位，恢复期指导患儿自主活动。

（2）密切观察患儿面色、呼吸、心率、血压及胸廓活动幅度，保持呼吸道通畅，必要时吸氧、吸痰。

（3）根据医嘱及营养评估结果，指导患儿进食高蛋白、高能量、高维生素易消化饮食，少量多餐，防止误吸。

（4）使用柔软的棉质衣物，每1~2h翻身一次，预防压疮。

（5）向家属讲解疾病相关护理知识，指导做好手卫生，预防感染。

## 【健康教育】

（1）指导家属对卧床患儿定时翻身、更换体位、康复按摩，做好皮肤护理。

（2）鼓励恢复期患儿坚持瘫痪肢体的主动锻炼，定期进行门诊复查。

# 第七节　化脓性脑膜炎

## 【概述】

化脓性脑膜炎（purulent meningitis，PM）指的是由化脓性细菌所引起的脑膜炎。由于此类感染主要波及蛛网膜下腔，所以脑、脊髓、脑神经以及脊神经均可受累，而且还常常伴有脑室壁及脉络丛的炎症。

## 【症状体征】

（1）症状：感染性全身中毒症状，如发热、烦躁不安，进行性的意识改变以及颅内压增高的表现。

（2）体征：脑膜刺激征，包括颈强直、克尼格（Kernig）征、布鲁氏（Burdzinski）征阳性。

## 【护理】

### 一、护理问题

（1）体温过高：与细菌感染有关。

（2）潜在并发症：硬膜下积液、脑室管膜炎、脑积水。

（3）有受伤的危险：与惊厥发作有关。

（4）营养失调：低于机体需要量，与摄入不足、机体消耗增多有关。

（5）焦虑：与疾病预后不良有关。

（6）知识缺乏：与家长缺乏疾病相关知识有关。

### 二、护理措施

1.维持正常体温

（1）密切监测体温变化。

（2）体温高的处理：①无高热惊厥者，体温<38.5℃，给予物理降温（退热贴、温水擦浴）；体温≥38.5℃，给予物理降温和药物降温。②有高热惊厥者，及时或提前给予药物降温。

（3）出汗时注意更换衣物。

2.病情观察

密切观察患儿生命体征、意识、瞳孔等的变化。若婴儿经48～72 h治疗发热不退或退后复升，病情不见好转或病情反复，首先应考虑并发硬膜下积液的可能。若高热不退，反复惊厥发作，前囟饱满，颅缝裂开，出现"落日眼"现象提示出现脑积水。出现上述情况，应立即报告医生，做好抢救准备。

3.安全防护

抬高床挡，专人守护。患儿发生惊厥时，立即平卧，松解衣领，头偏向一侧，用拇指按压人中，给予低流量持续吸氧，通知医师，遵医嘱用药。

4.饮食护理

指导家属给予患儿高热量、高蛋白、高维生素易消化的饮食，保证机体对能量的需求。

5.心理护理

安慰、鼓励家属，增强战胜疾病的信心。

6.预防感染

向家属讲解化脓性脑膜炎相关护理知识，指导做好手卫生，预防感染。

## 【健康教育】

（1）指导家属预防感染的方法，勤洗手，保持环境卫生，每天开窗通风两次，避免到人群密集的地方及接触患有感染性疾病的人群。

（2）教会家长在患儿抽搐时的应急处理方法。

# 第八节　中枢神经系统感染

## 【概述】

中枢神经系统感染（central nervous system infection）是指病原微生物（病毒、细菌、真菌、螺旋体、寄生虫、立克次体等）侵犯中枢神经系统的实质、被膜及血管等引起的急性或慢性炎症性（或非炎症性）疾病。

## 【症状】

（1）症状：发热、毒血症症状及脑膜炎、脑炎或脑膜脑炎表现。

（2）体征：脑膜炎主要表现是脑膜刺激征。脑炎多为脑实质损害表现，剧烈头痛、意识障碍、可能出现病理反射及呼吸衰竭。

## 【护理】

### 一、护理问题

（1）体温过高：与感染有关。

（2）疼痛：与脑膜刺激征有关。

（3）活动无耐力：与疾病及卧床休息有关。

（4）营养失调：低于机体需要量，与摄入不足、机体消耗增多有关。

（5）受伤的危险：与惊厥有关。

（6）有窒息的危险：与意识障碍、呕吐有关。

（7）焦虑（家长）：与疾病预后不良有关。

（8）潜在并发症：硬膜下积液、脑室管膜炎、脑积水。

（9）知识缺乏：与家长缺乏疾病相关知识有关。

### 二、护理措施

1.维持正常体温

（1）密切监测体温变化。

（2）体温高的处理：①无高热惊厥者，体温＜38.5℃，给予物理降温（退热贴、温水擦浴）；体温≥38.5℃，给予物理降温和药物降温。②有高热惊厥者，及时或提前给予药物降温。

（3）出汗时注意及时更换衣物。

2.疼痛的护理

保持病室安静，避免刺激，应用音乐疗法等物理方法缓解疼痛。遵医嘱应用脱水剂等，观察用药后的反应及疼痛缓解情况。

3.急性期护理

急性期卧床休息，呕吐时头偏向一侧或侧卧位。

4.饮食护理

指导家属予以患儿高热量，高蛋白，高维生素，清淡易消化饮食。

5.安全防护

抬高床挡，专人守护。患儿发生惊厥时，立即平卧，松解衣领，头偏向一侧，用拇指按压人中，给予低流量持续吸氧，通知医师，遵医嘱用药。

6.保持呼吸道通畅

及时清除口鼻腔内呕吐物并观察呕吐物情况。

7.心理护理

安慰患儿及家长，讲解成功治愈的病例，缓解其焦虑心理。

8.并发症护理

密切监测生命体征、意识、瞳孔、囟门、头围等变化，保持呼吸道通畅，发现异常及时报告医生，做好抢救准备。

9.预防感染

向家属讲解中枢神经系统感染相关护理知识，指导做好手卫生，预防感染。

## 【健康教育】

（1）指导家属预防感染的方法，勤洗手，保持环境卫生，每天开窗通风两次，避免到人群密集的地方及接触患有感染性疾病的人群。

（2）教会家长在患儿抽搐时的应急处理。

# 第九节 消化道出血

## 【概述】

消化道出血（gastrointestinal hemorrhage）包括上消化道出血和下消化道出血。上消化道出血是指屈氏韧带以上的消化道，包括食管、胃、十二指肠、胰、胆道病变引起的出血，以及胃空肠吻合术后的空肠病变出血。下消化道出血指屈氏韧带以下小肠和大肠的出血。

## 【症状体征】

（1）症状：上消化道出血主要为呕血或柏油样大便，常伴有血容量减少引起的急性周围循环衰竭；下消化道出血多表现为便血，大便可呈鲜红、暗红或果酱样。

（2）体征：腹部压痛，出血量小于400 mL，可无明显体征，出血量大时可有贫血貌，精神萎靡，皮肤四肢苍白湿冷，血压下降等。

（3）出血量的评估：消化道任何部位出血量10～15 mL，大便潜血检测阳性；出血量超过60 mL时，肉眼可见血便。

4.上下消化道出血的鉴别见表1-1。

表1-1　上下消化道出血的鉴别

| 鉴别要点 | 上消化道出血 | 下消化道出血 |
|---|---|---|
| 病史 | 呕血史、曾有溃疡病，肝、胆疾病史 | 常有下腹痛、排便异常、血便史 |
| 出血先兆 | 上腹痛、恶心、呕吐 | 中下腹不适、下坠感 |
| 出血方式 | 呕血伴有柏油样便 | 便血，无呕血 |
| 便血特点 | 柏油样便、无血块 | 暗红或鲜红色，稀，量多时可有血块 |

## 【护理】

### 一、护理问题

（1）体液不足：与消化道出血有关。

（2）活动无耐力：与失血性周围循环衰竭有关。

（3）舒适改变：与呕血、排便习惯改变有关。

（4）潜在并发症：失血性休克。

（5）知识缺乏：患儿家长缺乏有关疾病护理的相关知识。

### 二、护理措施

1.环境与休息

（1）保持室内空气清新及合适的温湿度，每天通风2次，每次30 min，大出血的患儿通风时要特别注意保暖，防止寒冷加重末梢循环不良的状况。

（2）治疗护理操作集中进行，保证患儿充足的休息。

（3）呕血的患儿可将床头抬高10°～15°或将头偏向一侧。避免呕血时吸入引起窒息。

2.饮食护理

（1）活动性出血的患儿遵医嘱绝对禁食水，必要时给予胃肠减压，出血停止后可给予流质饮食，遵循由少到多，由稀到稠的原则逐渐过渡半流质、软食直至普食。

（2）少量出血无呕吐的患儿可进食温凉、清淡流质饮食，少量多餐，忌辛辣刺激食物和饮料，母乳喂养的母亲也要注意饮食。

（3）插三腔管的患儿，出血停止24 h后可从胃管内注入流食。

3.病情观察

（1）密切监测并记录生命体征，并注意观察和记录呕血和黑便的次数、性质及量。

（2）如呕血过程中出现呼吸急促，发绀，烦躁不安，精神极度紧张，有濒死感，口中有血块等情况时，说明患儿可能发生误吸，须立即进行抢救。

（3）当患儿出现黑便同时伴有口渴、烦躁、出冷汗、晕厥等症状时，应注意是否有新鲜出血，及时通知医生。

（4）另外应注意有无出现头晕、心悸、恶心、口渴、黑蒙与晕厥等失血性休克的表现，发现以上异常情况，及时通知医生，配合抢救。

4.输血、输液的护理

迅速建立有效的静脉通路，同时准确及时地采集血标本，做好血型及交叉配血试验，为输液、输血做好准备。

5.维持正常体温

（1）密切监测体温变化。

（2）体温高的处理：①无高热惊厥者，体温＜38.5℃，给予物理降温（退热贴、温水擦浴）；体温≥38.5℃，给予物理降温和药物降温。②有高热惊厥者，及时或提前给予药物降温。

（3）出汗时注意及时更换衣物。

6.心理护理

消化道出血的患儿在严重的情况下可能有较高的风险，且医疗费用昂贵，给患儿和家长带来很大的心理压力，易产生焦虑、恐惧和不合作的心理。护理时应注意多沟通，做好心理疏导。

## 【健康教育】

（1）避免诱因：养成良好的饮食习惯，避免进食坚硬的食物，按时进餐。

（2）休息与活动：注意休息，适当活动，避免受凉。

（3）在服用刺激强的药物时应尽可能用最小的剂量和在餐后服用。

（4）出院后护理：嘱患儿出院后进食柔软易消化的食物，以清淡为宜，特别注意避免进食刺激性粗糙食物，避免剧烈活动，适当进行锻炼，增强体质，按医嘱继续服药，定期复查。

# 第十节　先天性胆道闭锁

## 【概述】

先天性胆道闭锁（congenital biliary atresia）是先天性胆道发育障碍导致胆道梗阻，是新生儿胆汁淤积最常见的原因。在亚洲，尤其是我国和日本发病率较高，女孩发病率高于男孩，约3∶2。

## 【症状体征】

（1）症状：黄疸，为本病特征性表现。一般出生时并无黄疸，1～2周后出现，呈进行性加重，巩膜、皮肤由黄转为暗绿色，皮肤瘙痒加重。粪便渐呈白陶土样；尿色随黄疸加深而呈浓茶样。

（2）体征：肝脾肿大，腹部膨隆。

## 【护理】

### 一、护理问题

（1）营养失调：低于机体需要量，与肝功能受损有关。

（2）生长发育迟缓：与肝功能受损致消化吸收功能障碍有关。

（3）疼痛：与胆管扩张胰胆汁反流有关。

（4）有感染的危险：与肝功能受损致机体抵抗力下降有关。

## 二、护理措施

### 1.改善营养状况

术前应积极纠正贫血、低蛋白血症、电解质以及酸碱平衡紊乱。按医嘱静脉输注白蛋白、全血、血浆、脂肪乳或氨基酸以改善患儿营养状况及贫血。

### 2.保持引流通畅

适当约束患儿，妥善固定导管，严防脱出；观察并记录引流液量和性状，若有异常，应立即报告医师，加强导管周围皮肤护理，可涂氧化锌软膏，及时更换敷料。

### 3.饮食护理

术后应尽早恢复母乳喂养。指导产妇定时哺乳或挤出奶汁喂养婴儿。对贫血、低蛋白血症手术后并发胆瘘、肠瘘等患儿，应给予静脉补液，或短期内实施胃肠外营养支持。

### 4.并发症护理

胆瘘及腹部切口裂开是术后主要的并发症，术后腹胀导致腹内压过高是切口裂开的直接原因，多发生在术后3～7 d。患儿突然哭闹不安，腹肌紧张并有压痛，切口有胃肠液、胆汁样液溢出，应警惕胆肠瘘，并立即报告医师并处理；胆管炎常发生于术后1年内，且发作次数越多肝纤维化程度越严重，直接影响手术的治疗效果，因此术后密切观察患儿的病情变化。

### 5.心理护理

给家长以心理上支持，鼓励家长参与护理过程。治疗和护理按计划按时集中进行，保证患儿充分的睡眠。

## 【健康教育】

（1）出院时责任护士向家长详细讲解患儿可能出现胆道感染、上消化道出血等并发症，使其学会简单地评估患儿的状况，定期复查。

（2）要避免剧烈哭闹、保证充足的睡眠、合理喂养。

（3）如患儿有发热、腹痛、皮肤巩膜黄染等症状要及时到医院就诊。

# 第十一节　胰腺炎

## 【概述】

胰腺炎（pancreatitis）是胰腺因胰蛋白酶的自身消化作用而引起的疾病。胰腺有水肿、充血，或出血、坏死。临床上出现腹痛、腹胀、恶心、呕吐、发热等症状。化验血和尿中淀粉酶含量升高等。

## 【症状体征】

1.症状

（1）急性胰腺炎：腹痛、恶心、呕吐及腹胀、发热、水电解质及酸碱平衡紊乱、低血压和休克。

（2）慢性胰腺炎：腹痛、胰腺功能不全。

2.体征

轻症：腹部体征较轻，可有上腹压痛，无腹肌紧张和反跳痛，可闻及肠鸣音减弱。

重症：急性重症面容，痛苦表情，腹肌紧张，全腹显著压痛和反跳痛，伴麻痹性肠梗阻时有明显腹胀，肠鸣音减弱或消失。

## 【护理】

### 一、护理问题

（1）疼痛：腹痛，与胰腺及周围组织炎症、水肿或出血坏死有关。

（2）潜在并发症：休克、肺水肿、急性肾衰竭、脱水、低血钙等。

（3）恐惧：与腹痛剧烈及病情进展急骤有关。

### 二、护理措施

1.休息与体位

卧床休息，适当限制活动，协助患儿取弯腰、屈膝侧卧位，促进组织修复和体力恢复。

2.饮食护理

提倡早期进食，在液体复苏和疼痛控制24 h内进行肠内营养。肠内营养耐受的患儿可经口或鼻胃管、鼻肠管喂养，轻症患儿可不需禁食，在能耐受的情况下准许进食。多数患儿需禁饮食1~3 d，明显腹胀者需行胃肠减压，其目的在于减少胃酸分泌，进而减少胰液分泌，以减轻腹痛和腹胀。轻症患儿早期可进食无脂饮食，如米汤、藕粉，进食后无恶心、呕吐、腹胀、腹痛，则可进食低脂（脂肪摄入量＜30 g/d）、低蛋白、半流质饮食，逐渐过渡到普食。进食原则宜少量多餐、每日5~6餐，禁止暴饮暴食和进食脂肪多、刺激性强的食物。

3.维持循环血容量

迅速建立有效静脉通路输入液体及电解质，以维持有效循环血容量。

4.严密监测病情变化

（1）严密监测患者生命体征及腹部体征，注意有无多器官功能衰竭的表现，如尿量减少、脉搏细速、冷汗等低血容量性休克的表现，一旦发现应积极配合医生进行抢救。

（2）注意观察呕吐物的量及性质，行胃肠减压者，观察并记录引流液的量及性质。

（3）观察患者皮肤黏膜的色泽与弹性有无变化，判断失水程度。准确记录24 h出入量，作为补液的依据。

5.动脉血气分析

遵医嘱留取标本，监测血、尿淀粉酶、血糖、血清电解质的变化，做好动脉血气分析的测定。

6.固定引流管

观察并记录引流液的量、性质等。定时更换各引流袋，注意无菌操作。

7.药物护理

遵医嘱给予抗胰酶的药物和抑制胰酶分泌的药物，腹痛剧烈者，可遵医嘱给予哌替啶等止痛药，禁用吗啡，以防加重病情。注意监测用药前后效果以及疼痛的性质和特点有无改变。

## 【健康教育】

（1）疾病知识指导：向患儿及家属介绍本病的主要诱发因素和疾病的过程，教育患者积极治疗，注意防治胆道蛔虫病。

（2）休息与活动：注意休息，劳逸结合，参加体育锻炼，避免受凉。

（3）生活指导：指导患儿及家属掌握饮食卫生知识，患儿平时应养成规律进食习惯，避免暴饮暴食。腹痛缓解后，应从少量低脂低糖饮食开始逐渐恢复正常饮食，应避免刺激性强、产气多、高脂肪和高蛋白食物，防止复发。

（4）出院后护理：遵医嘱用药，指导观察复发症状，出现不适及时就诊。按时随诊。

# 第十二节　先天性心脏病

## 【概述】

先天性心脏病（congenital heart disease）简称先心病，是指在胚胎发育时期由于心脏及大血管的形成障碍或发育异常而引起的解剖结构异常，或出生后应自动关闭的通道未能闭合（在胎儿属正常）的情形。先天性心脏病发病原因目前尚不完全明确，包括遗传因素和环境因素，妇女妊娠时吸烟、酗酒、吸食毒品、服用某些药物、感染，特别是病毒感染、环境污染、射线辐射等都会使胎儿心脏发育异常的可能大大增加。尤其妊娠前3个月感染风疹病毒，会使孩子患上先天性心脏病的风险急剧增加。先天性心脏病的种类很多，其临床表现主要取决于畸形的大小和复杂程度，大多数先天性心脏病患者会出现反复上呼吸道感染及肺炎、生长发育差、消瘦、多汗、心悸、胸闷、气喘。

## 【症状体征】

轻者无症状，查体时可发现，重者可有活动后呼吸困难、发绀、晕厥等，年长儿可有生长发育迟缓。

## 【护理】

### 一、护理问题

（1）活动无耐力：与体循环血量减少有关。

（2）营养失调：低于机体需要，与喂养困难有关。

（3）生长发育迟缓：与体循环血量减少影响生长发育有关。

（4）有感染的危险：与心内缺损、肺血增多易导致呼吸道感染有关。

（5）潜在并发症：心力衰竭。

（6）焦虑：患儿家长担心疾病预后。

（7）知识缺乏：与家长缺乏疾病相关知识有关。

## 二、护理措施

（1）保证充足的睡眠、休息，减少刺激，护理操作集中进行，病情严重者应严格卧床休息。

（2）指导家长给患儿提供高热量、高蛋白质和维生素饮食。

（3）预防感染，根据气温变化及时增减衣物，做好保护性隔离，避免接触感染性疾病的人群，预防交叉感染。

（4）观察有无心率增快、呼吸困难、端坐呼吸、泡沫样痰、水肿、肝大等心力衰竭的表现，如出现上述表现，应立即置患儿半卧位，吸氧，配合医生抢救。

（5）关爱、安抚患儿及家属。

（6）向家属讲解先天性心脏病相关护理知识，指导做好手卫生，预防感染。

## 【健康教育】

（1）指导家属预防感染的方法，勤洗手，保持环境卫生，每天开窗通风两次，避免到人群密集的地方及接触患有感染性疾病的人群。

（2）合理安排作息时间，保证休息。

（3）定期复查。

# 第十三节 心律失常

## 【概述】

心律失常（arrhythmia）是由于窦房结激动异常或激动产生于窦房结以外，激动的传导缓慢、阻滞或经异常通道传导，即心脏活动的起源和（或）传导障碍导致心脏搏动的频率和（或）节律异常。

## 【症状体征】

由于心律失常的类型不同，临床表现各异，主要有以下几种表现：

（1）冠状动脉供血不足的表现：主要表现为周围血管灌注不足、急性心力衰竭等。

（2）脑动脉供血不足的表现：头晕，乏力，视物模糊，甚至于失语、瘫痪等一过性或永久性的脑损害。

（3）肾动脉供血不足的表现：临床表现有少尿、蛋白尿、氮质血症等。

（4）肠系膜动脉供血不足的表现：腹胀、腹痛、腹泻，甚至发生出血、溃疡。

（5）心功能不全的表现：主要为咳嗽、呼吸困难、倦怠、乏力等。

## 【护理】

### 一、护理问题

（1）活动无耐力：与心律失常致心排血量减少、组织缺血缺氧有关。

（2）潜在并发症：心力衰竭、心源性休克。

（3）焦虑：与心律失常反复发作、对治疗缺乏信心有关。

（4）知识缺乏：与家属缺乏心律失常相关知识有关。

### 二、护理措施

（1）合理安排休息和活动。严重心律失常者，应绝对卧床休息；心动过速者，应限制活动；心动过缓者，避免兴奋迷走神经的活动，如避免排便时屏气。

（2）密切监测患儿生命体征变化，如有异常，立即通知医生，给予紧急处理。

（3）安抚患儿及家属，缓解紧张和焦虑。

（4）向家属讲解心律失常相关护理知识，指导家属给予患儿富含纤维素、清淡易消化、低盐低脂饮食，禁食煎炸食品，注意不要让患儿饱餐，防止便秘。

## 【健康教育】

（1）指导家属避免诱发患儿心律失常的诱因。保持心情舒畅，保持大便通畅。

（2）教会家属观察脉搏变化，如发现异常，及时就医。

# 第十四节　肾病综合征

## 【概述】

肾病综合征（nephrotic syndrome）简称肾病，是一组多种原因所致肾小球基底膜通透性增高，导致大量血浆蛋白自尿丢失引起的一种临床综合征。临床具有以下特点：

①大量蛋白尿（24 h 尿蛋白定量＞50 mg/（kg·d））；②低蛋白血症（血浆白蛋白≤30 g/1）；③高胆固醇血症（胆固醇＞5.7 μmo1/1）；④不同程度的水肿。

## 【症状体征】

（1）症状：大量蛋白尿、低蛋白血症、水肿和高胆固醇血症。

（2）体征：水肿最常见，开始于眼睑、面部、渐及四肢全身，男孩常有阴囊显著水肿，重者（血浆白蛋白低于15 g/1）可出现腹水、胸腔积液、心包积液。水肿呈可凹性。一般无血尿及高血压。

## 【护理】

### 一、护理问题

（1）体液过多：与蛋白血症导致的水钠潴留有关。

（2）营养失调：低于机体需要量，与大量蛋白自尿中丢失有关。

（3）有感染的危险：与免疫力低下有关。

（4）潜在并发症：感染、电解质紊乱和低血容量、急性肾功能衰竭、高凝状态和血栓形成、生长延迟、药物副作用。

（5）焦虑：与病情反复及病程长有关。

### 二、护理措施

1.休息与生活护理

（1）一般不需要严格地限制活动。

（2）严重水肿、高血压和低血容量时需卧床休息，每两小时变换体位。

（3）病情缓解后逐渐增加活动量，不要过度劳累。

（4）在校儿童肾病活动期应休学。

2.饮食护理

（1）饮食原则：给予优质蛋白、少量脂肪、足量碳水化合物及高维生素饮食，患儿水肿时限制钠的摄入。

（2）限制钠的摄入：水肿患儿 1~2 g/（kg·d），严重者＜1 g/（kg·d）；待水肿明显好转，应逐渐增加食盐摄入量。

（3）适量供应优质蛋白：1.2~1.8 g/（kg·d），如乳类、蛋、鱼、家禽等，重点分配于晚餐。

（4）维生素及微量元素：遵医嘱补充维生素 D、钙剂等。

3.预防感染

（1）告知家属预防感染的重要性，避免到人多的公共场所。

（2）做好保护性隔离：与感染患儿分室收治、病房消毒、减少探视人数。

（3）加强皮肤的护理：及时换衣、经常翻身；水肿严重者，受压部位可垫松软被褥等；若出现阴囊水肿可托起。

（4）做好会阴清洁：可流水冲洗或药物坐浴。

（5）注意监测体温、血象等。

（6）严重水肿的患儿应尽量避免肌内注射。

4.观察药物疗效及副作用

（1）激素治疗期间注意每日尿量、尿蛋白变化及血浆蛋白恢复情况，观察激素副作用，如库欣综合征、高血压、消化道溃疡、骨质疏松等，遵医嘱及时补充维生素 D 及钙剂。

（2）应用利尿剂时注意观察尿量，定期复查血钾、血钠，尿量多时应及时与医生联系，防止出现低血容量性休克或静脉血栓形成。

（3）使用免疫抑制剂治疗时，注意白细胞数下降、脱发、胃肠道反应及出血性膀胱炎，用药期间要多饮水和定期查血象。

（4）抗凝和溶栓治疗过程中注意监测凝血时间及凝血酶原时间。

5.心理护理

（1）关心爱护患儿，多与患儿及家属沟通，给予心理支持。

（2）恢复期适当安排一些娱乐活动和学习，增强其信心。

**【健康教育】**

（1）讲解激素治疗对本病的重要性：使患儿及家属主动配合并坚持按计划用药。

（2）指导家属做好出院后的家庭护理。

（3）告知感染为本病最常见的并发症及复发的诱因，以便有效地预防感染。

（4）告知家属或患儿如有异常，如出现水肿或水肿加重等情况，应及时就诊。

# 第十五节　急性肾小球肾炎

**【概述】**

急性肾小球肾炎（acute glomerulonephritis）简称急性肾炎，是由不同病因所致的感染后免疫反应引起的急性弥漫性肾小球炎性病变，其主要临床表现为急性起病，多有前驱感染情况，并且会出现血尿、水肿、蛋白尿和高血压等症状。

**【症状体征】**

1. 症状

（1）典型表现：水肿、少尿、血尿、蛋白尿、高血压。

（2）严重表现：一般在病期2周内出现严重表现。①严重循环充血（心肝肺受累）：轻者呼吸增快、肺部湿啰音；重者气急、端坐呼吸、咳嗽、咳粉红色泡沫痰、两肺满布湿啰音、心率增快、肝大、胸/腹水。②高血压脑病：头痛、恶心呕吐、烦躁不安、一过性失明、惊厥或昏迷。③急性肾衰竭：少尿、无尿、代谢性酸中毒、氮质血症等。

2. 体征

（1）水肿：初期多为眼睑及颜面部水肿，渐波及躯干、四肢，重者遍及全身，呈非凹陷性。

（2）高血压：学龄前儿童＞120/80 mmHg；学龄儿童＞130/90 mmHg。

**【护理】**

## 一、护理问题

（1）体液过多：与肾小球滤过率下降有关。

（2）活动无耐力：与水肿、血压升高有关。

（3）潜在并发症：高血压脑病、严重循环充血、急性肾衰竭。

（4）知识缺乏：患儿及家长缺乏本病的护理知识。

## 二、护理措施

1.活动与休息

（1）卧床休息：在疾病起病2周内患儿应卧床休息，避免剧烈运动，以减轻肾脏负担，促进肾脏功能恢复。

（2）下床轻微活动或户外散步：水肿消退、血压降至正常、肉眼血尿消失后。

（3）上学：尿内红细胞减少、血沉正常后，可根据患儿恢复情况考虑是否上学，上学初期仍需避免剧烈运动、久站等。

（4）正常生活：Addis计数正常后。

（5）注意：1~2个月内活动量需限制；3个月内避免剧烈活动；上学时避免体育活动。

2.饮食护理

（1）限制钠盐摄入：尿少水肿时期，严重病例钠盐限制于每日60~120 mg/kg。

（2）限制蛋白质摄入量：有氮质血症时，每日0.5 g/kg。

（3）多吃新鲜蔬菜和水果，如苹果、香蕉、橘子等，以补充维生素C、维生素E等抗氧化物质。注意选择含钾量适中的水果，避免高钾血症的发生。

（4）一般不必严格限水：除非严重少尿或循环充血时，则需根据患儿具体病情对饮水量进行相应限制，以免加重病情。

3.利尿、降压

经限制水盐入量后水肿、少尿仍明显或有高血压、全身循环充血者，遵医嘱给予利尿剂、降压药。

4.观察药物的疗效和副作用

（1）应用利尿剂：注意观察应用前后患儿体重、尿量、水肿变化并做好记录；注意观察有无大量利尿、脱水和电解质紊乱等现象。

（2）应用降压药：严密监测血压变化，及时遵医嘱调整药物，观察减压药物的副作用。

5.病情观察

（1）观察尿量、尿色，准确记录24 h出入水量。

（2）测体重：应用利尿剂时每日测量。

（3）观察血压变化：若出现血压突然升高、剧烈头疼、呕吐、眼花等，提示高血压脑病，及时给予降压、镇静或脱水剂。

（4）密切观察呼吸、心率、脉搏等变化，警惕严重循环充血的发生。如发生循环充血应将患儿安置于半卧位、吸氧，遵医嘱给药（口诀：氧（吸氧）、坐（半坐卧位）、麻（镇静）、扎（四肢轮扎）、尿（利尿）、扩（扩血管）、强（强心）、碱（氨茶碱）。

（5）密切观察有无急性肾衰竭的情况：如尿量骤减或逐渐减少，进行性的氮质血症，水肿进行性的加重，出现高血钾、代谢性酸中毒等需警惕，应及时通知医生，遵医嘱采取相应措施。

【健康教育】

（1）告知限制患儿活动的重要性：尤以前2周最为关键。

（2）告知避免或减少上呼吸道感染是本病预防的关键：嘱锻炼身体、增强体质，一旦感染及时就医，根据医生建议合理用药治疗。

# 第十六节　糖尿病

【概述】

糖尿病（Diabetes mellitus）是由于胰岛素绝对或相对缺乏引起的糖、脂肪、蛋白质代谢紊乱，致使血糖升高、尿糖增加的一种病症。糖尿病可以分为：①胰岛素依赖型（IDDM），即1型糖尿病，98%的儿童属于此类型，必须使用胰岛素治疗；②非胰岛素依赖型（NIDDM），即2型糖尿病，儿童发病甚少，但是由于近年来儿童肥胖症明显增多，有增加趋势；③其他类型，包括青少年成熟期发病型糖尿病、继发性糖尿病、某些遗传综合征伴随糖尿病等。

【症状体征】

多尿、多饮、多食、体重减轻，即"三多一少"，但婴儿一般不明显，很快可发生脱水和酮症酸中毒。

## 【护理】

### 一、护理问题

（1）营养失调：低于机体需要量，与胰岛素缺乏所致代谢紊乱有关。

（2）有感染的危险：与抵抗力下降有关。

（3）潜在并发症：酮症酸中毒、低血糖。

（4）知识缺乏：与家长缺乏糖尿病相关知识有关。

### 二、护理措施

（1）饮食控制：营养需要量与相同年龄、性别、体重及活动量的健康儿童相似，全日热量分三餐（1/5、2/5、2/5），每餐留少量食物作餐间点心。运动多时给少量加餐（加20 g碳水化合物）或减少胰岛素用量。食物应富含蛋白质和纤维素，限制纯糖和饱和脂肪酸。饮食需定时定量，并督促患儿吃完每餐所给食物，勿吃额外食品。详细记录进食情况。饮食控制能保持正常体重，减少血糖波动维持血脂正常为原则。

（2）指导家属使用胰岛素：如采用胰岛素注射，应尽量用同一型号的注射器以保证剂量的绝对准确，注射部位可选用股前部、腹壁、上臂外侧、臀部，每次注射更换部位，以免局部皮下脂肪萎缩硬化。

（3）运动锻炼：糖尿病患儿应每天做适当运动，运动时间以进餐1 h后至2～3 h以内这段时间为宜，不在空腹时运动，运动后有低血糖症状时可加餐。

（4）预防感染：保持皮肤清洁，勤剪指甲，避免皮肤抓伤、刺伤和其他损伤。每日清洗会阴，预防泌尿道感染。

（5）预防酮症酸中毒的护理：密切监测生命体征、血糖、血气、电解质及酮体变化，遵医嘱要求记录出入量。

（6）低血糖的护理：低血糖多发生于胰岛素作用最强时，应教会患儿及家长识别低血糖反应，一旦发生应立即平卧、进食糖水或糖块，必要时静脉注射5%葡萄糖液40 mL。

（7）向家属讲解糖尿病相关护理知识，指导做好手卫生工作，预防感染。

## 【健康教育】

（1）教会家长监测血糖及注射胰岛素的方法。

（2）向家长讲解运动疗法的方法及注意事项。

（3）定期复查。

# 第十七节　系统性红斑狼疮

## 【概述】

系统性红斑狼疮（systemic lupus erythematosus，SLE）是一种累及多系统、多器官并有多种自身抗体出现的自身免疫性疾病。由于体内有大量致病性自身抗体和免疫复合物而造成组织损伤，临床上可出现各个系统和脏器损伤的表现，如皮肤、关节，浆膜、心脏、肾脏，中枢神经系统、血液系统等等。该病在世界范围内均有出现，患病率为4/10万～25/10万，亚洲及黑人患病率较高，我国的患病率为70/10万～75/10万。女性发病明显多于男性，约为10：1，育龄妇女为发病高峰，老人及儿童也可患病。

## 【症状体征】

（1）特异性皮损：有蝶形红斑、亚急性皮肤红斑狼疮、盘状红斑。

（2）骨骼肌肉：表现有关节痛、关节炎、关节畸形（10% X线有破坏）及肌痛、肌无力、无血管性骨坏死、骨质疏松。

（3）心脏受累：可出现心包炎、心肌炎等病变。

（4）呼吸系统受累：胸膜炎、胸腔积液，肺萎缩综合征。

（5）肾受累：临床表现为肾炎或肾病综合征。

（6）神经系统受累：可有抽搐、精神异常、器质性脑综合征。

（7）血液系统受累：可有贫血、白细胞计数减少、血小板减少、淋巴结肿大和脾大。

（8）消化系统受累：可有食欲缺乏、恶心、呕吐、腹泻、腹水、肝大、肝功异常及胰腺受累表现。

（9）其他：可以合并甲状腺功能亢进或低下、干燥综合征等疾病。

## 【护理】

### 一、护理问题

（1）皮肤完整性受损：与SLE导致的皮损及药物的副作用有关。

（2）疼痛：慢性关节疼痛。

（3）口腔黏膜受损。

（4）有感染的危险：与长期使用激素有关。

（5）潜在并发症：慢性肾衰竭。

（6）焦虑：与担心疾病预后有关。

### 二、护理措施

（1）密切观察病情。

（2）做好皮肤护理：避免阳光直射，保持口腔清洁及黏膜完整。

（3）注意活动与休息：急性期及疾病活动期应卧床休息，缓解期可适当活动。

（4）预防感染：SLE患者易发生感染，宜减少探视。

（5）药物护理：注意观察药物的疗效及不良反应。

（6）饮食护理：饮食以高蛋白、富含维生素、营养丰富、易消化的食物，避免刺激性食物。忌食含有补骨脂素的食物。肾功能损害者，应给予低盐饮食，适当限水；尿毒症患者应限制蛋白的摄入；心脏明显受累者，应给予低盐饮食；消化功能障碍者应给予无渣饮食。

（7）心理护理：关心爱护患儿，及时解除各种不适。

## 【健康教育】

（1）儿童居住环境经常开窗通风，保持室内空气清新。

（2）合理饮食，注意饮食禁忌。

（3）避免去人多拥挤的公共场所，防止交叉感染。

（4）出院后护理：遵医嘱用药，观察患儿症状，出现不适及时就诊，按时随诊。

（5）避免过度疲劳，劳逸结合，坚持身体锻炼。

（6）遵医嘱服药，不可擅自停药、减量、加量。

# 第十八节 白血病

## 【概述】

急性白血病(acute leukemia)是一类造血干细胞的恶性克隆性疾病,临床可表现为发热、贫血、淋巴结肿大、乏力、多汗等。因白血病细胞的生长障碍,导致白细胞停滞在细胞发育的不同阶段,进而在骨髓和其他造血组织中大量累积,使正常造血受到影响,临床可分为急性白血病和慢性白血病。

## 【症状体征】

(1)症状:起病可急可缓,症状可轻可重。早期症状有面色苍白、精神不振、乏力、食欲低下,鼻出血或齿龈出血等;少数患儿以发热和类似风湿热的骨关节痛为首发症状。

(2)体征:肝、脾、淋巴结肿大;骨和关节浸润;中枢神经系统浸润;睾丸浸润;绿色瘤;其他器官浸润。

## 【护理】

### 一、护理问题

(1)体温过高:与大量白细胞浸润、坏死和(或)感染有关。

(2)活动无耐力:与贫血致组织缺氧有关。

(3)营养失调:低于机体需要量,与疾病过程中消耗增加,抗肿瘤治疗致恶心、呕吐、食欲下降、摄入不足有关。

(4)有感染的危险:与机体免疫功能低下有关。

(5)疼痛:与白血病细胞浸润有关。

(6)恐惧:与病情重、侵入性治疗、护理技术操作多、预后不良有关。

(7)潜在并发症:药物副作用如骨髓抑制、胃肠道反应等。

### 二、护理措施

1.维持正常体温

密切监测体温,高热者遵医嘱给退热药,观察降温效果,防止虚脱。

2.休息

患儿需卧床休息，但不需绝对卧床。长期卧床者，应常更换体位，预防压疮。

3.加强营养

给予高蛋白、高维生素、高热量的饮食。

4.防止感染

（1）保护性隔离：白血病患者应与其他病种患者分室居住。以免交叉感染，粒细胞及免疫功能明显低下者，应置单人病室，有条件者置于超净单人病室、空气层流室或单人无菌层流床。普通病室或单人病室需定期进行紫外线照射、戊二醛熏蒸。限制探视者的人数及次数，工作人员及探视者在接触患儿之前要认真洗手。

（2）注意个人卫生：保持口腔清洁，进食前后用温开水或漱口水漱口。宜用软毛牙刷，以免损伤口腔黏膜引起出血和继发感染。如有黏膜真菌感染可用氟康唑或依曲康唑涂擦患处。勤换衣裤，每日沐浴有利于汗液排泄，减少发生毛囊炎和皮肤疖肿。保持大便通畅，便后用温水或盐水清洁肛门，以防止肛周脓肿形成。

（3）严格执行无菌操作，遵守操作规程。

（4）避免进行预防接种，以防引发疾病。

（5）观察感染早期征象：监测生命体征，观察有无牙龈肿痛、咽红、咽痛、皮肤有无破损、红肿，肛周、外阴有无异常等。发现感染先兆，及时处理。

（6）教会并鼓励患儿做深而慢的呼吸运动。

5.防止出血

密切观察患儿是否有出血迹象，如皮肤瘀点、鼻出血、牙龈出血等，并及时向医生报告。

6.正确输血

严格执行输血制度，密切观察疗效及有无输血反应。

7.使用化疗药物的护理

（1）掌握化疗方案及给药途径，密切观察化疗药物的毒性反应。

（2）观察并妥善处理药物毒性作用。

（3）操作中注意自我防护和环境保护。

（4）保护患儿血管，减少对血管的损伤。保证静脉通路通畅，防止药物外渗。

8.减轻疼痛

尽量减少因治疗、护理操作带来的痛苦。

9.情感支持和心理疏导

热情帮助、关心患儿，帮助年长儿和家长正确认识疾病，让他们树立战胜疾病的信心。

## 【健康教育】

（1）讲解白血病相关知识，化疗药作用及毒副作用。

（2）教会家长如何预防感染的方法和观察感染及出血征象，若出现异常情况如发热、心率呼吸加快、鼻出血或其他出血征象，应及时就诊。

（3）鼓励患儿参与体格锻炼，增强抗病能力。

（4）定期随访，监测治疗方案执行情况。

（5）重视患儿心理状况，正确引导，使患儿在治疗疾病的同时，心理及智力也得以正常健康发展。

# 第十九节　脓毒症

## 【概述】

脓毒症（sepsis）是由感染引起的全身炎症反应综合征，是指化脓性病原菌侵入血流并在其中大量繁殖后，并随血流向全身扩散，在组织器官引起的新的多发性化脓性病灶。

## 【症状体征】

（1）发热、心动过速、呼吸急促、意识改变、高血糖症。

（2）白细胞升高（$> 12 \times 10^9/L$）或降低（$< 4 \times 10^9/L$）、血浆C反应蛋白高于正常值2个标准差、血浆降钙素原高于正常值2个标准差。

## 【护理】

### 一、护理问题

（1）体温升高：与感染有关。

（2）营养失调：低于机体需要量，与摄入不足，疾病消耗有关。

（3）潜在并发症：感染性休克、急性呼吸窘迫综合征、多脏器功能不全。

## 二、护理措施

（1）调整环境与休息：保持病室清洁、空气新鲜和流通。让患儿安静休息，操作集中进行。

（2）发热的护理：①无高热惊厥者，体温＜38.5 ℃，给予物理降温（退热贴、温水擦浴）；体温≥38.5 ℃，给予物理降温和药物降温。②有高热惊厥者，及时或提前给予药物降温。③出汗时注意更换衣物。

（3）饮食护理：给予富含营养、易消化的饮食，应少量多餐，适量饮水。

（4）病情观察：早预防并及时发现休克。及时建立静脉通路，遵医嘱用药及补液。

（5）遵医嘱用药，注意观察药物的疗效及不良反应。

## 【健康教育】

（1）儿童居住环境经常开窗通风，保持室内空气清新。

（2）合理喂养，婴儿提倡母乳喂养，及时添加辅食，保证营养均衡。

（3）多进行户外运动，增强体质，避免带儿童去人多拥挤的公共场所，避免交叉感染，应及时增减衣服。

（4）出院后护理：遵医嘱用药，观察患儿症状，出现不适及时就诊，按时随诊。

（5）按时预防接种。

# 第二十节　重症患儿护理

（1）儿童监护病房应保持室温在22～24 ℃，相对湿度50%～60%。病室配备中央空调和层流空气净化设备。专人专室护理。

（2）24 h严密观察患儿病情变化，监测生命体征，准确记录出入量。发现异常立即通知医生，及时处理。

（3）体温每4 h测一次，如大于37.5℃，立即通知医生给予处理，0.5 h后复测直至体温正常。

（4）床头抬高30°，保持患儿呼吸道通畅，及时清除口鼻分泌物。遵医嘱给予雾化吸入，按需吸痰。

（5）根据医嘱正确执行各项治疗、给药，配合医师施行各项急救措施。

（6）遵医嘱饮食喂养，不能经口进食者遵医嘱给予鼻饲。喂奶前更换尿片，喂奶时托起头颈部耐心喂养，喂毕后轻拍患儿背部排气，取右侧卧位或头偏向一侧防止呛咳。喂药时顺口角缓慢喂入，避免呛咳。不能进食者遵医嘱行胃肠外营养。

（7）严格执行消毒隔离制度。工作人员进入监护室需戴口罩，穿隔离衣，着隔离鞋。检查患儿及进行治疗、护理前，必须先用流动水洗手或快速手消毒剂消毒双手。患儿入住重症监护期间，限制家长探视。工作人员如患感染性疾病，须暂时调离监护护理岗位，不得接触患儿，防止交叉感染。

（8）每班给予基础护理，保持患儿清洁舒适。每次大便后清洁臀部，并涂以赛肤润或皮肤保护剂保护皮肤，防止红臀。每日沐浴一次（危重者可床上擦浴），保持皮肤皱褶处清洁，干燥。每1～2 h为患儿更换体位一次。

（9）确保患儿安全，使患儿处于监护状态。

（10）健康教育：尊重患儿家属知情权，及时交代病情。并向患儿家长介绍喂养、保暖、防感染、预防接种等有关知识。

# 第二十一节　危重患儿护理

（1）执行原发病护理。

（2）做好各种抢救准备工作，病情变化时及时通知医生，在医生未到之前先行实施必要的紧急救护。

（3）密切观察病情变化。

①意识的观察：正确判断患儿意识障碍的程度。②瞳孔的观察：观察瞳孔大小、形状及对光反应情况。③生命体征的观察：连接心电监护仪，观察脉搏、呼吸、血压、氧饱和度及心电图的变化。④尿量的观察：观察尿液的量、颜色、透明度、气味等。

（4）加强呼吸道管理：观察痰液的颜色、性状、黏稠度，保持呼吸道通畅，预防呼吸道并发症。

（5）准确评估患儿病情，制定护理计划。

（6）加强基础护理，预防并发症。①眼的保护：对眼睑不能自行闭合的患儿，遵医嘱涂抗生素眼膏并加盖湿纱布，以保护角膜，防止发生角膜溃疡并发结膜炎。②做好口腔护理，根据不同致病菌选择合适的漱口液。③做好皮肤护理：每1~2h为患儿翻身一次，保持衣服床铺清洁、干燥、平整。④加强肢体的被动活动：病情许可时，每日2次为患儿行肢体被动运动，以促进血液循环，促进患肢功能恢复。

（7）做好各种引流管的护理：观察并记录引流液的量、性质及颜色。妥善固定各种引流管，保持引流通畅；引流袋于每周二、周五白班更换，并注意无菌操作。

（8）加强营养：根据医嘱选择饮食，不能自行进食者，遵医嘱给予鼻饲营养或静脉滴注高营养药物，保证足够的营养摄入。

（9）及时与患儿及家属进行有效沟通，做好健康宣教和心理护理。

（10）护理记录及时、客观、准确、连续。

# 第二章　妇产科护理

## 第一节　子宫肌瘤护理

【概述】

　　子宫肌瘤（uterine myoma）是女性生殖器官最常见的良性肿瘤，常见于30～50岁妇女，20岁以下少见。绝大多数子宫肌瘤是良性的。但由于子宫肌瘤倾向于多发，因此，育龄女性随着年龄增长，肌瘤可能逐渐增大增多，肌瘤剔除手术后亦有可能复发。

【症状体征】

　　（1）经量增多及经期延长：子宫肌瘤常见症状，多见于大的肌壁间肌瘤及黏膜下肌瘤。

　　（2）下腹包块：包块的大小取决于肌瘤的体积，当肌瘤使子宫超过了3个月妊娠大小时，较易在腹部触及肿块。

　　（3）白带增多：肌壁间肌瘤使宫腔面积增大致使白带增多；黏膜下肌瘤感染后可有大量脓样白带。坏死后，会产生大量脓血性排液，伴臭味。

　　（4）腰酸、下腹坠胀、腹痛：①腰酸症状可能在经期前、经期中或劳累时更为明显。部分患者在日常生活中也会持续感到腰部不适。②下腹坠胀往往伴随月经异常（如月经量增多、经期延长）、白带增多等症状。部分患者还可能出现尿频、尿急等压迫症状。③腹痛症状可能因肌瘤的位置、大小及生长速度而异。部分患者在腹痛的同时还可能伴有恶心、呕吐等消化道症状。

　　（5）压迫症状：压迫膀胱可出现尿频、尿潴留；压迫输尿管可出现肾积水；压迫直肠可出现便秘、里急后重、大便不畅。

　　（6）不孕或流产：宫腔变形妨碍受精卵着床。

## 【护理】

### 一、护理问题

（1）疼痛：与手术有关。

（2）腹胀：与手术、炎症刺激、低钾有关。

（3）肩背部酸痛，肋骨下胀痛：与腹腔内充入$CO_2$气体有关。

（4）潜在并发症：出血、泌尿系损伤、刀口愈合不良、跌倒、下肢静脉血栓、感染。

### 二、护理措施

1.术前护理

根据手术方式执行开腹或腹腔镜或宫腔镜手术前的护理。

2.术后护理

根据手术方式执行开腹或腹腔镜或宫腔镜手术后的护理。

## 【健康教育】

（1）合理使用激素类药物，避免雌孕激素的长期和过度刺激。

（2）保持心情舒畅。

（3）中年及绝经前妇女要定期检查（包括妇科检查和B超检查），早发现早治理疗。

（4）饮食方面，平衡膳食，禁食辛辣刺激性食物，可以适量吃一些海藻类食物，少吃含雌激素的食物。

# 第二节　子宫腺肌病护理

## 【概述】

子宫腺肌病（adenomyosis）是指子宫内膜侵入子宫肌层的良性病变，在侵入的子宫内膜腺体及间质周围可见增生的肌纤维。少数子宫内膜在子宫肌层呈局限性生长形成结节或团块，类似肌壁间肌瘤，称为子宫腺肌病。

## 【症状体征】

多发生于 30～50 岁孕产妇。临床主要症状为经量过多，经期延长和逐渐加重的进行性痛经，疼痛位于下腹正中，常于经前1周开始，直至月经结束。另有约35％的患者无任何临床症状。妇科检查可发现子宫呈均匀性增大或局限性结节隆起，质硬而有压痛，经期压痛尤为显著。

## 【护理】

### 一、护理问题

（1）疼痛：与疾病、手术有关。

（2）腹胀：与手术、炎症刺激、低钾有关。

（3）肩背部酸痛，肋骨下胀痛：与腹腔内充入 $CO_2$ 气体有关。

（4）潜在并发症：出血、泌尿系损伤、刀口愈合不良、跌倒、下肢静脉血栓、感染。

### 二、护理措施

根据手术方式执行开腹或腹腔镜手术相应的护理措施。

## 【健康教育】

（1）月经期间应避免不必要的妇科检查，必须检查时切忌过度用力挤压子宫，以防将子宫内膜挤入输卵管，引起腹腔子宫内膜异位症。

（2）坚持避孕，不做或少做人工流产术，由于采用负压吸宫，如果在手术操作时使用的压力及使用方法不适当时，也可造成血液倒流入腹腔，引起子宫内膜异位症。

（3）注意经期卫生，月经期禁止性生活。

# 第三节　子宫脱垂及阴道壁膨出护理

## 【概述】

子宫从正常位置沿阴道下降，子宫颈外口达坐骨棘水平以下，甚至子宫全部脱出于阴道口外，称子宫脱垂（uterine prolapse）。阴道前壁膨出多因膀胱和尿道膨出所致，阴道后壁膨出也称直肠膨出。

## 【症状体征】

Ⅰ度患者多无自觉症状，Ⅱ、Ⅲ度患者主要有如下表现：

（1）下坠感及腰背酸痛；

（2）肿物自阴道脱出；

（3）排便异常。

## 【护理】

### 一、护理问题

（1）舒适的改变：与子宫脱垂有关。

（2）疼痛：与手术有关。

（3）腹胀：与手术、炎症刺激、低钾有关。

（4）潜在并发症：出血、尿潴留、泌尿系损伤、跌倒、下肢静脉血栓、感染。

### 二、护理措施

1.非手术治疗

（1）支持疗法：加强营养，合理安排休息和活动时间，避免重体力劳动；加强盆底肌肉的锻炼；积极治疗便秘、慢性咳嗽及腹腔巨大肿瘤等增加腹压的疾病。

（2）子宫托治疗：①适当休息，保持大便通畅，避免重体力劳动和增加腹压（如提水、搬重物等）。②避免蹲位姿势；用子宫托将宫颈和宫体向上推送，可阻止子宫脱垂。③每晚睡前取出，次晨放入，月经期停用。④可联合使用针灸及中药治疗。⑤积极治疗慢性病，如慢性气管炎、便秘等。⑥教会患者放或取子宫托的方法，及子宫托消毒方法；取出子宫托后坐浴1次。⑦嘱患者术后1、3、6个月需复查，以便及时更换大小适度的子宫托。

2.手术治疗

执行妇科阴式手术后护理。

## 【健康教育】

（1）产后注意休息，避免过早体力劳动，特别是重体力劳动。

（2）避免长期咳嗽、便秘及久蹲等增加腹压的动作。

（3）进行盆底肌功能锻炼，增强盆底肌肉力量。

# 第四节　子宫颈癌护理

## 【概述】

子宫颈癌（cervical cancer），习称宫颈癌，是最常见的妇科恶性肿瘤。高发年龄为50～55岁。流行病学调查发现与人乳头状瘤病毒（HPV）感染、多个性伴侣、吸烟、性生活过早（年龄＜16岁）、性传播疾病、经济状况低下和免疫抑制等因素相关。

## 【症状体征】

1.症状

（1）阴道流血：常表现为接触性出血，即性生活或者妇科检查后阴道流血。也可表现为不规则阴道流血，或经期延长、经量增多。

（2）阴道排液：多数患者有白色或血性、稀薄如水样或米泔状、有腥臭味的阴道排液。

（3）疼痛：此为晚期症状，表示宫颈旁已有明显浸润。由于病变累及盆壁、闭孔神经、腰骶神经等，可出现严重的腰骶部或坐骨神经痛。盆腔病变广泛时，可因静脉和淋巴回流受阻，导致下肢肿痛、输卵管阻塞、肾盂积水。

2.体征

微小浸润癌可无明显病灶，宫颈光滑或糜烂样改变。随病情发展，可出现不同体征。外生性宫颈癌可见息肉样、菜花状赘生物，常伴感染，质脆易出血；内生性表现为宫颈肥大，质硬，宫颈管膨大；晚期癌组织坏死脱落，形成溃疡或空洞，有恶臭。阴道壁受累时，可见赘生物生长或阴道壁变硬；宫旁组织受累时，双合诊、三合诊检查可扪及子宫颈旁组织增厚、结节状、质硬或形成冰冻骨盆状。

## 【护理】

### 一、护理问题

（1）疼痛：与手术及疾病有关。

（2）腹胀：与手术、炎症刺激、低钾有关。

（3）潜在并发症：出血、尿潴留、泌尿系损伤、下肢静脉血栓、感染。

## 二、护理措施

1.术前护理

根据手术方式执行经腹或腹腔镜手术前的护理。

2.术后护理

（1）根据手术方式执行开腹或腹腔镜手术后的护理。

（2）术后保持引流管及尿管通畅，观察尿液颜色、性状、量，尿量是否异常减少、有无血尿、絮状物等。观察患者有无发热、腰痛、肾区叩痛、腹痛、腹胀、腹膜刺激征等症状及阴道有无异常流液，以便及早发现泌尿系损伤症状。

## 【健康教育】

（1）宫颈癌与HPV感染、多个性伴侣、吸烟、性生活过早、性传播疾病、免疫力抑制等因素有关。

（2）通过普及、规范宫颈癌筛查，早期发现CIN，并及时治疗高级别病变，阻断宫颈癌的发生。

（3）广泛开展预防宫颈癌相关知识的宣教，30岁以上的妇女应常规接受宫颈刮片检查，一般妇女每1～2年普查1次，有异常者应进一步处理。已婚妇女，尤其是绝经前后有月经异常或有接触性出血者，及时就医。

（4）推广宫颈癌疫苗的应用。

# 第五节　外阴癌护理

## 【概述】

外阴癌（carcinoma of vulva）以外阴鳞状上皮癌为最常见，多发生于绝经后妇女，其他有恶性黑色素瘤、基底细胞癌、前庭大腺癌。

## 【症状体征】

（1）局部肿物：久治不愈的外阴瘙痒和各种不同形态的肿物，如结节状、菜花状、溃疡状。

（2）疼痛：肿瘤易合并感染，较晚期癌肿向深部浸润，可出现疼痛、渗血和出血。

（3）癌组织侵犯尿道或直肠时，可出现尿频、尿急、尿痛、血尿、便秘、便血等症状。

## 【护理】

### 一、护理问题

（1）疼痛：与疾病、手术有关。

（2）腹胀：与手术、炎症刺激、低钾有关。

（3）潜在并发症：出血、刀口愈合不良、泌尿系损伤、下肢静脉血栓、感染。

### 二、护理措施

1.术前护理

执行妇科阴式手术前护理。

2.术后护理

（1）根据手术方式执行妇科腹腔镜手术或阴式手术后护理。

（2）取屈膝外展位，因手术创面较大，应注意观察刀口渗血、渗液情况，及时更换敷料。

（3）外阴部及腹股沟处切口应加压包扎，或放沙袋压迫12~24 h，使皮肤紧贴肌肉、筋膜，以减少渗液。

（4）按医嘱给流质饮食2~3 d，之后再给少渣半流质饮食2~3 d，排便后改为普通饭。

## 【健康教育】

（1）一定要注意外阴部位的清洁和卫生，如果出现了瘙痒的症状，应该及时地进行治疗，不要用手去抓挠，也不要用一些刺激性的药物进行擦拭。

（2）女性出现了外阴结节或者出现溃疡的现象，一定要引起重视，最好到正规的医院进行检查，可以通过激光的方法或者是冷冻的方法进行有效切除，这样可以有效阻止病情进一步恶化，防止癌细胞扩散至周围组织或器官。

# 第六节　剖宫产术后阴道分娩护理

## 【概述】

剖宫产术后阴道分娩是指既往有剖宫产史者，再次妊娠时采用阴道分娩的方式终止妊娠。

## 【症状体征】

规律性宫缩，宫口开全，胎儿娩出，胎盘胎膜娩出。

## 【护理】

### 一、护理问题

（1）疼痛：与子宫收缩、先兆子宫破裂或子宫破裂血液刺激腹膜有关。

（2）潜在并发症：子宫破裂。

### 二、护理措施

（1）专人监护，执行三个产程护理。

（2）严密监测产妇生命体征的变化，持续心电监护（第一产程每15 min监测1次血压，第二产程每 5 min 监测1次血压），建立有效的静脉通道，必要时导尿，注意尿色的变化，备血，做好抢救准备及手术准备。

（3）胎儿监护仪持续监测胎心率，及时发现胎心异常。

（4）严密观察产程进展：掌握临产开始时间，观察宫缩强度、间隔时间和持续时间，宫口开大、先露高低、胎方位、羊水性状、阴道流血及腹型变化。

（5）严密观察有无先兆子宫破裂征兆，一旦出现血尿、病理缩复环、胎心快慢不一，产妇烦躁不安、呼吸急促、脉搏增快，伴有子宫下段持续撕裂样疼痛，应立即遵医嘱使用宫缩抑制剂并行紧急剖宫产。

（6）宫口开全后尽量缩短第二产程，积极配合医生在会阴侧切下行胎吸或出口产钳助产，并做好抢救新生儿窒息的准备。

（7）胎盘娩出后常规使用缩宫素，探查子宫下段的完整性及连续性，及时发现可能存在的子宫破裂或不完全破裂。

（8）产后2 h内按时按压宫底，观察子宫收缩及阴道流血情况，注意子宫有无压痛。

## 【健康教育】

（1）注意外阴卫生：每天清洗外阴，保持清洁。

（2）产后1周复查B超了解宫腔情况，产后6周禁止性生活。

（3）产后避孕半年。

# 第七节　正常产后护理

## 【概述】

产后护理是产妇在分娩后恢复身体健康和心理健康的关键阶段，它涉及身体护理、饮食护理、心理支持等多个方面。良好的产后护理不仅可以促进产妇的身体恢复，还有助于新生儿的健康成长。

## 【护理】

### 一、一般护理

（1）环境舒适，冷暖适宜，空气新鲜。

（2）了解分娩情况，以便重点观察及护理。

（3）按压宫底，于回房即刻、30 min、60 min、90 min、120 min，各观察子宫收缩及阴道流血量并记录，有异常及时报告医师。

（4）产后4 h内应督促产妇解小便，以免影响子宫收缩而诱发产后出血，如6~8 h仍未排尿，可采用诱导排尿，必要时给予导尿。

（5）产后生命体征平稳后，护士协助产妇下床活动，活动量逐渐增加，避免过度疲劳。

（6）指导产妇进食高热量、高蛋白、易消化的清淡饮食，适量添加蔬菜、水果，哺乳者多饮汤或者按医嘱饮食，忌食生冷辛辣食物。

（7）协助产妇做好各项生活护理。

（8）指导产妇尽早母乳喂养。

（9）观察体温变化，如体温超过38℃，应通知医生处理。

## 二、会阴护理

（1）保持外阴清洁，遵医嘱给予每日会阴擦洗并注意观察伤口有无红肿、硬结等异常情况。

（2）有侧切伤口者，指导健侧卧位，以保持伤口清洁干燥。

## 三、乳房护理

（1）初次哺乳前应用温水彻底清洁擦净乳头。

（2）哺乳前，洗净双手，清洁乳房及乳头。

（3）产后30～60 min内开始哺乳，难产者可适当推迟，两侧乳房交替吸吮。

（4）母亲及婴儿取舒适卧位。

（5）协助和指导乳房胀痛产妇做好乳房按摩，疏通乳腺管。

（6）有乳头皲裂者哺乳时应先让新生儿吸吮健侧再吸吮患侧，哺乳后挤出少量乳汁涂于乳头，以促进伤口愈合。

（7）如患有乳腺炎疼痛剧烈、发热，酌情哺乳或暂停哺乳，指导产妇如何挤出乳汁。保持心情愉快，合理营养和休息。

# 第八节　胎盘早期剥离护理

## 【概述】

妊娠20周后或分娩期，正常位置的胎盘在胎儿娩出前部分或全部从子宫壁剥离，称为胎盘早期剥离，简称胎盘早剥（placental abruption）。

## 【症状体征】

腹痛，阴道流血，子宫强制性收缩，皮肤、黏膜有出血倾向。

## 【护理】

### 一、护理问题

（1）潜在并发症：弥散性血管内凝血。

（2）恐惧：与胎盘早剥起病急、进展快，危及母儿生命有关。

（3）预感性悲哀：与死产、切除子宫有关。

## 二、护理措施

（1）产前护理：执行产科一般护理。

（2）休息：绝对卧床休息，严重者禁饮食。

（3）纠正休克：迅速开放两条静脉通路，快速补充血容量。

（4）严密观察病情变化：严密监测生命体征及自觉症状，持续胎心监护，观察宫缩及产程进展情况，阴道流血流液的颜色、量及性质。严密观察有无并发症，如凝血功能障碍表现为皮下、黏膜或注射部位出血，子宫出血不凝等现象，急性肾功能衰竭可表现为少尿或无尿等，积极预防并治疗并发症。

（5）及时终止妊娠：一旦确诊，应及时终止妊娠，完善术前准备。

（6）预防产后出血：胎儿娩出后遵医嘱给予宫缩剂并配合按摩子宫，严密观察阴道流血量。

（7）产褥期护理：加强营养，纠正贫血；保持会阴清洁干燥，预防感染。

（8）心理护理：给予心理支持，保持平静心情。

## 【健康教育】

（1）加强营养、纠正贫血。

（2）保持会阴清洁、预防感染。

# 第九节  胎儿窘迫护理

## 【概述】

胎儿窘迫（fetal distress）是指胎儿在宫内有缺氧的征象，危及胎儿健康和生命者。

## 【症状体征】

主要表现为胎心音的改变、胎动异常及羊水胎粪污染或羊水过少，严重者胎动消失。

## 【护理】

### 一、护理问题

（1）气体交换受损（胎儿）：与胎盘子宫的血流改变、血流中断（脐带受压）或血流速度减慢（子宫胎盘功能不良）有关。

（2）焦虑：与胎儿宫内窘迫状态有关。

### 二、护理措施

（1）活动与卧位：左侧卧位，遵医嘱间断吸氧。

（2）饮食指导：饮食宜选择易消化、半流质食物，少量多餐。

（3）病情观察：严密监测胎心变化，遵医嘱听诊及胎心监护。为具备手术指征者（如宫口开全、胎先露部已达坐骨平面3 cm）做好术前准备，应尽快手术助产娩出胎儿，并做好新生儿抢救和复苏的准备。

（4）用药治疗：遵医嘱用药，观察用药后不良反应。

（5）心理护理：安抚患者及家属情绪，以减轻焦虑，配合治疗。

## 【健康教育】

1.自数胎动的方法及意义

（1）胎动计数方法：每天早、中、晚固定时间各数1 h，若大于3次/h，反映胎儿情况良好。也可将早、中、晚三次胎动次数的和乘4，即为12 h的胎动次数。如12 h胎动达30次以上，反映胎儿情况良好；少于20次，说明胎儿异常；如果胎动少于10次，则提示胎儿宫内缺氧。

（2）自数胎动的意义：数胎动是孕妇自我监护胎儿情况的一种简易的手段。缺氧早期胎儿躁动不安，表现为胎动明显增加，当缺氧严重时，胎动减少减弱甚至消失，胎动消失后，胎心一般在24～48 h内消失。孕妇自28周开始应自数胎动。

2.药物的作用及不良反应

（1）氧气疗法。①作用：通过面罩、鼻导管等方式给予高浓度氧气吸入，以提高母体血氧含量，再输送至胎儿。增加母体血液中的氧气含量，从而改善胎儿缺氧状态。②不良反应：通常氧气疗法是相对安全的，但长时间高浓度吸氧可能导致母体氧中毒，需密切监测。

（2）镇静剂。①作用：如地西泮、咪达唑仑等，用于缓解孕妇紧张情绪，减少子宫收缩频率。镇静剂可以降低孕妇的应激反应，为胎儿提供更稳定的环境。②不良反应：可能引起孕妇嗜睡、头晕、乏力等症状，严重时可能影响胎儿神经系统发育。因此，使用镇静剂时需严格掌握剂量和时间。

（3）催产素。①作用：通过静脉注射或经阴道给药，促进子宫收缩，加速分娩进程。催产素能刺激子宫平滑肌收缩，有助于尽快结束分娩过程，减少胎儿长时间受压的情况。②不良反应：可能引起子宫过度收缩，导致胎儿窘迫加重或子宫破裂等严重后果。因此，使用催产素时需严格掌握适应症和禁忌症，并在密切监测下使用。

（4）硫酸镁注射液。①作用：通过抑制子宫平滑肌的收缩，达到保胎的目的。同时，硫酸镁还能降低中枢神经系统兴奋性，稳定孕妇情绪，进而保护胎儿免受过度刺激的影响。②不良反应：可能引起孕妇潮热、出汗、口干等症状，严重时可能导致呼吸抑制、心律失常等。因此，使用硫酸镁注射液时需严格掌握剂量和速度，并在密切监测下使用。

（5）盐酸利托君注射液。①作用：通过抑制子宫平滑肌的收缩，达到预防早产的目的。对于存在先兆早产风险的孕妇，盐酸利托君注射液是一种有效的治疗药物。②不良反应：可能引起孕妇心悸、胸闷、心动过速等症状，严重时可能导致肺水肿、心力衰竭等。因此，使用盐酸利托君注射液时需严格掌握适应症和禁忌症，并在密切监测下使用。

（6）沐舒坦（盐酸氨溴索）。①作用：有研究表明，产前使用沐舒坦能降低胎儿窘迫的发生率。沐舒坦可能通过改善孕妇的呼吸功能，间接改善胎儿的供氧情况。②不良反应：主要为恶心呕吐、胸闷及轻微的心动过速、胸骨后疼痛等，但通常较轻微且可以耐受。

# 第十节　妊娠剧吐护理

## 【概述】

妊娠剧吐（hyperemesis gravidarum）是指孕妇妊娠5~10周频繁恶心呕吐，不能进食，排除其他疾病引发的呕吐，体重较妊娠前减轻≥5%，体液电解质失衡及新陈代谢障碍，需住院治疗。

## 【症状体征】

停经40日左右出现早孕反应，逐渐加重直至频繁呕吐不能进食，呕吐物中有胆汁或咖啡样物质。严重呕吐引起失水及电解质紊乱，动用体内脂肪，其中间产物丙酮聚积，引起代谢性酸中毒。体重较妊娠前减轻≥5%，面色苍白，皮肤干燥，脉搏细数，尿量减少，严重时血压下降，引起肾前性急性肾衰竭。一些孕妇会出现短暂的肝功能异常。

## 【护理】

### 一、护理问题

（1）体液不足：与长时间呕吐及进食少且品种单调有关。

（2）营养失调：低于机体需要及进食少且品种单调有关。

（3）活动无耐力：与能量供给不足有关。

### 二、护理措施

（1）活动与卧位：病情严重者需卧床休息，病情缓解后应鼓励患者适当活动，有助于消化功能的恢复。

（2）饮食指导：孕妇呕吐严重时须禁食，使胃肠得到充分的休息。但呕吐好转或停止后应适当进食，原则为少量多餐，以清淡、易消化、富含蛋白质和碳水化合物的食物为主。

（3）病情观察：监测生命体征，遵医嘱记出入量，尤须注意呕吐次数、量及呕吐物的性质。

（4）用药治疗：遵医嘱及时补充营养及体液，护理人员应合理安排输液速度及顺序，在不影响孕妇休息的同时保证及时足量用药。

（5）心理护理：提供心理支持，使其解除顾虑，树立信心，主动配合治疗。

## 【健康教育】

（1）作息时间要规律，居住环境要舒适、清洁，空气要清新，保持适当的湿度和通风，避免异味的刺激。

（2）注意孕期卫生：不能盆浴，以淋浴为宜。注意外阴清洁，勤换内裤，妊娠早期禁性生活。

（3）药物的作用及不良反应。

（4）提供心理支持，多听轻音乐。

# 第三章　急诊科护理

## 第一节　镇静催眠药中毒护理

### 【概述】

镇静催眠药（sedative hypnotic）是中枢神经系统抑制药，具有镇静和催眠作用，小剂量可使人处于安静或嗜睡状态，大剂量可麻醉全身，包括延脑中枢。一次大剂量服药可引起急性镇静催眠药中毒。

### 【症状体征】

1.巴比妥盐类中毒

（1）轻度中毒：嗜睡或意识障碍、注意力不集中、记忆力减退，可唤醒，有判断力和定向力障碍、步伐不稳、言语不清、眼球震颤。各项生理反射存在，生命体征一般正常。

（2）中度中毒：表现为昏睡或浅昏迷，强烈刺激虽能唤醒，但不能言语，后又沉睡。腱反射消失、呼吸浅慢，血压正常，角膜反射、咽反射存在。

（3）重度中毒：表现为进行性中枢神经系统抑制，由嗜睡到深昏迷。呼吸抑制由呼吸浅而慢到停止。心血管功能从低血压到休克。体温常下降，肌张力下降，腱反射消失，胃肠蠕动减慢。

2.苯二氮卓类中毒

中枢神经系统抑制较轻，主要表现为嗜睡、头晕、言语含糊不清、意识模糊、共济失调，很少出现长时间深度昏迷等情况。

3.非巴比妥类的苯二氮卓类中毒

（1）水合氯醛中毒：可造成心、肝、肾损害，具有局部刺激性，可引发心律失常，口服时胃部烧灼感。

（2）格鲁米特中毒：意识障碍有周期性波动，伴有抗胆碱能神经症状。

（3）甲喹酮中毒：可有明显的呼吸抑制、肌张力增强、抽搐等。

（4）甲丙氨酯中毒：常有血压下降。

4.吩噻嗪类中毒

嗜睡、昏迷一般不深，肌肉紧张、喉痉挛，低血压、休克、心律失常，瞳孔散大、口干、尿潴留。

## 【护理】

### 一、护理问题

（1）意识障碍：与毒药抑制中枢神经系统有关。

（2）有误吸的风险：与患者意识障碍有关。

（3）有消化道出血的风险：与毒物刺激及应激反应有关。

（4）有自杀的风险：与患者的精神状态有关。

（5）潜在并发症：皮肤完整性受损，与局部皮肤持续受压有关。

（6）潜在并发症：下肢静脉血栓，与昏迷后卧床有关。

### 二、护理措施

1.即刻护理措施

保持呼吸道通畅，患者仰卧位时头偏向一侧，防止误吸和窒息，及时吸出痰液，并给予持续氧气吸入，预防脑组织缺氧，避免促进脑水肿而加重意识障碍。

2.病情观察，监测心电情况

（1）意识状态和生命体征的观察：监测生命体征，观察患者意识状态、瞳孔大小、对光反射、角膜反射。若瞳孔散大，血压下降，呼吸变浅或不规则，常提示病情恶化，及时通知医生，并采取急救措施。

（2）药物治疗的观察：遵医嘱静脉输液，并密切观察药物作用、不良反应及患者的反应，监测脏器功能的变化，尽早防治各种并发症和脏器功能衰竭。

3.饮食护理

昏迷时间超过3～5 d，可由鼻饲补充营养和水分，给予高热量、高蛋白易消化的流质饮食如牛奶、鱼汤等。鼻饲患者加强口腔护理，每日2次，并注意口腔黏膜情况。

4.尿潴留者护理

遵医嘱给予导尿，并每日2次会阴擦洗，注意尿量、尿色的变化，以防感染发生。

5.昏迷患者护理

昏迷患者加强皮肤护理，每0.5 h翻身叩背，保持床单平整、干燥，及时更换潮湿的衣物，每日给予温水擦身，防止压疮发生；加强胸部体疗，必要时给予雾化吸入；注意观察患者下肢有无肿胀、触痛，给予肢体气压泵治疗2次/d，指导踝泵运动，1次/h，20下/次，连做5～10 min，预防下肢深静脉血栓形成。

6.心理护理

若为自杀患者，应加强与患者的沟通交流，关心安慰患者，鼓励其生活的勇气和信心。

## 【健康教育】

对于服药自杀者，不宜让其单独留在病房内，防止再度自杀。向失眠者宣教导致睡眠紊乱的原因及避免失眠的常识，长期服用大量催眠药的人，包括长期服用苯巴比妥的癫痫患者，不能突然停药，应逐渐减量后停药。镇静药、催眠药处方的使用、保管应严格管理，特别是家庭中有情绪不稳定或精神不正常的人，防止产生药物依赖性。

# 第二节　强酸强碱中毒护理

## 【概述】

强酸类主要指硫酸、硝酸、盐酸三种无机酸，具有强腐蚀性，主要经口误吸、呼吸道吸入大量酸雾、皮肤接触而致腐蚀性灼伤。

## 【症状体征】

（1）皮肤接触酸类毒物后，发生灼伤、腐蚀、坏死和溃疡。

（2）眼部接触酸类烟雾或蒸气后，可发生眼睑浮肿、结膜炎症和水肿、角膜混浊甚至穿孔，严重时可发生全眼炎以致失明。

（3）口服强酸类毒物后，口腔黏膜糜烂，局部形成不同色泽痂皮。消化道剧烈灼痛，反复恶心、呕吐，呕吐物中含有血液和黏膜碎片。

（4）强酸烟雾吸入后，患者发生呛咳、胸闷、呼吸加快。鼻腔和喉黏膜严重充血、水肿，可以引起肺水肿和喉头痉挛，甚至死亡。

## 【护理】

### 一、护理问题

（1）口腔黏膜、消化道黏膜改变：与强酸、强碱灼伤有关。

（2）有消化道出血及穿孔的风险：与消化道灼伤有关。

（3）电解质改变：与摄入不足有关。

（4）有自杀的风险：与患者的精神状态有关。

### 二、护理措施

（1）对强酸强碱类毒物接触皮肤的患者，清洗毒物首选清水。

（2）禁止洗胃，可给予胃黏膜保护剂如牛奶、蛋清、米汤、植物油等经胃管缓慢注入，注意压力不要过大，速度不宜过快，防止穿孔，并注意有无消化道出血情况。

（3）严密观察病情，注意生命体征、意识变化，止痛药物应慎用，注意观察有无纵隔炎、腹膜炎的表现。

（4）加强口腔护理，用1%～4%双氧水擦洗口腔，每日2次，保持口腔清洁。

（5）营养支持：中毒早期严格禁食，给予肠外营养，恢复期改为温凉流质饮食，少量多餐渐渐过渡到普食，避免干硬刺激性食物摄入。

（6）鼓励患者提升战胜疾病的信心和生活的勇气。

## 【健康教育】

强酸强碱性药物要标识明显，不可随意放置；不可用饮料瓶盛放，以免造成误服；皮肤黏膜不可直接接触强酸强碱性药物，以免皮肤烧灼伤；当不慎误服此类药物后，应立即用手刺激咽喉部吐出，后口服牛奶或蛋清等以保护消化道黏膜，随即急诊就诊。

# 第三节 有机磷杀虫药中毒护理

## 【概述】

有机磷杀虫药（Organophosphorus insecticides）均有毒性，易通过皮肤吸收、呼吸道吸入中毒。有机磷类包括：甲拌磷（3911）、内吸磷（1059）、对硫磷（1605）、氧化乐果、敌敌畏等。

## 【症状体征】

（1）毒蕈碱样症状：出现最早，主要是副交感神经末梢兴奋所致，表现为平滑肌痉挛和腺体分泌增加。临床表现有恶心、呕吐、腹痛、腹泻、多汗、全身湿冷、流泪、流涎、流涕、尿频、大小便失禁、心率减慢、瞳孔缩小（严重时呈针尖样缩小）、支气管痉挛和分泌物增加、咳嗽、气促，严重患者可出现肺水肿。此类症状可用阿托品对抗。

（2）烟碱样症状：是由于乙酰胆碱在横纹肌神经肌肉接头处过度蓄积，持续刺激突触后膜上烟碱受体所致。患者常有肌束颤动、牙关紧闭、抽搐、全身紧束压迫感，后期可出现肌力减退和瘫痪，甚至呼吸肌麻痹，引起周围性呼吸衰竭。这类症状不能用阿托品对抗。

（3）中枢神经系统症状：中枢神经系统受乙酰胆碱刺激后可有头痛、头晕、乏力、共济失调、烦躁不安、意识模糊、谵妄、抽搐、昏迷等表现，部分发生呼吸、循环衰竭而死亡。

## 【护理】

### 一、护理问题

（1）皮肤完整性受损：与毒物灼伤有关。

（2）有消化道出血的风险：与毒物灼伤黏膜有关。

（3）潜在并发症：电解质紊乱，与摄入不足及洗胃有关。

（4）潜在并发症：中间型综合征，与毒物清除不彻底有关。

（5）有发生低血糖的风险：与摄入不足有关。

（6）潜在并发症：迟发性多发神经病，与中毒程度有关。

（7）有自杀的风险：与患者的精神状态有关。

## 二、护理措施

1.即刻护理措施

无心跳呼吸者立即给予心肺脑复苏及进一步生命支持。有心跳呼吸者保持呼吸道通畅，清除口鼻分泌物，取出义齿，给予鼻导管或面罩吸氧，保持氧饱和度在95%以上。昏迷患者取去枕平卧位，头偏向一侧，可考虑气管插管。

2.洗胃护理

（1）灌入液体前，确认胃管在患者胃内，洗胃要及早、彻底和反复进行，洗胃液温度25~38 ℃，每次灌洗量为300~500 mL，直到洗出的胃液无农药味并澄清为止，洗胃液一般为3 000~6 000 mL。

（2）若不能确定有机磷杀虫药种类，则用清水或生理盐水彻底洗胃。

（3）敌百虫中毒时应选用清水洗胃，忌用碳酸氢钠溶液和肥皂水洗胃。

（4）洗胃过程中应密切观察患者生命体征变化，若发生呼吸、心搏骤停，立即进行抢救。

3.用药护理

（1）"阿托品化"和阿托品中毒的剂量接近，使用中应严密观察病情变化，区别"阿托品化"与阿托品中毒。

（2）阿托品中毒时可导致室颤，应予以预防，给予充分吸氧，使血氧饱和度保持在正常水平。

（3）注意观察并遵医嘱及时纠正酸中毒，胆碱酯酶在酸性环境中作用减弱。胆碱酯酶复能剂：①早期用药，首次足量给药。②轻度中毒可用复能剂，中度以上中毒必须复能剂与阿托品并用。③复能剂在碱性溶液中不稳定，易水解成有剧毒的氰化物，所以禁与碱性药物配伍使用。

4.病情观察

（1）生命体征：严密观察患者的生命体征变化。

（2）神志、瞳孔变化：多数患者中毒后即出现意识障碍，有些患者入院时神志清醒，但随着毒物的吸收很快陷入昏迷。瞳孔缩小为有机磷杀虫药中毒的体征之一，瞳孔扩大则为达到"阿托品化"的判断指标之一。严密观察神志、瞳孔的变化，有助于准确判断病情。

（3）中毒后"反跳"：某些有机磷杀虫药中毒后，经急救后临床症状好转后，可在数日至一周后，病情突然急剧恶化，再次出现有机磷农药急性中毒症状，甚至发生昏迷、肺水肿或突然死亡，此为中毒后"反跳"现象。应密切观察反跳的先兆症状，如胸闷、流涎、出汗、言语不清、吞咽困难等，若出现上述症状，应迅速通知医生进行处理，立即静脉补充阿托品，再次迅速达到"阿托品化"。

（4）迟发性多发性神经病：少数患者在急性重度中毒症状消失后2~3周可出现感觉型和运动型多发性神经病变，主要表现为肢体末端烧灼、疼痛、麻木以及下肢无力、瘫痪、四肢肌肉萎缩等，称为迟发性多发性神经病。

（5）中间型综合征：急性中毒后24~96 h，主要表现为屈颈肌、四肢近端肌肉以及第3~7对和第9~12对脑神经所支配的部分肌肉肌力减退，出现眼睑下垂、眼外展障碍和面瘫。病变累及呼吸肌时，常引起呼吸肌麻痹，并迅速进展为呼吸衰竭，甚至死亡。

5.饮食护理

中、重度中毒患者一般需禁食3~5 d，待病情稳定、意识清醒后可口服蛋清或温流质以保护胃黏膜，禁食刺激性及含油脂多的食物。昏迷患者3~5 d后应鼻饲饮食。

6.口腔护理

密切观察患者口腔黏膜变化情况，并注意有无消化道出血情况。做好基础护理，每日两次口腔清洁，每6 h用氯己定漱口1次，每次将漱口液含于口内20~30 min后吐出。

7.卧床患者护理

每2 h翻身、叩背1次，指导患者有效咳嗽，1次/h，20声/次，预防肺部并发症发生。指导患者踝泵运动，1次/h，20下/次，连做5~10 min，预防下肢深静脉血栓形成。

8.病情观察

密切观察有无其他各脏器损害的临床表现，如有异常及时通知医生。

9.心理护理

了解引起中毒的具体原因，根据不同的心理特点予以心理指导。

## 【健康教育】

（1）尽快脱去污染衣物，用肥皂水清洗并用大量清水彻底冲洗，去除污染的药物，清洗时避免皮肤磨损。

（2）皮肤被药物污染后，要注意每天护理受刺激损伤部位。

（3）眼睛受到损害时立即用清水或生理盐水冲洗眼睛15 min以上，浓缩液溅入眼睛的患者24 h后复查。

（4）加强有机磷药物毒副作用的宣传。

（5）自杀造成中毒的患者，要教会患者出院后如何应对应激源的方法，并学会获得社会支持的帮助。

（6）喷洒农药时应穿防护衣，戴口罩，并喷洒后立即进行皮肤清洁。

# 第四节　电击伤护理

## 【概述】

电击伤（electrical injury）俗称触电，指一定量的电流或电能量（静电）通过人体引起全身或局部的组织损伤和功能障碍，甚至发生心搏呼吸骤停，称为电击伤。

## 【症状体征】

（1）局部表现：于接触电源及电流穿出部位可见"入电口"与"出电口"。入电口处的皮肤被电火花烧伤呈焦黄色或灰褐色，甚则炭化，且损伤部位较深，有时可达肌肉、骨骼。如电击伤同时伴有高温电弧闪光或电火花烧伤，周围皮肤可伴较广泛的热烧伤。损伤部焦痂经2～3周开始脱落，可继发出血和感染。

（2）全身表现：因电弧的种类、电压高低和接触时间的长短而不同，重者有休克、昏迷、肌肉强直、呼吸停止、心室纤颤和心跳停止。

## 【护理】

### 一、护理问题

（1）皮肤完整性受损：与电热烧伤有关。

（2）疼痛：与电损伤有关。

（3）潜在并发症：心律失常，与电流经过心脏有关。

（4）神经损伤：与电损伤有关。

（5）潜在并发症：急性肾功能衰竭，与肾脏直接损伤和坏死肌肉组织产生的肌球蛋白、溶血后血红蛋白损伤肾小管有关。

（6）潜在并发症：出血、关节脱位、骨折，与电击损伤有关。

## 二、护理措施

1. 保暖

由于创面水分蒸发，大量热量丧失，患者大都畏寒，必须做好保暖工作。室温 30～32 ℃。

2. 保持呼吸道通畅

随时观察患者的通气情况、呼吸频率、深度、有无发绀等情况，给予吸氧，心电监护并密切观察心率、心律情况，注意患者有无胸闷、心慌等不适症状。

3. 保持创面清洁

密切观察局部皮肤变化情况，预防感染发生。疼痛明显者，遵医嘱应用止痛药物。

4. 饮食护理

清醒者指导进食高热量、高蛋白、高维生素饮食，昏迷者每天给予鼻饲饮食 1 500～2 000 mL。

5. 休克期护理

对严重电击伤患者，在进行输液治疗时，使用20号留置针开通静脉通路，主要依据患者每小时尿量，周围循环情况及中心静脉压而进行调整补液，休克期尿量要求每小时大于30～50 mL。严密观察肌红蛋白尿、血红蛋白尿，发现尿量、尿色异常应及时通知医师处理，避免引起急性肾功能衰竭。

6. 严密观察电击伤后继发性出血

采取必要措施：

（1）床边备放止血带、手术止血包及消毒手套；

（2）加强巡回，特别是在患者用力、哭叫、屏气时容易出血，夜间患者入睡后更应严密观察；

（3）电击伤肢体必须制动，搬动患者时要平行移动，防止因外力引起的出血；

（4）避免在电击伤肢体上测量血压和输液，减少受伤肢体压力；

（5）失血过多时，应静脉输液、输血补充。

7.受伤肢体护理

严密观察受伤肢体远端的血液循环，并抬高患肢。注意观察受伤肢体有无肿胀、疼痛等血栓形成的症状。如肢端冷、发绀、充盈差及肿胀严重时，应通知医师早期行焦痂和筋膜切开术，恢复肢体的血液供应，切开后的创面可用碘仿或磺胺嘧啶银冷霜纱条覆盖，以起到抗感染，促进创面愈合等作用。

8.严密观察神经系统并发症

（1）对电击伤伴有短暂昏迷史患者，临床应严密观察生命体征，观察有无脑水肿、脑出血及脑膨出的征象。

（2）观察有无周围神经（正中神经、桡神经、尺神经等）的损伤，以便通知医师及早诊断处理。

9.上肢脱位及骨折护理

对于上肢脱位的患者，及时给予复位，三角巾悬吊并保持内收内旋位2~3周，禁止肩部外展外旋活动，固定期间指导患者多握拳、活动腕、手指关节，以防肌肉萎缩和僵硬；骨折患者给予骨折相应护理措施。

10.防止破伤风

对于有创面者遵医嘱注射破伤风抗病毒素或破伤风人免疫球蛋白等预防破伤风。

11.心理护理

电击伤患者都有不同程度的伤残，要做好对患者的心理护理，安慰鼓励患者，增强其战胜疾病的信心。

## 【健康教育】

（1）做好用电安全知识的预防及宣教。

（2）大力宣传被电击后切断电源的方法，以免加重电击伤。

# 第五节　一氧化碳中毒护理

## 【概述】

一氧化碳中毒（carbon monoxide poisoning）是含碳物质不完全燃烧所产生的一种无色、无臭、无味、无刺激性的气体。吸入过量一氧化碳引起的中毒称一氧化碳中毒。

## 【症状体征】

（1）轻型：不同程度头痛、头晕、心悸、恶心、呕吐、四肢无力，甚至出现短暂的昏厥，一般神志清醒，吸入新鲜空气、脱离中毒环境后，症状迅速消失，一般不留后遗症。

（2）中型：在轻型症状的基础上，可出现胸闷、呼吸困难、脉速、多汗、烦躁、谵妄、视物不清、运动失调、腱反射减弱、嗜睡、浅昏迷等，口腔黏膜可呈樱桃红色，瞳孔对光反射、角膜反射可迟钝。患者经积极治疗可以恢复正常，且无明显并发症。

（3）重型：患者迅速出现昏迷、呼吸抑制、肺水肿、心律失常、心力衰竭，各种反射消失，可呈去大脑皮质状态。还可发生脑水肿伴惊厥、上消化道出血、吸入性肺炎，深度昏迷，各种反射消失，大小便失禁，四肢厥冷，血压下降，呼吸急促，甚至会出现心跳、呼吸停止。一般昏迷时间越长，预后越严重，常留有痴呆、记忆力和理解力减退、肢体瘫痪等后遗症。

## 【护理】

### 一、护理问题

（1）有皮肤完整性受损的风险：与局部长期受压有关。

（2）潜在并发症：迟发性脑病，与一氧化碳中毒导致脑缺氧有关。

（3）有消化道出血的风险：与应激反应及胃肠道缺氧有关。

（4）潜在并发症：心肌梗死、脑梗死，与脑部及心肌缺氧有关。

（5）有静脉血栓形成的风险：与一氧化碳中毒损伤血管高凝状态有关。

（6）潜在并发症：肺部感染，与昏迷误吸、长时间卧床有关。

## 二、护理措施

1.即刻护理措施

（1）保持呼吸道通畅，呼吸停止时，应及早进行人工呼吸，或用呼吸机维持呼吸。

（2）昏迷并高热和抽搐患者，降温和解痉的同时应注意保暖，防止自伤和坠伤。

（3）开放静脉通路，按医嘱给予输液和药物治疗。

2.氧气吸入的护理

患者脱离中毒现场后应立即给氧，常压氧疗时应根据患者病情合理调整给氧时间和氧流量，以防发生氧中毒和二氧化碳潴留。

3.高压氧护理

重症患者应及早采用高压氧治疗，迅速纠正缺氧状态。

4.病情观察

（1）基本生命体征，尤其是呼吸和体温。高热和抽搐患者更应密切观察，防止坠伤和自伤。

（2）瞳孔大小、液体出入量及滴速等，防止脑水肿、肺水肿及水电解质代谢紊乱等并发症发生。

（3）神经系统的表现及皮肤、肢体受压部位损害情况，如有无急性痴呆性木僵、癫痫、失语、惊厥、肢体瘫痪、压疮、皮肤水疱及破溃，防止受伤和皮肤损害。

5.卧床患者护理

加强皮肤护理，每两小时翻身、叩背一次，指导患者有效咳嗽，1次/h，20声/次，预防肺部并发症发生。注意观察患者下肢有无肿胀、疼痛，给予肢体气压泵治疗2次/天，指导踝泵运动，1次/h，20下/次，连做5～10 min，预防下肢深静脉血栓形成。

6.营养支持

不能经口进食者给予鼻饲饮食，并加强营养摄入，每日2次口腔清洁。

7.预防并发症

观察有无并发症发生，如患者的意识、精神状态、生命体征等。急性一氧化碳中毒患者从昏迷中苏醒后，应尽可能休息观察2周，以防神经系统和心脏后发症的发生，如有后发症，给予相应护理。

8.安全措施

对有跌倒/摔伤危险因素的患者，应悬挂安全警示牌，加强对患者及家属的安全宣教。

## 【健康教育】

（1）应广泛宣传室内用煤火时应有安全设置（如烟囱、小通气窗、风斗等），炉烟囱安装要合理，不使用无烟囱的煤炉，定时检查烟囱有无漏气、堵塞。

（2）说明煤气中毒可能发生的症状，如头痛，胸闷，呕吐等。讲解急救常识。

①立即把患者搬运到空气流通的地方，松解领口和腰带，吸入新鲜空气。②注意保暖。③症状严重者立即送往医院抢救。

（3）不使用淘汰热水器，如直排式热水器和烟道式热水器，不使用超期服役热水器；安装热水器最好请专业人士安装，冬天冲凉时浴室门窗不要紧闭，冲凉时间不要过长。

（4）开车时，不要让发动机长时间空转；车在停驶时，不要过久地开放空调机；即使是在行驶中，也应经常打开车窗，让车内外空气产生对流。感觉不适即停车休息；驾驶或乘坐空调车如感到头晕、四肢无力时，应及时开窗呼吸新鲜空气。

（5）进入高浓度一氧化碳环境作业时应至少两人同时进行，并戴防毒面具，定时加强工厂一氧化碳浓度测定。

# 第六节　百草枯中毒护理

## 【概述】

百草枯（paraquat）又称"对草快"或"克芜踪"，可通过呼吸道、消化道和皮肤黏膜吸收后导致中毒。百草枯被吸收后会迅速地经过血液分布到全身，进入肺和肾脏的含量最高，导致急性化学性肺间质病变及迅速发展的肺间质纤维化等多脏器损害或衰竭。

## 【症状体征】

1.局部刺激反应

皮肤接触部位发生接触性皮炎、皮肤灼伤，表现为暗红斑、水疱、溃疡等。

高浓度药物污染指甲、指甲可出现脱色、断裂甚至脱落。

眼睛接触药物则可引起结膜、角膜损伤，并可形成溃疡。

经呼吸道吸入后，产生鼻、喉刺激症状和鼻出血等。

2.呼吸系统

肺损伤是最严重和最突出的病变。小剂量中毒者早期可无呼吸系统症状，少数表现为咳嗽、咳痰、胸闷、胸痛、呼吸困难、发绀、双肺闻及啰音，重症患者可于1～2日出现急性肺水肿或1～3日内死于ARDS。即使病情控制后也容易出现在数天或数周后发生肺纤维化病变。在随后的几天中出现呼吸窘迫，并进行性加重，以致呼吸衰竭而死亡。

3.消化系统

口服者可产生咽喉部烧灼伤、发生恶心呕吐、腹痛、便血等消化道症状。部分患者于中毒后2～3d出现中毒性肝病，表现为肝大、肝区疼痛、黄疸、肝功能异常等。

4.泌尿系统

中毒后2～3d可出现尿频、尿急、尿痛等膀胱刺激症状，尿常规、血肌酐、尿素氮检测异常，严重者发生肾功能衰竭。

5.中枢神经系统

表现为头痛、头晕、幻觉、抽搐、昏迷等。

6.X线肺部检查

早期可无异常，以后出现弥漫性斑片状或网状阴影，偶合并纵隔和皮下气肿，继而发生肺纤维化。

## 【护理】

### 一、护理问题

（1）口腔黏膜改变：与毒物灼伤有关。

（2）有自杀的风险：与患者精神状态有关。

（3）消化道出血：与毒物损伤黏膜有关。

（4）电解质紊乱：与摄入不足有关。

（5）有形成血栓的风险：与患者深静脉置管有关。

## 二、护理措施

（1）现场急救：一经发现，即给予催吐并口服白陶土悬液，或者就地取材用泥浆水100～200 mL口服。

（2）减少毒物吸收：尽快脱去受污染的衣物，用肥皂水彻底清除被污染的皮肤、毛发。眼部受污染时立即用流动的水冲洗，时间大于15 min。用白陶土洗胃后口服吸附剂以减少毒物的吸收，继之用20％的甘露醇口服导泻。由于百草枯有腐蚀性，洗胃时应避免动作过大导致食管或胃穿孔。

（3）促进毒物排泄：除常规输液、应用利尿剂外，最好在患者服毒后6～12 h内进行血液灌流或血液透析。血液净化患者要做好透析管路的护理，妥善固定。防止管路扭曲，受压甚至脱出。拔针时要用无菌纱布或棉球压迫穿刺点20 min，防止局部出血，如穿刺点出现淤血斑，应通知医生，并密切观察淤血斑面积变化情况。

（4）防治肺损伤和肺纤维化：及早按医嘱给予自由基清除，如维生素C、维生素E、还原型谷胱甘肽等。早期大剂量给予肾上腺糖皮质激素，中到重度中毒可使用环磷酰胺。

（5）对症支持治疗：急性期应禁食，患者进食后，应从温凉流质开始如牛奶、果汁等，禁食刺激性及含油脂多的食物。如进食无障碍，遵医嘱给予拔除胃管，密切观察患者口腔黏膜变化情况，并注意有无消化道出血情况。做好基础护理，每日两次口腔清洁，每6 h用氯己定漱口1次，每次将漱口液含于口内20～30 min后吐出。

（6）建立静脉通路，采用留置针，大量补液，遵医嘱使用药物。

（7）妥善固定胃管，告知患者及家属保留胃管的重要性，并告知预防胃管脱出的注意事项。

（8）随时观察患者生命体征、心电监护和病情变化情况，一旦出现胸闷、心慌、呼吸不规则、憋喘等症状立即通知医师。

（9）卧床患者，每2 h翻身、叩背一次，指导患者有效咳嗽，1次/h，20声/次，预防肺部并发症发生。注意观察患者下肢有无肿胀、疼痛，给予肢体气压泵治疗2次/d，指导踝泵运动，1次/h，20下/次，连做5～10 min，预防下肢深静脉血栓形成。

（10）密切观察有无其他各脏器损害的临床表现，如有异常及时通知医生。

（11）加强患者及其家人心理护理。了解引起中毒的具体原因，根据不同的心理特点予以心理指导。

## 【健康教育】

（1）尽快脱去污染衣物，用肥皂水清洗并用大量清水彻底冲洗，去除污染的百草枯，清洗时避免皮肤磨损。

（2）皮肤被百草枯污染后，要注意每天护理受刺激损伤部位。

（3）损害眼睛立即用清水或生理盐水冲洗眼睛15 min以上，对于浓缩液溅入眼睛患者24 h后复查。

（4）对服用百草枯无呕吐患者用活性炭和漂白土。

（5）加强百草枯毒副作用的宣传。

（6）自杀造成中毒的患者，要教会患者出院后如何应对应激源的方法，并学会获得社会帮助。

# 第四章　康复科护理

## 第一节　脑卒中康复护理

### 【概述】

脑卒中（stroke）亦称脑血管意外，是指突然发生的、由脑血管病变引起的局限性或全脑功能障碍，持续时间超过24 h或引起死亡的临床综合征。它包括脑梗死、脑出血和蛛网膜下腔出血。脑梗死包括脑血栓形成、脑栓塞和腔隙性脑梗死。

### 【症状体征】

起病急，起病后短时间内立即出现相应的症状。全脑症状：如头痛、呕吐，不同程度的意识障碍，昏迷不醒。神经功能受损症状：如偏瘫，语言功能受损，偏盲，步态不稳，饮水呛咳等。蛛网膜下腔出血患者常常感到枕部–颈部交界区疼痛，畏光。

### 【护理】

#### 一、护理问题

（1）吞咽障碍：与延髓性麻痹有关。

（2）沟通交流障碍：与言语功能障碍、认知障碍有关。

（3）躯体移动障碍：与疾病导致一侧肢体活动障碍有关。

（4）自理能力下降：与运动障碍、共济失调有关。

（5）排便模式的改变：与神经源性膀胱、神经源性直肠有关。

（6）舒适的改变：与肩手综合征等引起的疼痛有关。

（7）不良情绪反应：焦虑、抑郁、恐惧等。

（8）潜在并发症：肩关节半脱位或脱位、皮肤完整性受损的危险、深静脉血栓、坠积性肺炎、痉挛、再次出血或梗死、癫痫、误吸。

## 二、护理措施

（1）急性期护理：应绝对卧床休息、避免搬动。脑出血患者如需搬动，一般在生命体征平稳且出血情况已控制后固定好头部情况下。

（2）良肢位的摆放。

（3）偏瘫肢体被动活动：从近端关节到远端关节，每日2～3次，每次5 min以上，直至偏瘫肢体主动活动恢复。同时嘱患者头转向偏瘫侧，有助于患者的主动参与。

（4）床上活动：指导患者双手叉握上举运动、翻身、桥式运动。

（5）个人卫生：保持呼吸道通畅，定时变换体位，注意口腔、皮肤清洁，预防压疮、感染或坠积性肺炎。

（6）下肢静脉血栓的预防：给予肢体气压治疗，指导患者主被动踝泵运动。

（7）营养支持：保障营养和水分供给，加强排泄管理。

（8）运动功能障碍的护理：恢复脑出血控制，梗死、血栓溶栓后，血压、颅内压稳定后应做主动训练，先在他人帮助下然后循序渐进地自我进行，护士应密切观察血压、心率和呼吸情况，指导患者良肢位的摆放、床上与床边活动、坐位活动、站立、行走、轮椅转移等训练。根据患者情况及时调整康复计划并评估训练效果。

（9）言语功能障碍的护理：①失语症的护理，协助康复治疗师完成发音器官锻炼、发音练习、命名训练、读字训练、用语训练、会话训练、阅读训练、听理解训练、书写训练、交流促进法。②构音障碍的护理，协助康复治疗师完成松弛疗法、呼吸训练、发音器官控制训练、发音训练、言语清晰度的训练、言语节奏的训练等。

（10）日常生活能力康复：指导和训练患者进行床上活动、进食、洗漱、更衣、修饰、如厕、排泄、转移、使用家庭用具等活动，以提升患者的日常生活活动能力。

（11）吞咽功能障碍的护理：触觉刺激、咽部冷刺激与空吞咽、味觉刺激、口、颜面功能训练、进食训练等。

（12）心理护理：建立良好的护患关系，使患者身心放松，要求患者家属和朋友或同事等社会成员的共同参与。

（13）特殊临床问题的护理：压疮、深静脉血栓、坠积性肺炎、肩关节半脱位、肩痛、肩手综合征、再次出血或梗死的预防、癫痫的观察及护理。

（14）护理不良事件的预防：跌倒的预防、走失的预防。

【健康教育】

（1）保持血压稳定，控制血脂、血糖；积极治疗心脏疾病。

（2）戒烟、戒酒，合理安排工作、避免过度疲劳。

（3）定期复查，密切观察病情变化，及时就诊。

（4）改造家庭中的某些设置，如去除门槛，便器改为坐式，将床高度降至40 cm左右，增加必要的扶手等。

# 第二节　颅脑损伤疾病康复护理

【概述】

颅脑损伤（head injury）指暴力作用于头颅引起的损伤。包括头部软组织损伤、颅骨骨折和脑损伤。

【症状体征】

（1）意识障碍。

（2）头痛、呕吐：受伤局部可有疼痛，但头部多呈持续胀痛，常伴有恶心和喷射状呕吐。

（3）生命体征改变。

（4）眼部征象：由于颅脑损伤患者多有昏迷，观察瞳孔、眼球运动及眼底改变可较客观地了解病情。如果瞳孔散大、光反应消失，伴有意识障碍，多提示病情危重。

（5）神经系统局灶症状与体征：颅脑受伤后可以出现一种或多种症状，如随意运动、言语、精神活动的异常；失语、书写不能；记忆力、计算能力差；躯体麻木、肢体单瘫或偏瘫、肌张力失调；尿崩、高热、消化道出血；全身强直；共济运动失调；吞咽不能、声音嘶哑，口角歪斜等。

【护理】

一、护理问题

（1）意识障碍：与颅脑损伤导致的大脑功能受损有关，如脑挫裂伤、颅脑血肿等引起大脑代谢紊乱、神经传导功能障碍等。

（2）吞咽障碍：与延髓性麻痹有关。

（3）沟通交流障碍：与言语功能障碍、认知障碍有关。

（4）自理能力下降：与运动障碍、共济失调有关。

（5）排便模式的改变：与神经源性膀胱、神经源性直肠有关。

（6）舒适度的改变：与肩手综合征等引起的疼痛有关。

（7）不良情绪反应：焦虑、抑郁、恐惧等。

（8）潜在并发症：肩关节半脱位或脱位、皮肤完整性受损的危险、深静脉血栓、坠积性肺炎、痉挛、再次出血或梗死、癫痫。

## 二、护理措施

（1）维持营养，保持水、电解质平衡：昏迷患者鼻饲流食，所提供的热量宜根据功能状况和消化能力逐步增加，以维持正氮平衡。给予高蛋白质、高热量饮食，避免低蛋白血症，提高机体免疫力，促进伤口愈合及神经组织修复和功能重建。

（2）定时翻身叩背预防并发症：每1~2h翻身叩背一次，防止局部受压过久发生压疮或坠积性肺炎。翻身时护士应注意防止牵拉瘫痪的上肢，预防肩关节半脱位的形成。

（3）保持肢体的良肢位：防止关节挛缩和足下垂。偏瘫患者应进行良好肢位摆放才能防止关节畸形的发生，包括仰卧位、健侧卧位和患侧卧位。

（4）关节被动活动：全身各关节每天进行1~2次的被动活动，每个关节活动3~5次，活动时要注意手法轻柔、缓慢，避免疼痛以及骨化的产生。

（5）呼吸道的管理：严格进行呼吸道观察，按时吸痰、雾化、湿化，如行呼吸机辅助呼吸，严格管理呼吸机管路，保持呼吸道通畅，防止呼吸道感染。

（6）运动功能康复：颅脑损伤后，重视坐姿及良肢位的摆放，加强关节活动度的训练

（7）日常生活能力及言语功能康复：指导和训练患者各种日常生活能力，包括穿衣、进食、起居、洗漱等能力的训练。对于言语障碍者，针对性地采取发声、分辨等练习，提高言语能力。

（8）认知功能康复：如记忆力训练、注意力训练、感知力训练、解决问题能力的训练。

## 【健康教育】

（1）社区家庭康复护理：增强家庭参与训练的意识与能力，取得患者及家属的配合，使其了解基本的康复知识和训练技能，并懂得其意义和重要性。保证患者在家庭中得到长期、系统、合理的训练，使其早日回归家庭和社会。

（2）康复护理指导原则：指导患者主动参与康复训练，并持之以恒；指导患者养成规律生活习惯，如合理饮食、睡眠充足、适当运动、劳逸结合；保持大便通畅，鼓励患者日常生活活动自理。

（3）指导患者保持情绪稳定，避免不良情绪刺激。

# 第三节　脊髓损伤康复护理

## 【概述】

脊髓损伤（spinal cord injury）是由于外伤、疾病等原因引起的脊髓结构和功能损害，导致损伤平面以下运动、感觉、自主神经功能障碍，是一种严重的致残性疾病。脊髓损伤可分为外伤性和非外伤性。外伤性脊髓损伤常因高空坠落、车祸、运动等导致脊髓受压甚至完全断裂。非外伤性脊髓损伤主要因脊髓炎症、肿瘤、血管性疾病等引起。

## 【症状体征】

主要表现为截瘫或四肢瘫，可出现感觉减退、麻木等不同感觉障碍，排尿、排便障碍等。

## 【护理】

### 一、护理问题

（1）低效性呼吸形态：与颈髓水肿、呼吸肌无力、呼吸道分泌物存留有关。

（2）电解质紊乱：与脊髓损伤、自主神经系统功能紊乱有关。

（3）日常生活能力低下：与运动功能障碍有关。

（4）排便模式的改变：与神经源性膀胱、神经源性直肠有关。

（5）舒适度的改变：与疼痛有关。

（6）自身形象紊乱：与躯体运动和感觉障碍有关。

（7）潜在并发症：皮肤完整性受损、深静脉血栓、呼吸暂停、坠积性肺炎、直立性低血压、自主性反射障碍。

（8）焦虑、抑郁：与疾病预后差、治疗费高有关。

## 二、护理措施

### 1.病情观察

严密观察体温、脉搏、血压、呼吸的变化，若出现呼吸困难、心率加快、发热、发绀及吞咽困难等症状，可能是上升性脊髓炎的表现，应高度警惕并进一步评估判断，立即给予吸氧，行气管插管或气管切开术，使用人工呼吸机辅助呼吸，积极抢救。

### 2.良肢位的摆放

（1）仰卧位：四肢瘫患者上肢体位摆放时应将双肩向上，防止后缩，肩下的枕头高度适宜，双上肢放在身体两侧的枕头上，肘伸展，腕关节背屈30°～45°以保持功能位，手指自然屈曲，手掌可握毛巾卷，以防形成功能丧失的"猿手"。截瘫患者上肢功能正常，采取自然体位。四肢瘫痪截瘫患者下肢体位摆放相同。髋关节伸展，在两腿之间放1～2个枕头，以保持髋关节轻度外展。膝关节伸展，膝关节下可放小枕，以防止膝关节过度伸展。双足底可垫软枕以保持踝关节背屈，预防足下垂，足跟下放小软枕，防止出现压疮。

（2）侧卧位：四肢瘫患者应将双肩向前，肘关节屈曲，上侧的前臂放在胸前的枕头上，下侧的前臂旋后放在床上，腕关节自然伸展，手指自然屈曲，在躯干背后放一枕头给予支持；四肢瘫痪截瘫患者的下肢体位摆放相同，下侧的髋和膝关节伸展。上侧的髋和膝关节屈曲放在枕头上，与下侧的腿分开，踝关节自然背屈，上面踝关节下垫一软枕。

### 3.被动运动

被动运动可促进血液循环，保持关节和组织的最大活动范围，防止关节畸形、肌肉缩短及挛缩。患者受伤后就应开始训练。患者处于休克期时，每天应进行2次被动运动，休克期后每天1次，并靠自己的力量保证充分的关节活动度。进行被动运动时，每个肢体的关节从近到远端的活动时间应在10 min以上，每个关节都要进行数次安全范围的活动。

轴线翻身：告知患者翻身的目的和方法，以取得患者的配合。①三位操作者站于患者同侧，拉好对侧床栏。②移去枕头，松开被尾。③检查患者身上的导管，并安置妥当。④患者仰卧，双手臂环抱于胸前，双膝屈曲（若四肢活动障碍的患者应协助其摆放体位）。⑤患者有颈椎损伤时，第一操作者固定患者头部，沿纵轴向上略加牵引，使头、颈随躯干一起缓慢移动，第二操作者将双手分别置于肩部、腰部，第三操作者将双手分别置于腰部、臀部。⑥其中一人发口令，将患者平移至操作者同侧床旁，三人同步翻转患者，然后动作一致地将患者整个身体移向对侧床边，以圆滚轴式翻身至侧卧。⑦患者无颈椎损伤时，可由两位操作者（同上）完成轴线翻身。⑧操作中密切观察病情。⑨翻身后，患者头部放置软枕，背部垫软枕，两膝之间放软枕，双膝呈自然弯曲状。

颈托佩戴流程：①告知患者佩戴颈托的目的和方法，以取得患者的配合。②安置患者平卧位；头部置于正中位置。③检查颈部皮肤情况，清洁皮肤。④轻轻托起头部少许，将后半部颈托从侧面放入以托起颈部，再将棉垫放于颈部两侧，接着固定好前半部颈托，使颈套下巴托的中轴线与患者的轴心线成一直线，把颈套收紧及固定。⑤颈托固定后，进一步检查判断患者病情。⑥交代患者及家属使用颈托的注意事项。

4.主动运动

加强患者肢体残存肌力的训练，可以提高机体的运动功能，增强日常生活能力，为患者重返社会奠定基础。

5.体位变换

脊髓损伤患者应根据病情变换体位，一般每2 h变换一次。体位变换时，注意维持脊柱的稳定性，可由2～3人轴向翻身，避免托、拉、拽等动作，并仔细检查全身皮肤有无局部压红、破溃、皮温、肢体血液循环情况，并按摩受压部位。对高脊髓损伤患者应特别注意轴向翻身，维持脊柱的稳定性，避免因脊柱的不对称性而造成二次损害。

6.呼吸及排痰训练

颈脊髓或高位胸段脊髓损伤的患者伤后存在不同程度的呼吸功能障碍，影响呼吸肌的运动和协调功能，可导致呼吸衰竭。

（1）呼吸训练：所有患者都要进行深呼吸锻炼。鼓励患者充分利用膈肌吸气，可用手掌轻压紧靠胸骨下面的部位，帮助患者全神贯注于膈肌吸气动作；在患者进行有效呼气期间，用两手在患者胸壁上施加压力，并尽量分开两手，每次呼吸之后，应变换手的位置，尽量多覆盖患者胸壁。

（2）辅助咳嗽：用双手在膈肌下施加压力，可代替腹肌的功能，协助完成咳嗽。

7.膀胱和肠道功能的处理

脊髓损伤后1～2周内多采用留置导尿术，待病情稳定后，尽早停止留置导尿，施行间歇导尿法。指导家属进行肛门扩张术、肛门括约肌训练，养成定时排便的习惯。

9.增强肌力，促进运动功能恢复

脊髓损伤患者为了应用轮椅、拐杖或自助器，在卧床或坐位时，主要重视肌力的训练。

10.垫上训练的康复护理

患者的垫上训练主要对躯干、四肢的灵活性、力量及功能性动作的训练，如垫上翻身、垫上胸肘支撑、垫上双手支撑、垫上移动等。

11.坐位训练的康复护理

脊髓损伤者多采用长坐位和端坐位进行平衡维持训练。

12.转移训练的护理

转移训练，即两脚离地的躯干水平转移、两脚不离地的躯干水平转移和两脚不离地的躯干垂直转移。

13.站立训练的康复护理

病情较轻的患者经过早期坐位训练后，无直立性低血压等不良反应即可在康复医师指导下进行站立练习。

14.步行训练的康复护理

损伤后3～5个月，已完成上述训练，可佩戴矫形器完成步行训练。

15.日常生活活动能力训练的护理

日常生活活动能力训练包括进食、梳洗、如厕、更衣、沐浴、交流、家务、外出等训练。

16.假肢、矫形器、辅助器具使用的康复护理

熟悉并掌握其性能、使用方法及注意事项，监督保护患者完成特定动作，发现问题及时纠正。

17. 心理护理

康复护士应运用心理治疗方法减轻患者的心理障碍，缓解焦虑、抑郁、恐慌等神经症状，帮助患者建立良好的人际关系，促进人格的正常成长，很好地面对生活及适应社会。

## 【健康教育】

（1）饮食调节：注意饮食调节，制定合理的膳食计划，保证维生素、纤维素、钙及各种营养物质的合理摄入。

（2）自我护理：教会患者和家属在住院期间完成从"替代护理"到自我护理的过渡，重点是教育患者学会如何自我护理，培养良好卫生习惯。指导患者遵医嘱按时准确服药，尤其注意抗痉挛药物停药时应逐渐减量；学会自己处理大小便，掌握排尿、排便管理方法；高颈髓损伤的患者家属要学会协助他们处理二便问题；制订长远康复计划，教会家属掌握基本的康复训练知识和技能，防止二次残疾。

（3）心理调适：教育患者培养良好的心理素质，正确对待自身疾病，充分利用残存功能去代偿致残部分功能，尽最大努力去独立完成各种生活活动，成为一个身残智不残，对社会有用的人。

# 第四节　骨折术后康复护理

## 【概述】

骨折（fracture）是指骨或骨小梁的完整性和连续性发生断离。造成骨折的因素有许多，外伤造成的骨折最为多见，因受伤的方式不同所造成的骨折的部位、形式、程度也不一样，往往伴有肌肉、肌腱、神经、韧带的损伤。

## 【症状体征】

疼痛、局部肿胀和瘀斑、畸形关节粘连僵硬、肌肉萎缩。

## 【护理】

### 一、护理问题

（1）生活自理能力下降：与骨折所致感觉运动功能下降有关。

（2）舒适度的改变：与骨折后所致的疼痛有关。

（3）焦虑/恐惧：与担心失用综合征、骨折、跌倒、坠床、压疮等情况有关。

（4）相关知识缺乏：与缺乏预防疾病和用药的相关知识有关。

### 二、护理措施

1.骨折愈合早期（骨折后1～2周）

（1）疼痛的处理：局部冰敷疗法，必要时可给予止痛药物。同时给予弹力带或弹力袜轻轻地包扎患肢，促进静脉回流，患肢抬高以利于消肿。

（2）肌力训练。

（3）关节活动度训练。

（4）正常活动和呼吸训练：应鼓励患者尽早离床，绝对卧床患者需每日做床上保健操，以改善全身状况，预防失用性综合征、压疮等的发生。长期卧床的患者，尤其是老年人及骨折较严重者易并发坠积性肺炎，可通过呼吸训练和背部叩击排痰训练来预防。

（5）物理因子治疗：超短波疗法、低频磁疗、超声波、高电位治疗、冲击波等均可促进成骨，加速骨折愈合，音频电疗和超声波治疗可减少瘢痕和粘连。

2.骨折愈合中期（骨折后3～8周）

（1）关节活动度训练：可配合器械或支架进行辅助训练，如CPM机等。

（2）肌力训练。

（3）物理因子治疗：红外线、蜡疗等热效治疗可作为手法治疗前的辅助治疗，促进血液循环、软化瘢痕。

（4）改善日常生活活动能力训练及工作能力训练：尽早进行作业治疗，并逐步进行职业训练，注重平衡性和协调性练习，改善患者的日常生活活动能力及工作能力。

3.骨折愈合后期（骨折后8～12周）

（1）肌力训练。

（2）关节活动度训练。

（3）负重练习及步态训练。

（4）日常生活活动能力及工作能力训练。

## 【健康教育】

（1）心理调适：给予耐心开导，介绍骨折的治疗和康复训练方法、可能的预后等，并给予悉心的照顾，以减轻或消除患者心理问题。

（2）饮食：给予易消化的食物，鼓励多吃蔬菜和水果。老年人常伴有骨质疏松，骨折后也易引起失用性骨质疏松，宜给予高钙饮食，必要时补充维生素D和钙剂。

（3）自我观察病情：指导患者自我观察病情，特别是观察远端皮肤有无发绀、发凉，有无疼痛和感觉异常等，及早发现潜在的并发症，尽早就医。

（4）自我护理：指导患者进行日常生活活动的自我护理，尽早生活独立。

（5）准确进行功能锻炼：指导患者进行相关的活动度、肌力、坐位、站立位、步行等功能训练。

（6）指导患者定期随访：进行功能锻炼者，需每1~2周至康复科随访。

# 第五节  截肢康复护理

## 【概述】

截肢（amputation）是指通过手术将失去生存能力、没有生理功能、威胁人体生命的部分或全部肢体切除，包括截骨（将肢体截除）和关节离断（从关节处分离）两种。

## 【症状体征】

（1）残端疼痛与肿胀：截肢后，残端可能会出现疼痛、肿胀等不适症状。

（2）残端感染、溃疡、坏死：截肢后，残端若护理不当，容易发生感染、溃疡甚至坏死等严重并发症。

（3）残端骨刺、神经瘤以及瘢痕：这些是截肢后残端常见的病理改变，可能导致患者持续的不适或疼痛。

（4）相邻肢体活动障碍：截肢后，相邻肢体可能出现活动障碍，如关节活动受限、肌力下降等。

（5）体重快速增加：截肢后，患者运动量突然减少，可能导致体重快速增加，进而引发全身性肌力下降、体力减弱等问题。

（6）肢体缺如：截肢后最明显的体征就是肢体缺如，即被截除的肢体部分不再存在。

（7）局部压痛：在残端触摸时，患者可能会感到明显的压痛。

## 【护理】

### 一、护理问题

（1）自我形象紊乱：与肢体缺失有关。

（2）舒适度的改变：与残端疼痛、肿胀有关。

（3）生活自理能力下降：与肢体缺失所致的自理能力下降有关。

（4）相关知识缺乏：与缺失功能锻炼、扶拐及装配假肢缺乏知识有关。

（5）潜在并发症：残端大出血、残肢畸形、跌倒。

### 二、护理措施

1.心理护理

因人而异、因地制宜地制订一套康复训练计划，让患者感受到周围的爱心和社会温暖，鼓起生活的勇气，树立信心。

2.装配假肢前期的康复护理

（1）保持合理的残肢体位：下肢功能位是髋、膝关节伸展，如小腿截肢的患者避免在膝下垫枕，大腿截肢者避免在两腿中间夹枕等。

（2）术后即装临时假肢：在截肢1周后，不等疼痛消除或切口愈合，开始安装临时假肢，这对残肢定型、早期离床功能训练、减少残肢痛、防止肌肉萎缩和关节挛缩等有积极作用。

（3）残肢的皱缩和定型：包扎时从远端向近端包扎，远端紧、近端松，以不影响远端血液循环为宜。保持每4 h重新包扎一次，夜间也不解掉绷带。

（4）残肢训练：包括关节活动度训练和增强肌力训练两方面。

（5）躯干肌训练。

（6）残端卫生：残端皮肤应经常保持清洁和干燥，注意勿擦伤皮肤，预防水疱，防止真菌、细菌感染。

（7）残肢脱敏：通过残端在不同的表面负重和按摩、拍打等方法消除残端痛觉过敏，使残肢能适应外界的触摸和压力，为安装假肢的接受腔作准备。

（8）平衡训练：对于下肢截肢者，需进行坐位平衡、跪位平衡、佩戴假肢后站立位平衡训练。

（9）日常生活活动能力训练：根据单侧利手截肢、单侧非利手截肢、双上肢截肢、下肢截肢的不同特点选择不同的作业治疗方法。

3.假肢佩戴后的康复护理

（1）穿脱假肢的训练。

（2）使用假肢的训练。

（3）站立位平衡训练：佩戴假肢后，先进行站立平衡训练，为步行训练奠定基础。

4.残肢痛的康复护理

（1）心理治疗是预防残肢痛的有效方法，可进行心理支持技术、放松技术、催眠术等。

（2）对疼痛病史较长者，可采用经皮神经电刺激、超声波、热敷、离子导入、蜡疗等物理治疗。

（3）对顽固性疼痛，可行神经阻滞治疗、神经毁损手术治疗。

（4）早期装配假肢，对残肢间歇性加压刺激，患肢和健肢同时尽力做双侧操练能缓解症状。

（5）对残肢痛必要时可联合使用三环类抗抑郁药阿米替林片和抗癫痫药。

5.佩戴假肢后的残肢护理

每次佩戴假肢训练尽量不超过1 h，训练后脱下假肢，需注意观察残肢情况，有无皮肤磨损、颜色变化、感觉改变等。训练后需做好患肢的卫生清洁工作，保持残端干燥、清洁。

## 【健康教育】

（1）保持适当体重。

（2）需持续进行肌肉力量训练。

（3）防止残肢肿胀和脂肪沉积。

（4）保持残肢皮肤清洁。

（5）假肢需定期保养。

（6）注意安全训练中避免跌倒等意外事件的发生。

# 第六节　冠状动脉粥样硬化性心脏病康复护理

## 【概述】

冠状动脉粥样硬化性心脏病（coronary heart disease）指冠状动脉发生粥样硬化，使血管腔狭窄或闭塞，导致心肌缺血缺氧或坏死而引起的心脏病，简称冠心病。冠心病是中老年人的常见病、多发病，部分患者可无临床症状，有症状者主要表现为胸闷、胸痛、心悸、呼吸困难等。冠心病患者应长期服药治疗。冠心病是动脉粥样硬化导致器官病变的最常见类型，近年来发病呈年轻化趋势，已成为威胁人类健康的主要疾病之一。

## 【症状体征】

（1）心绞痛：患者面色苍白、出冷汗、心率增快、血压升高。心尖部听诊有时出现"奔马律"，可有暂时性心尖部收缩期杂音。

（2）心肌梗死：持续性胸骨后剧烈疼痛，发热，甚至心律失常、休克、心力衰竭。心率多增快，也可减慢，心律不齐；心尖部第一心音减弱，可闻及"奔马律"。

## 【护理】

### 一、护理问题

（1）舒适的改变：疼痛，与心肌缺血有关。

（2）活动无耐力：与机体氧利用能力减退、全身运动耐力下降有关。

（3）焦虑：与疾病给患者带来较大痛苦，影响生活质量、担心疾病预后有关。

### 二、护理措施

1. Ⅰ期康复护理措施

指导患者及家属床上活动、呼吸训练、坐位训练、步行训练，上楼，保持大便通畅。给予心理护理，减轻焦虑和恐惧感。

2.Ⅱ期康复护理措施

室内外散步，医疗体操，气功（以静功为主），家庭卫生，厨房活动，园艺活动或在邻近区域购物，作业治疗。

3.Ⅲ期康复护理措施

（1）运动方式：最常用的方式包括步行、登山、游泳、骑车、循环抗阻训练、力量训练、柔韧性训练、作业训练、平衡训练、医疗体操、中国传统形式的拳操等。

（2）运动形式：可以分为间断性和连续性运动。间断性运动指基本训练期有若干次高峰靶强度，高峰强度之间强度降低。其优点是可以获得较强的运动刺激，同时时间较短，不至于引起不可逆的病理性改变。主要缺点是需要不断调节运动强度，操作比较麻烦。连续性运动指训练的靶强度持续不变，这是传统的操作方式，主要优点是简便，患者相对比较容易适应。

（3）运动量：要达到一定的阈值才能产生训练效应。基本要素为运动的强度、时间和频率，合理的每周总运动量为700～2 000 cal（相当于步行10～32 km）。合适运动量的主要标志：运动时稍出汗，轻度呼吸加快但不影响对话，早晨起床时感舒适，无持续的疲劳感和其他不适感。

（4）运动注意事项有如下几点：①制订的运动处方安全有效，选择适当的运动形式，避免竞技性运动。②只在感觉良好时运动，感冒或发热症状和体征消失9 d以上再恢复运动。③注意周围环境因素对运动反应的影响，包括寒冷和炎热气候要相对降低运动量和运动强度，避免在阳光下和炎热气温时剧烈运动，穿戴宽松、舒适、透气的衣服和鞋，上坡时要减慢速度。④饭后不做剧烈运动。⑤患者需要理解个人能力的限制，定期检查和修正运动处方，避免过度训练。⑥药物治疗发生变化时，要注意相应调整运动方案。⑦参加训练前应该进行尽可能充分的身体检查。对于参加剧烈运动者尽可能要先进行心电运动试验。⑧警惕症状，运动时如发现心绞痛或其他症状，应停止运动，及时就医。⑨训练必须持之以恒，如间隔4～7 d以上，再开始运动时宜稍降低强度。⑩每次训练都应包括准备活动、训练活动和结束活动。

## 【健康教育】

（1）指导患者正确认识冠心病的各种危险因素，积极预防高血压、高血脂、糖尿病；

（2）控制体重，均衡饮食，养成良好的饮食习惯，戒烟、戒酒；

（3）合理安排生活、学习和工作；

（4）适当运动，不仅可增进患者对疾病的了解，减轻其焦虑程度，改善其在治疗中的配合程度而且可消除患者紧张情绪，以积极乐观的态度对待周围事物；

（5）定期体检；

（6）对于冠心病患者要严密监测病情的发展，积极进行康复治疗。

# 第五章  神经内科护理

## 第一节  脑梗死护理

【概述】

脑梗死（cerebral infarct）又称为缺血性卒中，是指各种原因所致脑部血液供应障碍，导致局部脑组织缺血、缺氧性坏死，而出现相应神经功能缺损的一类临床综合征。临床最常见类型为脑血栓形成和脑栓塞。

脑血栓形成即动脉粥样硬化性血栓性脑梗死。是在脑动脉粥样硬化等动脉壁硬化病变的基础上，脑动脉主干或分支管腔狭窄、闭塞或形成血栓，造成该动脉供血区局部脑组织血流中断而发生缺血、缺氧性坏死，引起偏瘫失语等相应的神经症状和体征。

脑栓塞是指血液中的各种栓子随血流进入颅内动脉系统，导致血管腔急性闭塞，引起相应供血区脑组织缺血性坏死，出现局灶性神经功能缺损的症状和体征。

【症状体征】

（1）安静或休息状态发病，部分患者发病前有肢体麻木、无力等前驱症状或TIA发作。

（2）起病缓慢，症状多在发病后10 h或1～2 d达高峰。

（3）以偏瘫、失语、偏身感觉障碍和共济失调等局灶定位症状为主。

（4）部分患者可有头痛、呕吐、意识障碍等全脑症状。

【护理】

### 一、护理问题

（1）躯体移动障碍：与运动中枢损害致肢体瘫痪有关；

（2）语言沟通障碍：与语言中枢损害有关；

（3）吞咽障碍：与意识障碍或延髓麻痹有关；

（4）有失用综合征的危险：与意识障碍、偏瘫所致长期卧床有关；

（5）焦虑/抑郁：与瘫痪、失语、缺少社会支持及担心疾病预后有关；

（6）知识缺乏：缺乏疾病治疗、护理、康复和预防复发的相关知识。

## 二、护理措施

（1）饮食护理：饮食宜清淡，食富含营养、维生素的食物，多饮水，保持大便通畅。忌辛辣等刺激性食物，减少食物中脂肪、胆固醇的含量，禁动物内脏、肥肉、动物油等，戒烟、戒酒。

（2）生活护理：做好患者的生活护理，使患者舒适，保持大小便通畅。

（3）按医嘱正确给药。观察用药反应，告知不良反应。如抗凝药物、甘露醇等，见一般护理。

（4）血压管理：脑梗死24 h内血压升高应谨慎处理，当血压持续升高，收缩压≥200 mmHg或舒张压≥110 mmHg应告知医生，给予降压处理，严密观察血压情况。

（5）血糖管理：血糖超过10 mmol/L，血糖低于3.3 mmol/L时应通知医生，遵医嘱给予处理。

（6）躯体活动障：患者意识清醒，生命体征平稳，病情不再发展后48 h即可进行早期康复干预，保证患者安全，如防止跌倒或坠床，告知预防跌倒、坠床的相关措施。

（7）语言沟通障碍：根据患者的失语类型协助制定交流方式及康复锻炼。

（8）吞咽障碍：给予动态吞咽功能的评估，指导选择合适的食物、进食器具、进食体位，必要时留置胃管，以提供必需的营养供给，避免误吸、窒息的发生。

（9）心理护理：关心、尊重患者，鼓励其表达自己的感受，避免任何刺激和伤害患者的言行，多与患者和家属沟通，耐心解答患者和家属提出的问题，消除患者思想顾虑。鼓励患者和家属主动参与治疗、护理活动。

（10）并发症的观察与处理：①颅内压增高及脑疝，脑梗死后3~5 d为脑水肿的高峰期，患者可表现为头痛、恶心、呕吐，视神经盘水肿。应密切观察患者的生命体征及神经系统体征，关注有无颅内压增高及脑疝的发生。②下肢深静脉血栓形成，观察下肢有无水肿，有无疼痛，必要时遵医嘱使用下肢加压气泵或皮下注射抗凝药预防DVT。

（11）溶栓患者护理见溶栓护理。

## 【健康教育】

（1）讲解疾病相关知识，关心尊重患者，保持患者稳定情绪。

（2）可做一些力所能及的工作，禁止体力劳动。如有瘫痪，应协助每2小时翻身一次。

（3）血压过高的患者应系统服用降压药，并监测血压。遵医嘱定期到神经内科门诊复诊。

（4）疾病后3个月内是肢体功能恢复的最佳时期，锻炼方法：按摩、捏、揉，活动瘫痪肌肉关节。

# 第二节　蛛网膜下腔出血护理

## 【概述】

蛛网膜下腔出血（subarachnoid hemorrhage）：多种病因致脑底部或脑表面血管破裂，血液流入蛛网膜下腔引起的一种临床综合征，又称原发性蛛网膜下腔出血。脑实质和脑室出血、硬膜外或硬膜下血管破裂血液流入蛛网膜下腔者，称为继发性蛛网膜下腔出血。

## 【症状体征】

发病突然，往往在数分钟至数小时内发展至高峰。血压明显升高、头痛、头晕、呕吐、偏瘫、失语、意识障碍，大小便失禁等。

## 【护理】

### 一、护理问题

（1）疼痛：头痛，与脑水肿、颅内高压血液刺激脑膜或继发性脑血管痉挛有关。

（2）潜在并发症：再出血。

（3）自理缺陷：与长期卧床（医源性限制）有关。

（4）恐惧：与剧烈头痛、担心再出血和疾病预后有关。

## 二、护理措施

（1）体位与休息：①绝对卧床休息4～6周，颅内压增高患者抬高床头15°～30°，以利于颅内静脉回流，保持头颈部不屈曲或髋部不大于90°，同时头无显著旋转。②清醒患者在改变体位动作应轻柔，并告知患者勿头部过度活动的重要性。③意识障碍患者翻身时应注意保持头、颈、躯干在同一水平线上，避免颈部扭曲导致脑干移位，造成脑干功能衰竭，出现呼吸抑制或引起心率或呼吸功能的急剧变化，造成患者死亡。

（2）防止一切使颅内压增高的因素，保持大便通畅，避免剧烈咳嗽、打喷嚏，情绪激动等。

（3）用药护理：遵医嘱准确及时地使用脱水剂及缓解脑血管痉挛药物，正确安排输液顺序，保证静脉通畅，记录24 h出入量，保持出入量、水、电解质平衡。

（4）心理支持：告知患者引起头痛原因，引导减轻头痛，必要时给予脱水、止痛药物，头痛护理详见常见症状护理。

（5）协助做好日常生活护理，减少感染的概率。

（6）提供疾病相关知识，使患者保持良好心态，积极配合治疗。

（7）密切观察病情变化，减少并发症的发生。

## 【健康教育】

（1）绝对卧床休息4～6周，避免诱因，6周后可在床上由卧位到坐位，逐步到地下活动，并进行循序渐进、持之以恒的肢体功能锻炼。

（2）指导患者培养自我控制情绪的能力。保持情绪稳定，防止血压升高引起再次出血。

（3）多食清淡、高蛋白、富含维生素的食物，保持大便通畅，避免用力排便，严防再出血。

（4）出院后生活起居要有规律，保证充足的睡眠，避免剧烈活动和重体力劳动。

（5）按照医嘱定时服药，定期门诊复查，如有不适及时就诊。

# 第三节　烟雾病护理

## 【概述】

烟雾病（moyamoya disease）又名脑底异常血管网症，是颈内动脉虹吸部及大脑前、中动脉起始部严重狭窄或闭塞，软脑膜动脉、穿通动脉等小血管代偿增生形成脑底异常血管网为特征的一种脑血管疾病。因脑血管造影时呈现脑底密集成堆的小血管，酷似烟雾，故名烟雾病。

## 【症状体征】

烟雾病发病以儿童及青年为多见，常见的临床表现有：TIA、脑卒中、头痛、癫痫发作和智力减退等。可分为缺血型和出血型两种症状，不同年龄发病的临床表现不同。成年患者常表现为出血性卒中，如脑室出血、SAH、脑内出血。

## 【护理】

### 一、护理问题

（1）头痛：与神经病理性疼痛有关。

（2）潜在并发症：出血、癫痫发作、脑疝。

### 二、护理措施

（1）密切观察神志、瞳孔、生命体征及头痛的情况，如有异常及时告知医生处理。

（2）药物护理：严密观察药物的作用及副作用。癫痫发作者应给予抗癫痫药物。

（3）脑出血后患者应卧床休息，避免不良刺激，防止再次出血。

（4）观察脑梗死患者言语、肢体活动情况，感觉障碍的患者注意防止烫伤和冻伤。

（5）发作频繁、颅内动脉狭窄严重或闭塞者可行血管重建手术治疗。

## 【健康教育】

（1）卧床休息和瘫痪肢体的功能锻炼。

（2）加强营养，给予高蛋白质、高维生素饮食。

（3）脑出血者，避免用力咳嗽、喷嚏和屏气、排便等增加胸腔、腹腔压力的动作。

# 第四节　癫痫护理

## 【概述】

癫痫（epilepsy）是多种原因导致的脑部神经元高度同步化异常放电所致的临床综合征。异常放电神经元的位置不同及异常放电波及的范围差异，导致患者的发作形式不一，可表现为感觉、运动、意识、精神、行为、自主神经功能障碍或兼有之。

临床上每次发作或每种发作的过程称为痫性发作（seizure）。

癫痫持续状态（status epilepticus）是指癫痫发作后意识尚未完全恢复又频繁再发，或癫痫发作持续30 min以上不能自行停止。

## 【症状体征】

1.癫痫发作的共同特征

发作性、暂时性、重复性、刻板性。

2.临床症状体征

痫癫发作类型不同，临床症状体征也不同。

1）全面性发作

脑电图提示，发作起源于双侧脑部，初期有意识丧失。

（1）全身强直—阵挛发作（大发作）：意识丧失、双侧强直后出现痉挛，为主要临床特征，可以分为：强直期、阵挛期、发作后期。

（2）失神发作（小发作）：突然短暂的意识丧失和正在进行的动作中断。双眼茫然凝视，呼之不应，可伴简单自动性动作，发作后立即清醒，无明显不适，可继续先前活动。醒后不能回忆。

2）部分性发作

（1）单纯部分性发作：一般不超过1 min，发作起始与结束较突然，无意识障碍。包括四种类型：部分运动性发作、部分感觉性发作、自主神经性发作、精神性发作。

（2）复杂部分性发作（精神运动性发作），病灶在颞叶，故又称颞叶癫痫。包括：①仅表现为意识障碍（主要表现为意识模糊）；②表现为意识障碍和自动症（经典发作从先兆开始，上腹部异常感觉最常见，通常发作1～3 min，自动症意识模糊状态下出现协调性的和适应性的无意识活动，均在意识障碍基础上伴有遗忘，表现为反复咂嘴、咀嚼、摸索等）；③表现为意识障碍与运动症状（常在睡眠中发生，可能与放电扩散较快有关，表现局灶性或不对称强直，如击剑样动作）、部分性发作继发全面性发作。

## 【护理】

### 一、护理问题

（1）痫性发作：与神经元的异常放电有关。

（2）有窒息的危险：与癫痫发作时意识丧失、喉痉挛、口腔、气道分泌物增多有关。

（3）有受伤的危险：与癫痫发作时意识丧失、判断力丧失有关。

（4）知识缺乏：缺乏对疾病的正确认识及护理注意事项。

（5）气体交换受损：与癫痫持续状态、喉头痉挛所致呼吸困难或肺部感染有关。

（6）潜在并发症：脑水肿、水电解质酸碱平衡失调、感染等。

### 二、护理措施

（1）发作期安全护理：保持室内光线柔和无刺激，加床挡，旁边不放置危险物品（热水瓶、玻璃杯），防止意外的发生。

（2）发作期的安全护理：告知患者及陪伴者有先兆、有前驱症状时应立即平卧；活动状态发作时，陪伴者应立即将患者平卧，防止外伤，勿用力按压患者抽搐肢体，躁动的患者应专人守护，加用保护性床挡。

（3）保持呼吸道通畅，头偏一侧，取下活动性义齿，及时清除口腔和鼻腔分泌物，立即放置压舌板，备吸痰用物。

（4）用药护理，遵医嘱应用抗癫痫药物。观察药物效果及有无呼吸抑制等不良反应。长期规律服药，在医生指导下增减剂量及停药。

（5）密切观察生命体征及意识、瞳孔变化（见观察瞳孔相关内容），记录发作的症状、频率与持续时间，观察发作停止后患者意识完全恢复的时间，有无头痛、疲乏及行为异常的情况。

（6）心理护理：仔细观察患者心理反应，鼓励表达自己的感受，指导患者采取积极的应对方式，配合长期药物治疗。

## 【健康教育】

（1）疾病知识指导：说出癫痫发生时的表现、用药和自我护理的方法。指导患者了解过度疲劳、便秘、停药、睡眠不足和情感冲动等诱发因素，养成良好的生活习惯，注意劳逸结合。

（2）用药指导及病情监测：告知长期服药者在医生的指导下停药，不宜自行停药或减量。坚持按期复查，每3个月到半年复查1次。

（3）安全护理：不应登高、游泳、驾驶车船及航空器等。

（4）发生以下情况时，能及时就诊：癫痫发作；症状控制不理想或出现发热、皮疹等。

# 第五节　重症肌无力护理

## 【概述】

重症肌无力（myasthenia grais）是一种神经—肌肉接头传递功能障碍的获得性自身免疫性疾病。

## 【症状体征】

（1）受累骨骼肌病态疲劳：肌肉连续收缩后出现严重无力甚至瘫痪，休息后症状可减轻。肌无力于下午或傍晚劳累后加重，晨起或休息后减轻，称之为"晨轻暮重"。

（2）受累肌的分布和表现：全身骨骼肌均可受累，多为脑神经支配的肌肉最先受累。肌无力常从一组肌肉开始，范围逐步扩大。首发症状常为一侧或双侧眼外肌麻痹，如：上睑下垂、斜视和复视等。

（3）重症肌无力危象：指呼吸机受累出现咳嗽无力甚至呼吸困难，是致死的主要原因。

（4）胆碱酯酶抑制剂治疗有效：这是重症肌无力一个重要的临床特征。

（5）病程特点：起病隐匿，整个病程有波动，缓解与复发交替。晚期患者休息后不能完全恢复。

## 【护理】

### 一、护理问题

（1）自理缺陷：与全身肌无力致运动、语言障碍有关。

（2）潜在并发症：重症肌无力危象。

### 二、护理措施

**1.生活护理**

指导患者充分休息、活动宜选择清晨、休息后或肌无力较轻时进行，并应自我调节活动量，以不感到疲劳为原则。评估患者日常生活自理能力，症状明显时，协助患者进行生活护理。

**2.有效沟通**

鼓励患者采取有效方式向医护人员和家属表达自己的需求，耐心倾听患者的表达。

**3.病情观察**

密切观察病情，注意呼吸频率、节律、深度的改变，观察有无呼吸困难加重、发绀、咳嗽无力、腹痛。留意瞳孔变化、出汗、唾液或喉头分泌物增多等现象，避免感染、外伤和过度紧张等诱发肌无力危象的因素。

**4.症状护理**

鼓励患者咳嗽和深呼吸，抬高床头（30°～45°）、及时咳痰，清除口腔和鼻腔的分泌物，遵医嘱给予氧气吸入。备好新斯的明、人工呼吸机等抢救药物和器材，尽快解除危象，必要时配合行气管插管、气管切开术和人工辅助呼吸。

**5.及早发现肌无力危象**

注意观察患者有无眼外肌麻痹，非对称的上眼睑下垂，复视，斜视，眼球运动受限，眼球固定；延髓肌受累时导致饮水呛咳，吞咽困难，声音嘶哑或讲话困难；面肌受累，面部皱纹减少，表情困难，闭眼和示齿无力；咀嚼肌受累咀嚼困难；颈肌受累时抬头困难；呼吸肌受累时出现咳嗽无力，呼吸困难；肢体受累时肢体无力，如出现上述症状及时告知医生，及时处理。

6.用药护理

告知患者常用药物的服用方法、不良反应与用药注意事项，避免因用药不当而诱发肌无力危象和胆碱能危象。

（1）新斯的明试验：新斯的明针剂1~2 mg肌肉注射，可同时肌肉注射阿托品0.5 mg对抗副作用，20 min后观察肌无力症状明显减轻为阳性，可持续2 h。

（2）抗胆碱酯酶药物：抗胆碱酯酶药（如溴吡斯的明），必须按时服用，一般饭前15~30 min服用，以改善患者吞咽功能，减少误吸发生。注意有无毒覃碱样副作用，如腹痛、腹泻、恶心、呕吐、流涎、支气管分泌物增多、流泪、瞳孔缩小、出汗如出现及时告知医生。

（3）注意皮质类固醇药物的副作用：观察口腔黏膜情况，保持口腔清洁，以免口腔霉菌感染。注意大便颜色，可能会出现应激性溃疡，根据血钾情况，注意钾的补充，遵医嘱监测患者血糖，警惕发生激素性糖尿病。

（4）免疫抑制剂：用药期间注意肝肾功能及血象的变化，若白细胞计数低于$4 \times 10^9 / 1$，应及时通知医生，遵医嘱停药。

（5）免疫球蛋白治疗（如丙种免疫球蛋白）：开始滴注速度为1.0 mL/min（约20滴/min），持续10 min后无头痛、心慌、恶心等不良反应时可逐渐加快速度，最快滴注速度不超过3.0 mL/min（约60滴/min）。

（6）注意用药禁忌：避免应用可能使肌无力症状加重甚至诱发危象的药物，如氨基糖苷类抗生素、奎宁、普鲁卡因胺、氯丙嗪和各种肌肉松弛剂，如：氨酰胆碱、琥珀胆碱及镇静剂。

## 【健康教育】

（1）饮食指导：指导患者进食高蛋白、高维生素、高热量、富含钾、钙的饮食，避免进食干硬或粗糙食物，进餐时尽量取坐位，进餐前充分休息或在服药15~30 min后（溴新斯的明）进餐。

（2）活动与休息：患者应建立健康的生活方式，生活有规律，保证充分休息和充足睡眠，尽量少去公共场所，预防受凉及呼吸道感染。

（3）预防并发症：①预防误吸或窒息，指导患者掌握正确的进食方法，不能强行服药和进食，以免导致窒息或吸入性肺炎。②预防营养失调，了解吞咽情况和进食能力，记录每天进食量，发现患者摄入明显减少、体重减轻或消瘦、精神不振、皮肤弹性减退等营养低下表现时，应及时就诊。③预防重症肌无力危象，遵医嘱正确服用抗胆碱酯酶药，避免漏服，自行停服和更改药量，防止因用药不足或过量导致危象发生。

（4）照顾者指导：家属应该理解和关心患者，给予精神支持和生活照顾；及时发现病情变化，当患者出现肌无力症状加重、呼吸困难、恶心、呕吐等症状时，应立即就诊。

# 第六节　低颅压性头痛护理

## 【概述】

低颅压性头痛（intracranial hypotension headache）是脑脊液压力降低（$<60 \text{ mmH}_2\text{O}$）导致的头痛，多为体位性。患者常在直立15 min内出现头痛或头痛明显加剧，卧位后头痛缓解或消失。

## 【症状体征】

（1）头痛以双侧枕部或额部多见，也可为颞部或全头痛，但很少为单侧头痛，呈轻—中度钝痛或搏动样疼痛。

（2）头痛与体位有明显关系，立位时出现或加重，卧位时减轻或消失，头痛多在变换体位15～30 min内出现。

（3）可伴有后颈部疼痛或僵硬、恶心、呕吐、眩晕、耳鸣、视物模糊等。

## 【护理】

### 一、护理问题

疼痛：头痛，与脑脊液压力降低有关。

### 二、护理措施

（1）休息与体位：嘱患者卧床休息（平卧或头低脚高位），避免长期直立，以免加重头痛。

（2）饮食指导：大量饮水5 000 mL/d，多吃蔬菜、水果、豆制品。

（3）指导减轻头痛的方法：如指导患者缓慢深呼吸，听轻音乐、按摩等。

（4）心理疏导：消除精神紧张，减轻心理压力。多与患者沟通，让患者了解病情，讲解与疾病相关的知识。

## 【健康教育】

（1）保持平和的心态，生活有规律，适当锻炼。

（2）止痛药物不可过多服用，避免药物依赖性。如有不适及时就医。

# 第六章　内分泌科护理

## 第一节　糖尿病护理

### 【概述】

糖尿病（diabetes mellitus）是一种全身慢性代谢性疾病。由于胰岛素分泌绝对或相对不足，导致糖代谢紊乱，使血糖升高而出现尿糖，引起糖、蛋白质、脂肪和继发水、电解质代谢紊乱。

### 【症状体征】

1.常见症状

（1）多尿、多饮、多食和体重减轻。

（2）皮肤瘙痒。

（3）其他症状：月经失调、视力模糊等；腹泻、便秘交替进行，与自主神经功能紊乱有关。

2.急性并发症

糖尿病酮症酸中毒（DKA）及昏迷、糖尿病非酮症性高渗性昏迷、糖尿病乳酸酸中毒。

3.慢性并发症

（1）大血管病变：冠状动脉粥样硬化、缺血性或出血性脑血管疾病。

（2）微血管病变：糖尿病肾病、糖尿病视网膜病变。

（3）神经病变：以多发性周围神经病变最常见。

（4）感染。

（5）糖尿病足。

## 【护理】

### 一、护理问题

（1）血糖高：与糖尿病有关。

（2）营养失调：低于机体需要量。

（3）有发生低血糖的危险：与使用降糖药物、摄入不足有关。

（4）潜在并发症：酮症酸中毒、低血糖、高渗性昏迷等。

（5）知识缺乏：缺乏有关糖尿病自我管理的知识。

### 二、护理措施

（1）基础护理。①生活规律：患者应保持规律的生活习惯，按时作息，避免熬夜。②环境舒适：为患者提供安静舒适的环境，有利于休息和恢复。③皮肤护理：保持皮肤清洁干燥，避免骨骼突出部位碰伤或引起压疮。④监测生命体征：定时测量身高、体重、血压、体温、脉搏、呼吸等生命体征并记录，以了解病情变化。

（2）饮食护理：①控制每日摄入食物提供的总热量，以达到或维持理想体重为准。②平衡膳食，选择低热量、多样化的食物。③限制脂肪、适量优质蛋白质。④放宽对主食类食品的食物的限制，减少或禁食单糖及双糖的食物。⑤增加膳食纤维摄入；增加丰富的维生素、矿物质；多饮水，限制饮酒；坚持少量多餐，定时定量进餐。

（3）适当参加运动，以有氧运动为主，不宜过度疲劳。

（4）做好足部及皮肤护理，每天用温水泡脚，经常洗澡，促进血液循环。勤换内衣，保持皮肤清洁，避免皮肤感染。

（5）药物的指导：按照药物的服药方法服用各类药物，同时注意各类药物的副作用及禁忌证，定时监测血糖，以防低血糖的发生。

（6）根据患者病情，遵医嘱按时监测血糖。

（7）遵医嘱记录出入量。

## 【健康教育】

（1）介绍糖尿病患者饮食及运动控制的意义，教会患者掌握药物的注意事项和正确使用胰岛素，向患者介绍低血糖的处理等。

（2）患者随身携带卡片，注明姓名、住址、病名，发生意外时便于抢救。

（3）注意个人卫生，经常洗澡，切勿受凉，生活要规律，防止感染，保持精神愉快。

（4）定期门诊复诊。

# 第二节　低血糖护理

## 【概述】

低血糖（hypoglycemia）是一组多种病因引起的以静脉血浆葡萄糖浓度过低，临床上以交感神经兴奋和脑细胞缺糖为主要特点的综合征。一般以静脉血浆葡萄糖浓度低于2.8 mmol/L作为低血糖的标准。

## 【症状体征】

1.症状

（1）自主（交感）神经过度兴奋表现：出汗，饥饿，感觉异常，流涎，颤抖，心悸，紧张，焦虑，软弱无力，面色苍白，心率加快，四肢冰凉，收缩压轻度升高。

（2）脑功能障碍的表现：精神不集中，思维和语言迟钝，头晕嗜睡步态不稳，可有幻觉躁动易怒、行为异常等精神症状。

2.体征

（1）低血糖症状。

（2）发作时血糖低于2.8 mmol/L。

（3）供糖后低血糖症状迅速缓解。

## 【护理】

### 一、护理问题

（1）血糖低：与使用降糖药、摄入不足等有关。

（2）活动无耐力：与供需失调有关。

（3）有受伤的危险：与血糖低有关。

（4）潜在并发症：低血糖昏迷、心力衰竭、猝死、心律失常。

## 二、护理措施

怀疑低血糖时立即测定血糖水平，以明确诊断；无法测定血糖时暂按低血糖处理：

（1）意识清醒者，口服15～20g糖类食品（葡萄糖为佳）。

（2）意识障碍者，给予50％葡萄糖注射液20mL静推，每15min监测血糖一次。血糖≤3.9mmol/L，给予15g葡萄糖口服；血糖在3.9mmol/L以上，但距离下一次就餐时间在1h以上，给含淀粉或蛋白质食物；血糖仍≤3.0mmol/L，继续给予50％葡萄糖注射液60mL静推。

（3）低血糖已纠正：需了解发生低血糖的原因，调整用药。伴意识障碍者，还可放松短期内的血糖控制目标。注意低血糖症诱发的心、脑血管疾病。

## 【健康教育】

（1）严格控制饮食，定时定量，如果未能及时吃饭，应预先吃些饼干水果等食物。

（2）根据医生指示服药或注射胰岛素，切不可随意增加降糖药的剂量。

（3）胃口不佳进食少时适度减少药物剂量。

（4）外出活动随身携带糖果和饼干。

（5）最好保持每天运动时间和运动量基本不变，尽量安排在餐后1～2h运动，运动量加大时减少胰岛素用量（在医生的指导下），或运动前适当进食。

（6）外出随身携带糖尿病卡片，写明姓名、年龄、诊断、病情、急救方法、家庭住址、家人联系电话等。

（7）教会患者及家属掌握低血糖的症状以及自救方法。

# 第三节　矮小症护理

## 【概述】

矮小症（Dwarfism）目前临床上采用标准差法和身高百分位法来判断身材矮小，即疑为矮小患儿的身高，较同地区、同种族、同性别、同年龄身材正常儿童的身高平均值低两个标准差，或者身高小于该人群儿童身高的第3百分位，诊为身材矮小，也称为矮小症。

## 【症状体征】

1.症状

（1）生长速度减慢。

（2）身高低于同龄同性别均值2SD或身高在同龄同性别正常儿童第3百分位数以下。

2.体征

（1）身高低于同龄同性别均值2SD或身高在同龄同性别正常儿童第3百分位数以下。

（2）体格检查可出现双手通贯掌，内眦赘皮，腭弓高尖，颈蹼，低耳位，发际低。

## 【护理】

### 一、护理问题

（1）生长发育迟缓：与疾病、营养缺乏等有关。

（2）知识缺乏：缺乏有关矮小症的相关知识。

（3）应对无效：与身高增长缓慢有关。

（4）焦虑：与担心疾病造成个矮有关。

### 二、护理措施

（1）每日测量生命体征，注意患儿有无其他异常。

（2）充足均衡的营养，做到合理的膳食平衡。

（3）适当活动，保证患儿的安全，24 h家长陪护。

（4）遵医嘱准确用药，严密观察患者的病情变化，尤其是实验药物的副作用，保证实验顺利正常进行。

（5）心理护理，关心体贴患儿，态度和蔼，使患儿情绪稳定，能配合治疗。为患者及家属做好各项操作的解释工作，安抚患者及家属，减轻患者及家属的焦虑。

## 【健康教育】

（1）告知患儿的家长，营造和谐的家庭环境，使患儿保持愉快的心情。

（2）参加体育活动，体育运动方式主要是牵伸运动（跳绳、打篮球、游泳、跑步、登楼梯、立定摸高等）。

（3）保证充足的睡眠。

（4）均衡营养的摄入，每天要摄入足够的热能和各种营养素，包括蛋白质、脂肪、碳水化合物、膳食纤维、维生素、无机盐和水。

（5）防治各种慢性疾病。

# 第四节　甲状腺危象护理

## 【概述】

甲状腺危象（Thyroid crisis）是甲状腺功能亢进症在某些应激因素作用下，导致病情突然恶化，全身代谢机能严重紊乱，危及患者生命安全的严重表现，是甲状腺毒症急性加重的综合征。

## 【症状体征】

（1）先兆症状：原有甲亢症状加重，发热39 ℃，脉率120～140次/min，厌食、恶心、大便频数、多汗、烦躁不安或嗜睡。

（2）危象症状：先兆症状进一步加重，体温可达40 ℃，脉率160～200次/min，常伴有心房颤动、严重呕吐、腹泻、大汗淋漓、严重脱水、极度烦躁、谵妄、昏迷。

## 【护理】

### 一、护理问题

（1）体温过高：与机体感染及体温调节中枢受损有关。

（2）体液不足：与多汗、呕吐、腹泻有关。

（3）心律失常：心动过速，与甲亢性心脏病有关。

（4）营养失调：低于机体需要量，与基础代谢率增高导致代谢需求大于摄入有关。

（5）潜在并发症：心力衰竭，与甲亢性心脏病有关。

### 二、护理措施

（1）密切观察神志、体温、脉搏、呼吸、血压，详细记录出入量。

（2）一旦发现异常情况应立即报告医师，对有精神症状，如躁动、谵妄或昏迷的患者，要注意安全，防止意外事故的发生。

（3）对心率常达160次/min以上，出现心律失常，心力衰竭者，予以吸氧，取半卧位，注意输液速度不超过30滴/min。对体温升高达39 ℃以上，进行物理降温，及时补液。腹泻严重者应注意肛周护理。

（4）保持静脉输液通畅，抢救药品及时输入，使用多种维生素及液体入量的补充。

（5）治疗并发症，防止感染，保持皮肤、床单元的清洁，卧床患者勤翻身，防止压疮发生。对放胃管及留置尿管者需保持管道清洁通畅，定期消毒。

（6）饮食护理：给予禁碘饮食，嘱患者多饮水，给高热量、高蛋白、高糖及多种维生素饮食。

（7）服药指导：指导患者要按时按量在医生、护士的指导下服药，不能随意减药或停药或自行增加药量，而且服药的时间要长达1～2年，对自己所患的疾病要有信心和耐心。

## 【健康教育】

（1）出院后除坚持服药外，要定期到门诊复诊。

（2）稳定情绪，指导患者在工作中要进行自我调节、消除精神压力，保持情绪稳定，避免从事较为激烈的活动。

（3）减少心脏负担，合理安排日常生活、保证充足的休息和睡眠。

（4）对突眼患者，嘱其保护好角膜、结膜，睡前涂眼膏或眼药水，防止感染；外出时戴墨镜，避免阳光和风、沙、灰尘的污染刺激；指导患者每天做眼球运动，以改善眼肌功能。

# 第五节　库欣综合征护理

## 【概述】

库欣综合征（Cushing syndrome），是由各种病因引起肾上腺皮质分泌过量糖皮质激素（以皮质醇为主）所致病症的总称，其中以垂体促肾上腺皮质激素（ACTH）分泌亢进所引起者最为多见，称为Cushing病。

## 【症状体征】

（1）脂肪代谢障碍：典型的向心性肥胖，特征性的表现为：满月脸、水牛背、腹大隆起似球形、但四肢相对瘦小。

（2）患者皮肤菲薄而呈多血质面容，下腹两侧、大腿外侧突出可见紫红色条纹。

（3）糖代谢障碍：表现为血糖升高，糖耐量降低。

（4）电解质紊乱：大量皮质醇有潴钠排钾作用。患者表现为轻度水肿或低钾血症。

（5）心血管病变：高血压常见。

（6）感染：患者容易发生各种感染，肺部感染多见。

（7）性功能异常：女性患者大多出现月经减少、不规则或停经，多伴不孕。男性患者出现性欲减退、阴茎缩小、睾丸变软、男性性征改变等。

（8）精神障碍：患者易出现不同程度的激动、烦躁、失眠、抑郁、妄想等神经精神的改变。

## 【护理】

### 一、护理问题

（1）身体意象紊乱：与Cushing综合征引起身体外观改变有关。

（2）体液过多：与皮质醇增多引起水钠潴留有关。

（3）有感染的危险：与皮质醇增多导致机体免疫力下降有关。

（4）有受伤的危险：与代谢异常引起钙吸收障碍，导致骨质疏松有关。

### 二、护理措施

（1）注意休息，适当活动。平卧时可适当抬高双下肢，有利于静脉回流。

（2）饮食护理：进食低钠，高钾，高蛋白，低碳水化合物，低热量的食物，预防和控制水肿，鼓励患者进食柑橘类、枇杷、香蕉、南瓜等含钾高的食物。

（3）有神经精神症状时，多加安慰，尽量减少情绪波动。如失眠、烦躁明显者，可适当应用镇静剂。

（4）严密观察有无电解质紊乱，如出现恶心、呕吐、腹胀、乏力或心律失常等，可考虑有低钾低氯碱中毒，立即通知医生处理。

（5）如有广泛的骨质疏松和骨痛，一切操作均要轻柔，避免病理性骨折，必要时可睡硬板床。

（6）做好皮肤与口腔护理，保持皮肤清洁，避免皮肤擦伤和感染。注意保暖，防止呼吸道感染。

（7）病情监测：评估患者水肿情况，每天监测体重的变化，记录24 h出入量。

## 【健康教育】

（1）疾病知识指导：指导患者在日常生活中，要注意预防感染，皮肤保持清洁，防止外伤、骨折。

（2）指导患者正确地摄取营养平衡的饮食，给予低钠、高钾、高蛋白的食物。

（3）遵医嘱服用药，掌握用药疗效和不良反应的观察，不擅自减药或停药。

（4）教会患者自我护理措施，适当从事力所能及的活动，以增强患者的自信心和自尊感。

（5）定期门诊随访。

# 第六节　原发性醛固酮增多症护理

## 【概述】

原发性醛固酮增多症（Primary Aldosteronism，PA）是由于肾上腺皮质肿瘤或增生致醛固酮分泌增多，引起潴钠排钾，体液容量扩张而抑制了肾素-血管紧张素系统。

## 【症状体征】

（1）高血压。

（2）肾性表现：夜尿多、口渴、多饮，易继发尿路感染。

（3）心脏表现：①心电图呈低钾图形。②心律失常。

## 【护理】

### 一、护理问题

（1）高血压：与醛固酮增多致水钠潴留，机体反应有关。

（2）电解质平衡紊乱：与钾离子排泄增加、钠离子吸收增加有关。

（3）代谢性碱中毒：与醛固酮水平的增高致代谢紊乱有关。

（4）疲乏：与低钾血症引起四肢无力有关。

（5）有跌倒的危险：与四肢肌无力有关。

（6）潜在并发症：心律不齐、心室纤颤。

## 二、护理措施

（1）严密观察血压的变化，定时测量血压并做好记录。

（2）准确记录24 h尿量，并分别记录日尿与夜尿量，以观察日夜尿量之比。

（3）低血钾的护理：①血钾过低者应绝对卧床休息。②补充钾溶液时，严密掌握补钾原则，注意输液速度。

（4）采用低钠饮食。

（5）密切观察药物反应，及时报告医师。

（6）准确记录出入量，以防电解质紊乱。

（7）配合医生做好辅助检查的准备与护理。

## 【健康教育】

（1）患者好转出院时告知患者注意劳逸结合，消除精神负担。

（2）告知药物的作用、副作用及药物使用的注意事项，告知患者按时服药，定期门诊复查。

# 第七章 呼吸内科护理

## 第一节 肺炎护理

### 【概述】

肺炎（pneumonia）是指终末气道、肺泡和肺间质的炎症，可由病原微生物、理化因素、免疫损伤、过敏及药物等引起。细菌性肺炎是最常见的肺炎。

### 【症状体征】

（1）症状：典型表现为突然畏寒、发热、咳嗽、咳痰或胸闷胸痛。

（2）体征：胸部病变区叩诊呈浊音或实音，听诊可闻及湿啰音。胸部X线以肺泡浸润为主。

### 【护理】

#### 一、护理问题

（1）气体交换障碍：与肺部炎症、痰液黏稠等引起呼吸面积减少有关。

（2）体温过高：与肺部感染有关。

（3）清理呼吸道无效：与气道分泌物多、痰液黏稠、胸痛、咳嗽无力等有关。

（4）潜在并发症：感染性休克。

（5）疼痛：胸痛，与肺部炎症累及胸膜有关。

#### 二、护理措施

（1）休息与生活护理：卧床休息，限制活动，限制探视。

（2）饮食与补充水分：给予能够提供足够热量、蛋白质和维生素的流质或半流质饮食，鼓励患者多饮水，每天1~2 L。

（3）高热护理：密切观察体温变化，高热时可采取乙醇/温水擦浴，冰袋等措施物理降温（具体操作见《护理技术操作规范及风险防范流程》上册）；大汗时注意更换衣物；必要时遵医嘱用药。

（4）病情观察：监测并记录生命体征，观察痰液的颜色、气味、性质、量并记录。

（5）鼓励患者有效咳嗽（见COPD护理），给予叩背体疗，保持呼吸道通畅。

（6）用药护理：遵医嘱使用抗生素，观察疗效和不良反应。

（7）吸氧：给予高流量氧气吸入，维持$PaO_2 > 60$ mmHg，改善缺氧状况。

（8）如出现感染性休克应立即通知医生，并备好物品积极配合抢救。

## 【健康教育】

（1）避免诱因：避免受凉、淋雨、疲劳等，尤其对于年老体弱及免疫功能低下者。可注射流感和肺炎疫苗，产生免疫力。

（2）休息与活动：注意休息，劳逸结合，参加体育锻炼，避免受凉。

（3）加强易感人群的护理：对于意识障碍、慢性病、长期卧床者，应注意做好肺部及气道管理，有感染征象及时就诊。

（4）出院后护理：遵医嘱用药，指导观察复发症状，出现不适及时就诊。按时随诊。

# 第二节　胸腔积液护理

## 【概述】

胸膜腔是位于肺和胸壁之间的一个潜在腔隙。在正常情况下脏层胸膜和壁层胸膜表面有一层很薄的液体，在呼吸运动时起润滑作用。胸膜腔和其中的液体并非处于静止状态，在每一次呼吸周期中胸膜腔的形状和压力均有很大变化，使胸膜腔内液体持续滤出和吸收并处于动态平衡。各种因素使胸膜腔内液体形成过快或吸收过缓，即产生胸腔积液（pleural effusions，简称胸水）。

## 【症状体征】

1. 症状

呼吸困难、胸痛、干咳、发热。

2. 体征

干性及少量渗出性胸膜炎患者的腋侧下胸部常有恒定的胸膜摩擦音。渗出性胸膜炎患者的胸液量多时患侧呼吸运动度减弱，叩诊浊音，听诊呼吸音减低或消失。

## 【护理】

### 一、护理问题

（1）气体交换受损：与大量胸腔积液压迫使肺不能充分扩张，气体交换面积减少有关。

（2）体温过高：与细菌感染等因素有关。

（3）营养失调：低于机体需要量，与胸膜炎、胸腔积液引起高热，消耗状态有关。

（4）疼痛：胸痛，与胸膜摩擦或胸腔穿刺术有关。

### 二、护理措施

（1）给予舒适体位，抬高床头、半卧、患侧卧位。

（2）给予高蛋白、高热量、高维生素、清淡易消化的饮食，少量多餐。

（3）必要时给予吸氧，保持鼻导管通畅。

（4）鼓励患者有效咳嗽和深呼吸，保持呼吸道通畅。

（5）病情允许的情况下，鼓励患者下床活动，增加肺活量。

（6）胸腔抽液或引流的护理（见"胸腔闭式引流护理"）。

（7）遵医嘱给予抗结核和抗感染治疗。

（8）高热患者按高热护理。

## 【健康教育】

（1）疾病知识指导：向患者及家属讲解加强营养是胸腔积液治疗的重要组成部分，需要合理地配置饮食。进高热量、高蛋白，富含维生素的食物，增强机体抵抗力，指导患者合理安排休息与活动。逐渐增加活动量，避免过度劳累。

（2）用药指导及病情监测：向患者及家属解释病情特点及目前的病情，介绍所采用的治疗方法，强调坚持用药的重要性，不可自行停药，定期复查，遵守治疗方案，防止复发。

# 第三节　气胸护理

## 【概述】

气胸（pneumothorax）当气体进入胸膜腔造成积气状态时，称为气胸。发生气胸后，胸膜腔内负压可变成正压，致使静脉回心血流受阻，产生不同程度的心肺功能障碍。患者常突然感觉到患侧胸痛，因气体进入胸膜腔刺激末梢神经所致。气体进入胸膜腔后，会造成部分肺组织萎陷，导致呼吸不顺畅，进而表现为胸闷及呼吸困难。

## 【症状体征】

1.症状

胸痛、呼吸困难、咳嗽。

2.体征

典型体征有：患侧胸廓饱满、肋间隙增宽，呼吸动度减弱；触诊患侧呼吸运动减弱、触觉语颤减弱或消失、气管移位；叩诊呈鼓音、心脏浊音区叩不清、肺肝界叩不出；听诊患侧呼吸音减弱或消失。

## 【护理】

### 一、护理问题

（1）气体交换受损：与胸膜腔负压破坏及肺萎缩有关。

（2）低效性呼吸形态：与通气不足，疼痛及焦虑有关。

（3）心排血量减少：与纵隔偏离，静脉回流减少有关。

（4）疼痛：与组织损伤有关。

（5）潜在并发症：肺或胸腔感染。

## 二、护理措施

1.休息与卧位

急性自发性气胸患者应绝对卧床休息,避免用力、屏气等增加肺腔内压力的活动。

2.吸氧

保守治疗的患者应给予高流量吸氧。

3.病情观察

密切观察患者的呼吸频率、呼吸困难和缺氧的情况及治疗后的反应,治疗后患侧呼吸音的变化等。

4.心理支持

为患儿和家庭提供心理支持,帮助他们应对疾病带来的压力和恐惧。

5.排气治疗患者的护理

(1)术前准备:向患者简要说明排气疗法的目的、意义、过程及注意事项,以取得患者的配合。

(2)保证有效地引流:①确保引流装置安全,引流瓶应放置在低于患者胸部,液平面应低于引流管胸腔出口平面60 cm;②观察引流管通畅情况,密切观察引流管内水柱是否随呼吸上下波动及有无气体自水封瓶液面溢出;③防止胸腔引流管堵塞,根据病情定时挤压引流管;④防止意外,搬动患者时应双重紧闭,搬动过程中防止引流管滑脱、漏气或引流液反流。若胸腔引流管不慎滑出胸腔时,应嘱患者呼气,同时迅速用凡士林纱布及胶布封闭引流口,并立即通知医生进行处理。

(3)引流装置及伤口处理:严格执行无菌操作。

(4)肺功能锻炼:鼓励患者多进行深呼吸、咳嗽和吹气球练习。

(5)拔管护理:如引流管无气体溢出,且患者无呼吸困难等症状,1~2 d后夹闭引流管1 d,患者无气急、呼吸困难,X线示肺全部复张,可以拔出引流管。拔管后要注意观察有无胸闷、呼吸困难,切口处漏气、渗出、皮下气肿等,发现问题及时处理。

## 【健康教育】

(1)坚持肺部基础疾病的治疗。

（2）避免气胸诱发因素：避免抬举重物、剧烈咳嗽、屏气、用力排便等；

（3）注意劳逸结合，并在愈后一个月内，不进行剧烈运动，保持心情愉快，避免情绪波动，吸烟者应指导戒烟。

（4）病情监测指导：一旦患者出现突发性胸痛，随即感到胸闷气急时，可能为气胸复发，及时就医处理。

# 第四节 肺栓塞症护理

## 【概述】

肺栓塞（pulmonary embolism）是指各种栓子栓塞肺动脉系统时所引起的一组以肺循环和呼吸功能障碍为主要临床和病理生理特征的临床综合征。当栓子为血栓时，称为肺血栓栓塞症。

## 【症状体征】

1.症状

不明原因的呼吸困难，胸痛，晕厥，烦躁不安和濒死感，咯血，咳嗽。

2.体征

呼吸系统表现为呼吸急促、发绀；肺部可闻及哮鸣音或细湿啰音；循环系统可出现颈静脉充盈或异常搏动，严重时可出现血压下降甚至休克；发热，多为低热；深静脉血栓形成的表现，可伴有下肢肿胀，周径增粗，疼痛或压痛，皮肤色素沉着和行走后下肢易疲劳或肿胀加重。

## 【护理】

### 一、护理问题

1.气体交换受损：与肺血管阻塞，通气血流比例失调有关。

2.恐惧：与突发的呼吸困难，剧烈胸痛，担心预后不良有关。

3.潜在并发症：呼吸衰竭、出血、脑栓塞。

## 二、护理措施

**1.吸氧**

提高患者的氧饱和度。

**2.休息**

适当休息以减少氧消耗。

**3.病情观察**

包括呼吸状态、意识状态、循环状态、心电活动等。

**4.抗凝与血栓治疗的护理**

按医嘱及时正确给予抗凝及溶栓制剂，监测疗效及不良反应。

**5.消除再栓塞的危险**

（1）急性期：患者应绝对卧床休息，避免下肢过度屈曲，保持大便通畅，避免用力，以防止下肢血管内压力突然增高，使血栓再次脱落形成新的危险。

（2）恢复期：预防下肢血栓形成，下肢进行必要的活动，观察下肢静脉血栓形成的征象：测量双下肢周径（髌骨上缘以上15 cm处和髌骨下缘以下10 cm处，双侧相差＞1 cm有临床意义），观察有无皮肤颜色的改变；检查是否存在腓肠肌压痕（患者仰卧屈膝，足跟平置床上，检查者用手挤压腓肠肌，若有增厚、浸润或压疼，为阳性，是小腿肌肉静脉丛或下肢深静脉血栓形成的体征）。

## 【健康教育】

（1）防止血液淤滞：对于怀疑有PTE的患者，指导其避免可能增加静脉血流淤滞的行为，如长时间保持坐位，特别是架腿而坐；鼓励卧床患者进行床上肢体运动，病情允许下协助早期下床活动和走路；利用机械，如穿加压弹力袜等促进下肢静脉血液回流。

（2）降低血液黏稠度：适当增加液体摄入，防止血液浓缩，有高脂血症、糖尿病的患者应积极治疗原发病；易有血栓形成的患者，应指导其按医嘱使用抗凝制剂防止血栓形成。

（3）指导患者认识PTE的临床表现：长期卧床患者，出现一侧肢体疼痛，肿胀应注意发生深静脉血栓形成的可能，若患者出现胸痛、呼吸困难、咯血、咳痰等应注意PTE的可能，应及时就诊。

# 第五节 慢性肺源性心脏病护理

## 【概述】

慢性肺源性心脏病（Chronic Pulmonary heart disease）是由肺、胸廓或肺动脉的慢性病引起的肺组织结构和功能的异常，产生肺血管阻力增加，肺动脉压力增高，致使右心扩张、肥大，伴或不伴右心衰竭的心脏病。

## 【症状体征】

（1）肺、心功能代偿期（包括缓解期）：慢性咳嗽、咳痰、气急或活动后感心悸、呼吸困难、乏力和活动耐力下降。体征：可有不同程度的发绀、肺气肿的征象，部分患者有颈静脉充盈。

（2）肺、心功能失代偿期（包括急性加重期）：呼吸衰竭的最突出表现有呼吸困难加重、头痛、失眠、食欲下降，甚至有神志恍惚、谵妄等肺性脑病的表现。右心衰竭的表现有明显的急促、心悸、食欲不振、腹胀、恶心等。体征有可明显发绀、球结膜充血水肿、颈静脉怒张、心率增快、下肢水肿等。

## 【护理】

### 一、护理问题

（1）气体交换受损：与肺血管阻力增加有关。

（2）活动无耐力：与疲劳、呼吸困难、氧供与氧耗失衡有关。

（3）清理呼吸道无效：与分泌物增多而黏稠、气道湿度减低和无效咳嗽有关。

（4）营养失调：低于机体需要量，与食欲减低、腹胀、能量不足、呼吸困难有关。

（5）有皮肤完整性受损的危险：与水肿和长期卧床有关。

（6）潜在并发症：呼吸衰竭、心力衰竭、肺性脑病、消化道出血。

### 二、护理措施

（1）给予舒适体位，如：抬高床头、半坐位。

（2）给予高蛋白（$1.0 \sim 1.5$ g/（kg·d））、高维生素、高热量（碳水化合物≤60％）、易消化的食物，少量多餐，必要时遵医嘱静脉补充营养。

（3）有水肿的患者宜限制水（＜1 500 mL/d）、钠盐（＜3 g/d）摄入，下肢抬高，做好皮肤护理，避免长时间皮肤受压；根据医嘱正确记录24 h出入量。

（4）持续低流量吸氧，氧浓度一般在25％～30％，氧流量1～2 L/min。

（5）必要时遵医嘱应用强心剂、利尿剂、血管扩张剂，减轻心脏负担，观察用药后反应及疗效。

（6）皮肤护理，注意观察全身水肿情况、预防压疮发生。

（7）密切观察患者病情变化，患者出现头痛、烦躁不安、表情淡漠，甚至嗜睡昏迷等情况时，要警惕呼吸衰竭、电解质紊乱、肺性脑病等发生。

## 【健康教育】

（1）疾病预防指导：劝导戒烟，积极防治COPD等慢性支气管疾病，以降低发病率。

（2）疾病知识指导：宣教疾病相关知识，避免各种导致病情加重的诱因，坚持家庭氧疗，加强营养。缓解期进行适当的体育锻炼和呼吸功能锻炼，如：散步、气功、太极拳、腹式呼吸、缩唇呼吸等，改善肺功能。

（3）病情监测指导：如体温升高、呼吸困难加重、咳嗽剧烈、咳痰不畅、尿量减少、水肿明显或者发现患者甚至淡漠、嗜睡、躁动，均提示病情加重，需及时就诊。

# 第六节 慢性阻塞性肺疾病护理

## 【概述】

慢性阻塞性肺疾病（chronic obstructive pulmonary disease，COPD）是一种可以预防和治疗的疾病，气流受限不完全可逆，呈进行性发展，与肺部对香烟、烟雾等有害气体或有害颗粒的异常炎症反应有关。COPD主要累及肺脏，但也可以引起全身的不良反应。

## 【症状体征】

1.症状

（1）慢性咳嗽、咳痰、气短或呼吸困难、喘息和胸闷；

（2）全身症状，体重下降、食欲减低、营养失调、外周肌肉萎缩和功能障碍。

2.体征

（1）视诊及触诊：桶状胸，部分患者呼吸变浅，频率增快，语颤减弱。

（2）叩诊：肺部过清音。

（3）听诊：两肺呼吸音减弱，呼气延长，部分患者可闻及干性啰音和/或湿性啰音。

## 【护理】

### 一、护理问题

（1）气体交换受损：与气道阻塞、通气不足、呼吸肌疲劳、分泌物过多、肺泡呼吸面积减少有关；

（2）清理呼吸道无效：与呼气气流受阻、分泌物增多而黏稠，气道湿度减低和无效咳嗽有关；

（3）活动无耐力：与疲劳、呼吸困难、氧供与氧耗失衡有关；

（4）焦虑：与呼吸困难、健康状况的改变，病情危重有关；

（5）营养失调：低于机体需要量，与食欲减低、腹胀、能量不足、呼吸困难、痰液增多、抑郁有关；

（6）潜在并发症：肺源性心脏病、呼吸衰竭、气胸、肺性脑病。

### 二、护理措施

（1）休息与活动：给予端坐位或半坐位。视病情安排适当的活动，保持室内合适的温湿度。

（2）病情观察：观察咳嗽与呼吸困难的程度，遵医嘱协助监测相关指标。

（3）合理给氧：采用低流量给氧，流量1～2 L/min，吸入前湿化。

（4）鼓励患者咳嗽：指导患者正确咳嗽，促进排痰。痰液较多不易咳出时，遵医嘱使用祛痰剂或超声雾化吸入，必要时吸痰。

（5）呼吸功能锻炼：指导患者缩唇呼吸、腹式呼吸、呼吸训练器（根据型号按照说明书使用）的使用等呼吸训练。

（6）给予高热量、高蛋白质、高维生素的流质、半流质、软食，少量多餐，少吃产气食品，防止产气影响膈肌运动。

（7）心理护理：鼓励患者参与康复计划的制定。

（8）按医嘱使用BIPAP呼吸机（护理见无创辅助通气护理）。

## 【健康教育】

（1）呼吸功能训练：

①腹式呼吸，患者可采取立位、平卧位或半卧位，两手分别放于前胸部和上腹部，用鼻缓慢吸气，膈肌最大程度地下降，腹肌松弛，腹部凸出，手感到腹部向上抬起。呼气时用口呼出，腹肌收缩，膈肌松弛，膈肌随腹腔内压增加而上抬，推动肺部气体排出，手感到腹部下降。②缩唇呼吸，通过缩唇形成的微弱阻力来延长呼气时间，增加气道压力，缓解气道塌陷。患者闭嘴经鼻吸气，然后通过缩唇（吹口哨样）缓慢呼气，同时收缩腹部。吸气和呼气时间比时1∶2或1∶3，缩唇大小程度与呼气流量，以能使距离口唇15～20 cm处，与口唇等高点水平的蜡烛火焰随气流倾斜又不至于熄灭为宜。

（2）有效咳嗽：身体前倾，采用缩唇式呼吸方法做几次深呼吸，最后一次深呼吸后，张开嘴呼气期间用力咳嗽，同时顶住腹部肌肉。

（3）活动和运动：指导患者全身运动锻炼结合呼吸锻炼，可进行步行、骑自行车、气功、太极拳、家庭劳动等，锻炼方式、锻炼时速度、距离根据患者身体状况而决定。

（4）戒烟。

（5）家庭氧疗：了解氧疗的相关必要性，注意安全，严禁烟火，氧疗装置定期更换、清洁、消毒。

# 第八章　心血管内科护理

## 第一节　心绞痛护理

### 【概述】

心绞痛（angina pectoris）是因冠状动脉供血不足、心肌暂时性缺血、缺氧引起的发作性胸骨后压榨性疼痛或憋闷感。在临床上一般分为稳定型心绞痛、不稳定型心绞痛和变异型心绞痛三种类型。稳定型心绞痛的发作频率、持续时间相对稳定，常由体力活动或情绪激动引起；不稳定型心绞痛、胸痛比平时更剧烈，持续时间更长，发作更频繁，在休息时也可发生；变异型心绞痛多由冠状动脉痉挛引起，发作与活动无关，常在夜间或休息时发作。

### 【症状体征】

1.以发作性胸痛为主要临床表现

（1）部位：位于胸骨体上段或中段之后，可波及心前区，常放射到左肩、左臂内侧达无名指及小指，或咽、颈、背、上腹部等。

（2）性质：为压迫性不适或紧缩、发闷、堵塞、烧灼感、无锐痛或刺痛，偶伴濒死感。

（3）诱因：常因体力劳动或情绪激动所诱发，也有在饱餐、寒冷、心动过速、吸烟时等亦可诱发。

（4）持续时间：疼痛多在停止活动后，或含化硝酸甘油3~5 min缓解。可数天、数周发作一次，也可一日内发作几次。

2.体征

发作时可面色苍白，表情焦虑，皮肤冷或出冷汗，心率增快，血压升高。

## 【护理】

### 一、护理问题

（1）疼痛：胸痛，与心肌缺血缺氧有关。

（2）活动无耐力：与心肌氧的供需失调有关。

（3）潜在并发症：心肌梗死。

（4）知识缺乏：缺乏控制诱发因素及预防心绞痛发作的知识。

### 二、护理措施

（1）心绞痛发作时立即停止活动，卧床休息。

（2）安慰患者，解除紧张不安情绪。

（3）疼痛的观察：评估疼痛的部位、性质、程度、持续时间，严密观察血压、心率、心律变化，有无面色改变、大汗、恶心、呕吐等。疼痛发作或加剧时警惕心肌梗死。

（4）用药护理：①发作频繁或含服硝酸甘油效果差者，静滴硝酸酯类药物，注意滴速。②部分患者用药后可出现面部潮红、头部胀痛、头晕、心动过速等不适，告知患者是由于药物扩张血管所致。

## 【健康教育】

（1）低盐、低脂饮食，戒烟限酒，不宜过饱，保持大便通畅。

（2）与患者一起讨论引起心绞痛发作诱因，指导预防发作的方法。

（3）教给患者在心绞痛发作时的应对技巧：一是立即停止活动，就地休息；二是舌下含化硝酸甘油。若疼痛频繁，程度加重，持续时间长，应立即就诊。

（4）缓解期鼓励患者适当运动，活动以不引起不适为限度。

（5）坚持按医嘱服药，随身携带保健急救盒以备急用，盒内药物定期更换，以防失效。

# 第二节　心肌梗死护理

## 【概述】

心肌梗死（myocardial infarction）指由于长时间缺血导致心肌细胞死亡，临床上多表现为剧烈而持久的胸骨后疼痛，伴有血清心肌损伤标志物增高及进行性心电图变化，属于急性冠状动脉综合征的严重类型。基本病因是冠状动脉粥样硬化及其血栓形成，造成一支或多支血管管腔狭窄、闭塞，持久的急性缺血达20～30 min以上，即可发生心肌梗死。急性心肌梗死是中老年人常见疾病之一，引起剧烈胸痛，以及心功能急剧下降的急性致命性疾病，主要通过恢复心肌供血以防止血栓形成，达到治疗心肌梗死的目的。

## 【症状体征】

1.主要症状

（1）疼痛：患者难以忍受的压榨、窒息或烧灼感伴烦躁不安、大汗及有濒死感，持续时间可长达数小时或数天。

（2）全身症状：有发热、心动过速、白细胞增高和血沉增快等，由坏死物质吸收所致。

（3）心律失常：24 h内最多见，主要是室性期前收缩。

（4）休克：低血压和休克，严重者可出现意识障碍。

（5）心力衰竭：主要是左心衰竭，表现为呼吸困难、咳嗽、发绀，严重者可发生肺水肿。

（6）胃肠道症状：疼痛剧烈时常发生恶心、呕吐、腹胀、上腹痛。

2.体征

心率增快或减慢，除极早期血压可增高外，几乎所有患者血压下降，有左心衰竭和休克的相应体征。

## 【护理】

### 一、护理问题

（1）疼痛：与心肌缺血坏死有关。

（2）活动无耐力：与心肌缺氧的供需失调有关。

（3）有便秘的危险：与进食少、活动少、不习惯床上排便有关。

（4）潜在并发症：猝死。

（5）潜在并发症：心力衰竭。

### 二、护理措施

（1）休息：未行再灌注治疗前绝对卧床休息，保持环境安静，限制探视，并告知患者和家属，休息可以降低心肌耗氧量和交感神经兴奋性，有利于缓解疼痛，以取得合作。

（2）饮食：低盐、低脂、低胆固醇清淡饮食，提倡少量多餐。

（3）吸氧：氧流量 2 ~ 5 L/min。

（4）迅速建立静脉通路，保持输液通畅，遵医嘱使用药物，并注意观察疗效及不良反应。

（5）止痛：遵医嘱给予吗啡、哌替啶止痛，并注意询问胸痛的变化。

（6）病情观察：严密监测心率、心律、呼吸、血压、尿量、意识状态的变化，发现异常立即报告医生。

## 【健康教育】

（1）合理饮食，多食低盐低脂清淡易消化饮食，少食多餐，进食不宜过快、过饱。

（2）保持排便通畅，多食富含纤维素食物，必要时给予缓泻剂。

（3）调整生活方式，保持乐观情绪，减轻工作压力。

（4）急性心肌梗死如没有并发症，6周后可逐渐增加活动量，以不感到疲劳为适度。

（5）随身携带急救药物，以备急用。

（6）向家属宣教配合并支持患者改变生活方式，给患者创造一个良好的休养环境。

# 第三节　原发性高血压护理

## 【概述】

原发性高血压（primary hypertension）是以血压升高为主要临床表现的综合征，通常简称为高血压。高血压是多种心、脑血管疾病的重要病因和危险因素，影响重要脏器如心、脑、肾的结构与功能，最终可导致这些器官的功能衰竭。在血压升高的患者中，约5%为继发性高血压，系指由某些明确而独立的疾病引起的血压升高。

## 【症状】

头痛、头晕、耳鸣、眼花、乏力、失眠，有时心悸和心前区不适。

## 【护理】

### 一、护理问题

（1）疼痛：头痛，与血压升高有关。

（2）有受伤的危险：与头晕、视力模糊、意识改变或发生直立性低血压有关。

（3）知识缺乏：缺乏疾病预防、保健知识和高血压用药知识。

（4）潜在并发症：高血压急症。

### 二、护理措施

（1）定期监测血压，严密观察病情变化：当患者出现头晕、头痛或视力模糊，测量血压并遵医嘱给药；出现直立性低血压时，嘱患者卧床休息。

（2）用药护理：遵医嘱给予降压药物，注意观察疗效和副作用，并经常监测血压不宜过低，以防供血不足。

（3）心理护理：指导患者调整心理状态，保持乐观的情绪，避免过度紧张。

## 【健康教育】

（1）坚持低盐低脂饮食、控制体重、戒烟酒。保持排便通畅，大便时勿用力。

（2）向患者讲解高血压的危害，使患者对本病有足够的重视。

（3）向患者解释坚持长期治疗的必要性，不能随意停药。

（4）注意劳逸结合，参加适当的体育运动。

（5）定期测量血压，如有病情变化，立即就医。

# 第四节　心律失常护理

## 【概述】

心律失常（arrhythmology）是指任何病因引起的心脏冲动形成或传导异常。以心悸、心跳停歇感、胸闷、乏力、眩晕，甚则昏厥，心电图提示各种心律失常为主要临床特征。各类期前收缩、阵发室上性或室性心动过速、心房纤维颤动、房室传导阻滞、病态窦房结综合征等均为心律失常的临床常见类型。

## 【症状体征】

可有心悸、头晕、昏厥、呼吸困难、胸痛甚至出现抽搐、意识丧失等。

## 【护理】

### 一、护理问题

（1）活动无耐力：与心律失常导致的心排血量减少有关。

（2）焦虑：与心律失常反复发作、疗效欠佳等有关。

（3）有受伤的危险：与心律失常导致的头晕、晕厥有关。

（4）潜在并发症：猝死、栓塞、心力衰竭。

### 二、护理措施

（1）密切观察病情变化，监测生命体征。

（2）生活护理：保持环境安静，减少不良刺激，严重心律失常患者应卧床休息。饮食不宜过饱，保持大便通畅。

（3）用药护理：遵医嘱使用抗心律失常药物，口服药物要定时，静脉给药缓慢，密切观察用药后患者的心率、心律、脉搏、血压及药物不良反应。

（4）伴呼吸困难、发绀等缺氧表现时，给予2～4 L/min氧气吸入。

（5）心理护理：鼓励患者说出自己的心理感受，耐心地给予解释、安慰，消除患者的焦虑与恐惧。加强巡视，以增强患者的安全感。

**【健康教育】**

（1）向患者及家属讲解心律失常的常见病因、诱因、防治知识及按时服药的重要性。适当休息与活动。

（2）避免诱因：保证充足的休息、睡眠；保持乐观稳定的情绪；戒烟酒，避免刺激性食物。

（3）饮食：多食纤维素丰富的食物，保持大便通畅。

（4）家庭护理：教会患者自测脉搏的方法。

# 第五节　心脏瓣膜病护理

**【概述】**

心脏瓣膜病（valvular heart disease）是由于炎症、缺血性坏死、退行性改变、黏液瘤样变性、先天性畸形、创伤等原因引起的单个或多个瓣膜（包括瓣环、瓣叶、腱索、乳头肌等）的功能或结构异常，导致瓣口狭窄和（或）关闭不全。心室扩大和主、肺动脉根部严重扩张也可产生相应房室瓣和半月瓣的相对性关闭不全。

**【症状体征】**

1.二尖瓣狭窄

（1）呼吸困难、咳嗽、咯血及其他症状（少数患者出现吞咽困难、声音嘶哑）。

（2）口唇发绀、面颊紫红呈二尖瓣面容，心尖部闻及舒张期低调隆隆样杂音。

2.二尖瓣关闭不全

（1）轻者无自觉症状，重者可有乏力、心悸、劳力性呼吸困难等。

（2）第一心音减弱是二尖瓣关闭不全最重要的体征。

3.主动脉狭窄

（1）乏力、头晕、活动后呼吸困难、心绞痛、晕厥甚至猝死。

（2）收缩压降低、脉压减小、脉搏细弱、收缩期喷射性杂音。

4.主动脉瓣关闭不全

（1）心前区不适、体位性头晕、乏力。

（2）收缩压升高、舒张压降低、脉压增大，周围血管征常见。

# 【护理】

## 一、护理问题

（1）体温过高：与风湿活动、并发感染有关。

（2）有感染的风险：与机体抵抗力下降有关。

（3）潜在并发症：房颤、急性肺水肿、血栓栓塞、右心衰竭、感染性心内膜炎、肺部感染、猝死等。

## 二、护理措施

（1）病情监测：①测量体温、观察有无风湿如皮肤环形红斑、皮下结节、关节红肿及疼痛不适等表现。②心力衰竭的观察。③观察有无栓塞征象。

（2）饮食：给予高热量、高蛋白、富含维生素、清淡易消化饮食。心衰者应适当限制钠盐，不宜过饱，保持大便通畅。

（3）用药护理：遵医嘱用药，观察用药后反应。

# 【健康教育】

（1）积极预防和控制感染，预防复发。

（2）适当锻炼，加强营养，注意防寒、避暑、保暖，避免呼吸道感染。一旦发生感染，积极用药治疗。

（3）避免过度劳累、剧烈活动、情绪激动，补液应控制量和速度，育龄妇女病情较重患者建议避孕，以防止心力衰竭的发生。

（4）向患者及家属宣教疾病相关知识，加强自我护理，树立战胜疾病的信心。

# 第九章　消化内科护理

## 第一节　胃食管反流病护理

**【概述】**

胃食管反流性疾病（gastro-esophageal reflux disease，GERD）是指胃、十二指肠内容物反流入食管引起临床症状及（或）食管炎症的一种疾病。反流物主要是胃酸、胃蛋白酶，尚可有十二指肠液、胆酸、胰液等，前者临床上多见，后者主要见于胃大部切除术后、胃肠吻合术后、食管肠吻合术后。GERD患者可仅有临床症状而无食管炎症表现，有食管炎症者其临床症状不一定与炎症程度呈平行关系。有生理性与病理性之分，病理性胃食管反流，轻者引起不适、呕吐，重者则可致食管炎及肺部吸入综合征，甚至窒息死亡。

**【症状体征】**

（1）典型症状：胃灼热、反流是本病最常见症状。反流是指胃内容物自然情况下涌入咽部或口腔的感觉，含酸味或胃酸水时称反酸。胃灼热是指胸骨后或剑突下烧灼感。

（2）非典型症状：少数患者可见胸痛，可放射至后背、胸部、肩部、颈部、耳后，主要因反流物刺激食管引起。少部分患者吞咽困难是由食管狭窄引起。有严重食管炎或并发食管溃疡者，可有吞咽困难。

**【护理】**

**一、护理问题**

（1）胸痛：与反流物刺激有关。

（2）知识缺乏：缺乏有关胃食管反流病的病因及防治知识。

（3）焦虑：与病情反复有关。

## 二、护理措施

（1）一般患者应劳逸结合，注意休息。

（2）改变生活方式与饮食习惯：如减少卧位及夜间反流可将床头抬高15～20 cm。避免睡前2 h内进食，白天进餐后亦不能立即卧床。

（3）饮食：避免进食使食管下括约肌压力降低的食物，如高脂肪性食物，巧克力、咖啡、浓茶等，戒烟禁酒。

（4）对合并有心血管疾病、支气管哮喘患者，注意药物相互作用，避免加重病情。

（5）注意评估患者病情有无减轻，观察用药的作用和副作用。

（6）对疼痛明显的患者及时给予处理，必要时应用止痛剂，但应排除由其他原因引起的疼痛。

（7）加强心理支持，给予安慰。

## 【健康教育】

（1）注意劳逸结合，建立良好的饮食和生活习惯，避免过度紧张和劳累，戒除烟酒嗜好。

（2）指导患者服药的方法、时间等，防止滥用药物。

（3）保持适当体重，避免肥胖、便秘、紧束腰带等引起腹内压增高的因素。

# 第二节 消化性溃疡护理

## 【概述】

消化性溃疡（peptic ulcer）主要指发生在胃和十二指肠的慢性溃疡，即胃溃疡（gastric ulcer）和十二指肠溃疡（duodenal ulcer）。因溃疡形成与胃酸/胃蛋白酶的消化作用有关而得名。

## 【症状体征】

（1）症状：表现为长期性、周期性、节律性的上腹痛，本病除中上腹疼痛外，尚可有唾液分泌增多、胃灼热、反胃、嗳酸、嗳气、恶心、呕吐等其他胃肠道症状。食欲多保持正常，但偶可因进食后疼痛发作而惧食，以致体重减轻。全身症状可有失眠等神经官能征的表现，或有缓脉、多汗等自主神经系统紊乱的症状。

（2）体征：溃疡发作期，中上腹部可有局限性压痛，其压痛部位多与溃疡的位置有关。

## 【护理】

### 一、护理问题

（1）疼痛：上腹痛，与消化道黏膜溃疡有关。

（2）营养失调：低于机体需要量，与疼痛导致摄入量减少、消化吸收障碍有关。

（3）知识缺乏：与缺乏溃疡病防治的知识有关。

（4）焦虑：与疼痛症状反复出现、病程迁延不愈有关。

（5）潜在并发症：上消化道出血、穿孔、梗阻、癌变。

### 二、护理措施

1.休息与生活护理：消化性溃疡属于典型的心身疾病范畴，心理因素和社会因素对发病起着重要作用，指导患者保持乐观的情绪、规律的生活、避免过度紧张与劳累。

2.饮食的护理

（1）细嚼慢咽，避免进食过快，咀嚼可增加唾液分泌，唾液能稀释和中和胃酸，并具有提高黏膜屏障作用。

（2）有规律地定时进餐，以维持正常消化活动的节律。

（3）当急性活动期，以少食多餐为宜，每日进餐4～5次。

（4）饮食宜注意营养均衡。

（5）餐间避免零食，睡前不宜进食。

（6）在急性活动期，应戒烟酒，并避免咖啡、浓茶、浓肉汤和辣椒酸醋等刺激性调味品或辛辣的食物，以及损伤胃黏膜的药物。

（7）饮食不过饱，以防止胃窦部的过度扩张而增加胃泌素的分泌。

3.心理护理

不良的心理因素可诱发和加重病情，而消化性溃疡的患者因疼痛刺激或并发出血，易产生紧张、焦虑不良情绪，使胃黏膜保护因素减弱，损害因素增加，使病情加重，故应为患者创造安静、舒适的环境，减少不良刺激；同时多与患者交谈，使患者了解本病的诱发因素、疾病过程和治疗效果，增强治疗信心，克服焦虑、紧张心理。

4.并发症的观察及护理

应定时测量生命体征，密切观察面色变化、腹痛部位、性质、时间与饮食、气候、药物、情绪等的关系；同时应注意观察呕吐物、粪便的量、性状和颜色，及时发现和处理出血、穿孔、梗阻、癌变等并发症。

## 【健康教育】

（1）避免诱因：避免精神紧张，过度劳累，饮食上要注意营养，不吃或少吃辛辣刺激性食物。

（2）休息与活动：生活规律，秋冬或冬春变换季节时，注意保暖，加强体育锻炼增强体质。

（3）加强易感人群的护理：溃疡病多在冬春季节发作，指导患者注意保暖，避免受凉，加强预防措施。避免服用可加重溃疡病的药物，如阿司匹林、泼尼松、利血平等，遵医嘱长期规律服药，定期门诊复查。

（4）出院后护理：如出现上腹部疼痛不适、恶心、呕吐、黑便等立即到医院就诊。

# 第三节　急性胰腺炎护理

## 【概述】

急性胰腺炎（acute pancreatitis）是指多种病因引起的胰酶激活后引起胰腺组织的自身消化、水肿、出血，甚至坏死，继以胰腺局部炎症反应为主要特征，伴或不伴有其他器官功能改变的疾病。临床上以急性上腹痛或血、尿淀粉酶，以及脂肪酶升高为特点，多数患者病程呈自限性。按照病情严重程度可分为轻症、重症胰腺炎，轻型急性胰腺炎预后较好，重型较差。

## 【症状体征】

1.主要症状

（1）腹痛：为最早出现的症状，往往在暴饮暴食，或极度疲劳之后发生，多为突然发作，位于上腹正中或偏左。

（2）恶心、呕吐：为迷走神经被炎性刺激的表现，发作频繁，起初呕吐为食物或胆汁样物，病情进行性加重（或为出血坏死性胰腺炎），很快即进入肠麻痹，则吐出物为粪样。

（3）黄疸：急性水肿型胰腺炎出现得较少，约占1/4。而在急性出血性胰腺炎则出现得较多。

（4）脱水：急性胰腺炎的脱水主要因肠麻痹，呕吐所致，这是轻型的原因。而重型胰腺炎在短时间内即可出现严重的脱水及电解质紊乱，主要原因为后腹膜炎症刺激，可有数千毫升液体渗入后腹膜间隙，似无形丢失。

2.体征

（1）轻症：仅中上腹轻压痛。

（2）重症：上腹广泛压痛；腹膜刺激征显著；移动性浊音；肠鸣音减弱或消失；皮下出血。

## 【护理】

### 一、护理问题

（1）疼痛：腹痛，与胰腺及其周围组织炎症、水肿或出血坏死有关。

（2）体温过高：与内脏炎症有关。

（3）潜在并发症：低血容量性休克。

### 二、护理措施

（1）休息与生活护理：急性发作期和重症患者应绝对卧床休息，避免精神和身体疲劳。

（2）饮食与补液：发作早期绝对禁食水，给予补液。病情好转后逐渐进食无油的清淡流质饮食；病情稳定，血尿淀粉酶恢复正常后给予富含优质蛋白质的低脂饮食。

（3）高热护理：密切观察体温变化，高热时可采取温水擦浴，冰袋、冰帽等措施物理降温；大汗时注意更换衣物；必要时遵医嘱用药。

（4）病情观察：密切观察生命体征和尿量，评估腹痛腹胀程度和部位，注意水电解质平衡，早期给予营养支持。腹胀和呕吐严重者给予胃肠减压。

（5）指导患者踝泵运动，给予肢体气压治疗，防止下肢静脉血栓形成。

（6）用药护理：遵医嘱使用抗生素，抑制胰酶活性等药物，观察其疗效和副作用。

（7）如出现低血容量休克应立即通知医生，并备好物品积极配合抢救。

（8）对于出血坏死性胰腺炎伴腹腔内大量渗液者，或伴急性肾衰竭者做好腹膜透析准备。

## 【健康教育】

（1）指导患者及时治疗胆道疾病、肠道寄生虫等与胰腺炎发病有关的疾病。

（2）帮助患者建立有规律的饮食及改善生活环境，戒烟戒酒，饮食宜清淡，避免暴饮暴食，防止胰腺炎复发。

（3）指导患者如出现腹痛，恶心，呕吐等，应及时就诊。

# 第四节　肝硬化护理

## 【概述】

肝硬化（liver cirrhosis）是一种由不同病因引起的慢性进行性弥漫性肝病。病理特点为广泛的肝细胞变性坏死、再生结节形成、结缔组织增生，正常肝小叶结构破坏和假小叶形成，致使肝内血循环紊乱，加重肝细胞营养障碍。

## 【症状体征】

1.肝硬化早期症状

（1）全身症状：主要有乏力、易疲倦、体力减退，少数患者可出现脸部色素沉着。

（2）慢性消化不良症状。

（3）脸消瘦、面黝黑，1/3以上的慢性肝炎或肝硬化患者，其面部、眼眶周围皮肤较病前晦暗黝黑。

（4）还可能出现乳房胀、月经紊乱、乳房缩小、阴毛稀少、睾丸萎缩。

（5）少数早期症状可见蜘蛛痣，肝脏轻度到中度肿大。

2.肝硬化晚期症状

（1）肝硬化晚期症状多伴有皮肤干枯粗糙，面色灰暗黝黑。

（2）消化道症状：食欲减退是最常见肝硬化晚期症状，有时伴有恶心、呕吐。

（3）门静脉高压：表现为食道静脉曲张，脾大和腹水，尤以食道静脉曲张最危险。

（4）肝硬化腹水形成：肝硬化晚期腹水出现前常有腹胀，大量水使腹部膨隆，腹壁绷紧发亮，状如蛙腹，患者行走困难，有时膈显著抬高，出现呼吸不畅和脐疝。

（5）出血倾向及贫血：肝硬化晚期常有鼻衄，齿龈出血，皮肤瘀斑，胃肠黏膜糜烂出血，鼻腔出血，呕血与黑粪，女性常有月经过多等症状。

（6）内分泌失调：肝硬化晚期时，雌激素分泌量上升，同时伴有雄性激素受到抑制等现象。

3.体征

（1）肝触诊：早期表面尚平滑；晚期表面颗粒状，可触及结节，常无压痛。

（2）其他：黄疸、肝掌、蜘蛛痣，男性乳房发育、腹壁静脉曲张等。

## 【护理】

### 一、护理问题

（1）体液过多：与肝功能减退、门静脉高压引起水钠潴留有关。

（2）营养失调：低于机体需要量，与肝功能减退、门静脉高压引起食欲减退、消化和吸收障碍有关。

（3）活动无耐力：与肝功能减退、大量腹水有关。

（4）有皮肤完整性受损的危险：与营养不良、水肿、皮肤干燥、瘙痒及长期卧床有关。

（5）潜在并发症：上消化道出血、感染、肝性脑病。

（6）焦虑：与对疾病知识的缺乏，长期住院担心预后有关。

### 二、护理措施

（1）休息与活动：代偿期患者应适当减少活动，从事轻劳力工作；失代偿患者以卧床休息为主。大量腹腔积液，腹部膨隆可导致患者更换体位困难，腹腔积液流往胸腔，甚至引起呼吸困难，应帮助患者抬高床头30°。

（2）饮食与营养：以高热量、高蛋白质、维生素丰富而易消化的食物为宜，活动性出血时禁食、禁水有利于止血，出血停止2 d后，从进流质再到半流质，一周后可逐渐过渡到少量多餐至正常，以免胃急性扩张引起再出血。指导患者减少或控制进食海鲜、龟鳖、鱼肉、牛奶等蛋白质含量高的食物，合理休息、活动，积极配合治疗，以提高生活质量。肝性脑病患者限制蛋白质摄入小于20 g/d，腹水严重者限制水摄入小于1 000 mL/d。忌酒，避免进食粗糙，坚硬食物，禁用损害肝脏的药物。

（3）用药指导：遵医嘱使用利尿药、护肝药、提高血浆胶体渗透压等药，密切观察药物作用及副作用。

（4）病情观察：观察有无并发症的发生，如上消化道出血、自发性腹膜炎、肝性脑病、肝肾综合征等，以便及时做好抢救准备。

（5）腹水护理：评估腹水的增减情况，测量腹围，准确记录出入量。

（6）皮肤护理：给予口腔和皮肤护理，腹泻患者保持肛门周围皮肤清洁并经常更换体位，预防压疮。

（7）心理护理：理解患者的情绪反应，给予心理安慰和支持，稳定患者情绪。

## 【健康教育】

（1）疾病知识指导：帮助患者和家属掌握本病的有关知识和自我护理的方法。树立治病信心，保持心情愉快。切实履行饮食治疗原则和计划。向患者及家属讲解疾病的症状体征及可能的并发症。

（2）指导患者合理休息和饮食，饮食宜清淡、低盐低脂及优质蛋白饮食，戒烟酒，避免重体力劳动避免引起并发症的相关因素，保证睡眠充足，生活起居有规律。活动量以不加重疲劳感和其他症状为度。预防并发症发生。

（3）指导患者遵医嘱用药和避免损害肝功能药物，不随意停用抗病毒药物。按医师处方用药，向患者介绍所用药物的名称、剂量、时间和方法。延长肝硬化代偿期。

（4）照顾者的指导：指导家属理解和关心患者，给予精神支持和生活照顾。耐心观察，及时识别病情变化，及时就诊。

# 第五节　肝性脑病护理

## 【概述】

肝性脑病（hepatic encephalopathy）是指严重肝病引起的、以代谢紊乱为基础、中枢神经系统功能失调的综合征，临床表现轻者可仅有轻微的智力减退，严重者出现意识障碍、行为失常和昏迷。

## 【症状体征】

根据意识障碍程度、神经系统体征和脑电图改变，可将肝性脑病的临床过程分为5期：

（1）0期（潜伏期）：又称轻微肝性脑病，无行为、性格的异常。

（2）1期（前驱期）：轻度性格改变和精神异常，如焦虑、欣快激动、淡漠、睡眠倒错、健忘等，可有扑翼样震颤。

（3）2期（昏迷前期）：嗜睡、行为异常（如衣冠不整或随地大小便）、言语不清、书写障碍及定向力障碍。

（4）3期（昏睡期）：昏睡，但可以唤醒，醒时尚可应答，常有神志不清和幻觉。

（5）4期（昏迷期）：昏迷，不能唤醒。浅昏迷时，对疼痛等强刺激尚有反应，腱反射和肌张力亢进；深昏迷时，各种腱反射消失，肌张力降低。

## 【护理】

### 一、护理问题

（1）意识障碍：与血氨增高，干扰脑细胞能量代谢和神经传导有关。

（2）营养失调：低于机体需要量，与肝功能减退、消化吸收障碍、限制蛋白摄入有关。

（3）活动无耐力：与肝功能减退、营养摄入不足有关。

（4）存在感染危险：与长期卧床、营养失调、抵抗力低下有关。

### 二、护理措施

1.观察监测病情

密切注意肝性脑病的早期征象，如患者有无冷漠或欣快，理解力和近期记忆力减退，行为异常以及扑翼样震颤。观察患者思维及认知的改变，识别意识障碍的程度，如有异常反应及时报告医生，以便协助及时处理。

2.去除和避免各种诱发因素

去除发病的诱发因素，并注意避免其他诱发因素。

（1）清除胃肠道内积血，减少氨的吸收。上消化道出血为最常见诱因，可用生理盐水或弱酸性溶液灌肠，忌用肥皂水。

（2）避免快速利尿和大量放腹水，以防止有效循环血量减少，大量蛋白质丢失及低钾血症，从而加重病情。

（3）避免应用催眠镇静药和麻醉药等。

（4）防止及控制感染。

（5）保持排便通畅，防止便秘。

3.生活护理

患者以卧床休息为主，保持肝脏足够供血，以利于肝细胞的再生和修复，减轻肝脏负担。患者出现躁动时应注意保护，可加床栏，必要时可用约束带，以防患者坠床及撞伤等意外。

4.心理护理

尊重患者人格，接触其顾虑和不安因素，取得信任和合作，鼓励其增强战胜疾病的信心。向患者及其家属讲解肝性脑病的有关知识和导致肝性脑病的各种诱发因素，解释避免各种诱因的基本做法，指导家属共同参与患者护理，提高治愈率。

5.饮食护理

（1）给予高热量饮食：保证每日热量供应5.0～6.7 MJ（1 200～1 700 kcal），每日入液总量以不超过2 500 mL为宜，肝硬化腹水患者的入液量应约为尿量加1 000 mL，以免血液稀释、血钠过低而加重昏迷。

（2）蛋白质的摄入：肝性脑病对营养的要求，重点不在于限制蛋白质的摄入，而在于保持正氮平衡。急性期首日禁蛋白饮食，给予葡萄糖保证供应能量。慢性肝性脑病患者无禁食蛋白质必要。蛋白质摄入量为1.0～1.5 g/（kg·d）。

## 【健康教育】

（1）疾病知识指导：向患者及其家属讲解肝性脑病的有关知识和导致肝性脑病的各种诱发因素，解释避免各种诱因的基本做法，如戒烟酒，避免各种感染，保持排便通畅等。安慰患者应保持心情乐观、舒畅，避免精神紧张。

（2）用药指导：指导患者严格按照医嘱规定的剂量、用法服药，解释药物的主要不良反应。

（3）患者家属指导：指导患者家属给予患者精神支持和生活照顾，帮助患者树立战胜疾病的信心。使患者家属了解肝性脑病的早期征象，指导患者家属学会观察患者的思维、性格、行为及睡眠等方面的改变，以便及时发现病情变化，及早治疗。

# 第六节　溃疡性结肠炎护理

## 【概述】

溃疡性结肠炎（ulcerrative colitis）是一种病因不明的直肠和结肠慢性非特异性炎症性疾病。病变主要位于大肠的黏膜与黏膜下层。

## 【症状体征】

（1）症状：主要症状有腹泻、黏液脓血便和腹痛，其他可有腹胀、食欲不振、恶心、呕吐等。病程漫长，病情轻重不一，常反复发作。

（2）体征：慢性病容，精神状态差，重者呈消瘦贫血。轻者仅有左下腹轻压痛，有时可触及痉挛的降结肠和乙状结肠；重症者常有明显的腹部压痛和鼓肠。

## 【护理】

### 一、护理问题

（1）腹泻：与炎症导致肠黏膜对水钠吸收障碍以及结肠功能失常有关。

（2）疼痛：腹痛，与肠道炎症、溃疡有关。

（3）营养失调：低于机体需要量，与长期腹泻及吸收障碍有关。

（4）有体液不足的危险：与肠道炎症致长期频繁腹泻有关。

（5）潜在并发症：中毒性巨结肠、直肠结肠癌变、大出血、肠梗阻。

（6）焦虑：与病情反复、迁延不愈有关。

### 二、护理措施

（1）活动期患者应充分休息，适当减少体力劳动，避免紧张和劳累，病情严重者应卧床休息，以减轻肠蠕动和肠痉挛。

（2）活动期患者饮食宜流质，病情好转后宜选择刺激性小、纤维素少、营养丰富的少渣饮食，对于牛乳过敏或不耐受者限制乳制品摄入，大量便血时应禁食，给予完全胃肠外营养治疗。

（3）评估腹泻、腹痛、腹胀等腹部症状。若发现腹肌紧张、肠鸣音减弱或消失，应注意中毒性结肠扩张、肠穿孔等并发症，应立即报告医师并及时处理。

（4）遵医嘱给予营养支持治疗，及时补充液体和电解质、血制品，以纠正贫血、低蛋白血症等。慎用抗胆碱药或止泻药以免诱发中毒性结肠扩张。

（5）预防肠穿孔并发症，结肠内镜或钡剂灌肠检查前，行肠道准备；如需灌肠，应低压生理盐水灌肠，避免压力过高致肠穿孔；如需行药物保留灌肠时应睡前低压灌肠。

（6）注意观察和减轻用药后的不良反应。常用药柳氮磺胺吡啶，餐后口服可减轻胃肠道不良反应，其不良反应可表现为恶心、呕吐、食欲减退、头痛等胃肠道不良反应。如出现药物不良反应及时报告医师。

（7）对于持续便血和腹泻者，应保持肛周皮肤清洁和完整，便后温水坐浴或肛门热敷，改善局部血液循环，并局部涂搽皮肤保护液。

（8）观察患者进食情况，定期测量患者体重，监测血红蛋白、血清电解质和清蛋白的变化，了解营养状况的变化。

## 【健康教育】

（1）疾病知识指导：合理地休息和饮食，避免劳累，给予心理护理，保持情绪稳定，避免疾病的发作和加重。病情稳定时，坚持进食少刺激、易消化和营养丰富的少渣饮食。

（2）用药指导和病情监测：指导患者遵医嘱正确用药，学会观察药物的副作用，出现任何不良反应或症状加重及时就医。

# 第十章 肾脏内科护理

## 第一节 急性肾小球肾炎护理

### 【概述】

急性肾小球肾炎（acute glomerulonephritis，AGN），简称急性肾炎，是一组起病急，以血尿、蛋白尿、水肿和高血压为特征的肾脏疾病，可伴有一过性肾损害。多见于链球菌感染后，其他细菌、病毒和寄生虫感染后也可引起。本节主要介绍链球菌感染后急性肾炎。

### 【症状体征】

本病好发于儿童，男性多见。发病前常有前驱感染，潜伏期1~3周。表现为尿量减少、血尿、蛋白尿、水肿、高血压，部分患者可有肾功能异常。

### 【护理】

#### 一、护理问题

（1）体液过多：与肾小球滤过率下降导致水钠潴留有关。

（2）有皮肤完整性受损的危险：与皮肤水肿、营养不良有关。

（3）活动无耐力：与疾病所致高血压、水肿等有关。

（4）潜在并发症：急性左心衰竭、高血压脑病、急性肾衰竭。

#### 二、护理措施

1.环境与休息

卧床休息，保持病室安静，注意通风，但应防止感冒。

2.饮食护理

限制水钠和蛋白质的摄入量。

（1）轻度水肿尿量＞1 000 mL/d者，不用过分限制水的摄入量。严重水肿伴少尿者每日摄水量限制在前一日的出量＋500 mL。钠盐的摄入量应限制在3 g/d以内，包括含钠食物及饮料。

（2）蛋白质的摄入：严重水肿伴低蛋白血症者，蛋白质摄入量应控制在1.0 g/（kg·d），中轻度水肿患者的蛋白质应控制在0.6~0.8 g/（kg·d），且50%以上为优质蛋白。

（3）保证充足的热量摄入。

3.病情观察

（1）密切观察生命体征变化，每日定时测量体温、脉搏、呼吸、血压和神志变化并做好记录，发现有血压上升、尿量减少时，要警惕合并心力衰竭、脑水肿、尿毒症、高血压等，如有发生应立即报告医生并配合进行处理。

（2）观察患者水肿消退的情况，每日测体重并做好记录。

（3）准确记录24 h的出入量。

4.对症护理

勤洗澡、勤换衣被，保持床面清洁、平整。尽量避免在水肿部位进行肌肉注射。水肿严重的卧床患者要定时翻身，防止压疮。

5.用药护理

遵医嘱用药并观察药物的不良反应，如直立性低血压、低钠血症、低钾血症等。

## 【健康教育】

（1）向患者解释发生急性肾炎的原因，以及合理休息和饮食的重要性。

（2）保持皮肤清洁，注意个人卫生，预防皮肤感染及上呼吸道感染。

（3）定期门诊随访。

（4）女性患者近期不宜妊娠，以防复发。

# 第二节 急性肾衰竭护理

## 【概述】

急性肾衰竭（acute renalfailure，ARF）是由于各种病因引起的短时间内（数小时或数天）肾功能突然下降而出现的临床综合征。主要表现为血肌酐（Cr）和尿素氮（BUN）升高，水、电解质和酸碱平衡失调及全身各系统并发症。常伴有少尿（<400 mL/24h），但也可以无少尿表现。

## 【症状体征】

血肌酐和尿素氮升高，水、电解质和酸碱平衡失调及全身各系统并发症，常伴有少尿。

## 【护理】

### 一、护理问题

（1）营养失调：低于机体需要量，与食欲减退、限制蛋白摄入、透析和原发疾病等因素有关。

（2）有感染的危险：与机体免疫功能低下、透析等有关。

（3）潜在并发症：水、电解质、酸碱平衡失调，高血压脑病，急性左心衰竭，心律失常，心包炎，DIC，多脏器功能衰竭等。

（4）有皮肤完整性受损的危险：与体液过多、机体抵抗力下降有关。

（5）恐惧：与肾功能急骤恶化、病情重等因素有关。

### 二、护理措施

（1）休息与活动：急性期应绝对卧床休息，注意肢体功能的锻炼；恢复期鼓励患者逐渐恢复活动，防止出现肌无力现象。

（2）饮食护理：给予低钾、低钠、高热量、高维生素及适量的蛋白质饮食。热量主要由碳水化合物和脂肪供给；蛋白质的摄入量应限制在0.8 g/（kg·d）。

（3）水分的摄入：少尿期严格限制入液量，以防水中毒，按医嘱准确输入液体；多尿期嘱患者每日入液量按出水量加不显性失水量来计算或按医嘱及时补液和补充钾、钠等，防止脱水、低钾和低钠血症的发生。

（4）病情观察：严密观察病情变化，监测水、电解质平衡及血压的变化，根据病情做好各种护理记录，如有异常立即通知医师，记录24 h出入液量。

（5）对症护理：预防感染，做好口腔及皮肤护理，一切处理要严格执行无菌操作原则，以防感染；如行腹膜透析或血透治疗，按腹透、血透护理。

## 【健康教育】

（1）指导患者注意增加营养。

（2）适当参加活动，避免过度劳累。

（3）嘱咐定期复查。

# 第三节　糖尿病肾病护理

## 【概述】

糖尿病肾脏病变是糖尿病患者的一个重要并发症，其中最特征性的乃是糖尿病肾小球硬化症，即所谓的糖尿病肾病（diabetic nephropathy，DN），是糖尿病患者最重要的微血管慢性并发症之一。此外，糖尿病亦可导致肾动脉和肾小动脉硬化和使泌尿道感染及造影剂性肾病等发生的机会明显增加，以下重点介绍糖尿病肾病。

## 【症状体征】

（1）蛋白尿：可为早期的唯一表现。期间蛋白尿呈间歇性，逐渐发展为持续性，尿液镜检可发现白细胞和管型。

（2）水肿。

（3）高血压。

（4）贫血。

（5）肾功能异常。

## 【护理】

### 一、护理问题

（1）营养失调：低于或高于机体需要量，与糖尿病胰岛素分泌或作用缺陷有关。

（2）有感染的危险：与血糖升高，营养不良，微循环障碍等因素有关。

（3）潜在并发症：酮症酸中毒、低血糖、糖尿病足。

## 二、护理措施

（1）严格限制热量摄入，坚持应用降糖药物。

（2）低盐饮食，严重肾衰竭时应限制摄入水量。

（3）适当限制钾和蛋白质的摄入。

（4）摄入充足维生素、微量元素。特别是维生素B、维生素C和锌、钙、铁等，可对肾脏起保护作用。

（5）注意休息。

（6）血糖的控制。

（7）皮肤护理及足部护理。

## 【健康教育】

（1）坚持定时、定量、少食、多餐的原则。

（2）按时应用降糖药。若出现饥饿、四肢软弱无力、大汗、眩晕，重者不省人事等低血糖症状者应及时补充糖水。

（3）预防感染，注意保持口腔、皮肤卫生。

# 第四节 狼疮性肾炎护理

## 【概述】

狼疮性肾炎（lupus nephritis）是指系统性红斑狼疮合并双肾不同病理类型的免疫性损害，同时伴有明显肾脏损害临床表现的一种疾病。

## 【症状体征】

蛋白尿、红白细胞尿，管型尿及肾小管和肾小球滤过功能的变化。

## 【护理】

### 一、护理问题

（1）体液过多：与低蛋白血症致血浆胶体渗透压下降有关。

（2）有皮肤完整性受损的危险：与疾病所致的血管炎性反应有关。

（3）焦虑：与病情反复有关。

（4）有受伤的危险：与血压升高所致的头晕有关。

### 二、护理措施

（1）急性期应注意适当休息，平时应注意防寒保暖，预防感冒。

（2）有骨质疏松的患者应注意适当进行户外活动和补钙，避免跌倒损伤。

（3）狼疮患者应保持运动，避免过度卧床。但同时也要注意保护自己已有炎症损害的关节，建议进行游泳、散步、骑车等活动。

（4）遵医嘱用药，患者应在医生指导下使用糖皮质激素；病情控制后，要逐步减药，不可自行停用或减少激素用量。

## 【健康教育】

（1）优质低蛋白饮食。

（2）限制每日钠盐的摄入量，一般每日在3g左右。

（3）长期大量使用激素的患者，提倡少食高糖食物，限制糖的摄入量。

（4）多吃含有维生素C、含钙食物，同时要补充一些活化的维生素D来帮助钙的吸收。

（5）避免日光暴晒、紫外线照射。

（6）不食用或少食用具有增强光敏感作用的食物，如食用后应避免阳光照射。

（7）预防感染尽量减少感冒等感染性疾病。

# 第五节 血液透析护理

## 【概述】

血液透析（hemodialysis）简称血透，是常见的血液净化治疗方法之一。血透是将患者血液与含有一定化学成分的透析液分别引入透析器内半透膜的两侧，根据膜平衡原理，经弥散、对流等作用，达到清除代谢产物及毒性物质，纠正水、电解质及酸碱平衡紊乱的一种治疗方法。

## 【症状体征】

无症状，无体征。

## 【护理】

### 一、护理问题

（1）营养失调：低于机体需要量，与食欲减退、消化吸收功能紊乱，长期限制蛋白质的摄入有关。

（2）低血压：与体外循环、血管收缩反应低下、超滤过多、自主神经紊乱等有关。

（3）失衡综合征：与患者严重高尿素氮血症等有关。

（4）肌肉痉挛：与低血压、低血容量、电解质紊乱、超滤过快、低钠透析液有关

（5）透析器反应：与透析器生物相容性有关。

（6）潜在并发症：水、电解质、酸碱平衡紊乱。

### 二、护理措施

1.饮食护理

（1）热量：透析患者能量供给一般为147～167 kJ/（kg·d）亦即35～40 kcal/（kg·d），其中碳水化合物占60%～65%，以多糖为主，脂肪占35%～40%。

（2）蛋白质：摄入量为1.0～1.2 g/（kg·d）为宜，其中50%以上为优质蛋白。

（3）控制液体摄入：体重增加不超过3%～5%或每日体重增长不超过1 kg。

（4）限制钠、钾、磷的摄入：低盐饮食控制在2～3 g/d；慎食含钾丰富的食物；磷的摄入控制在600～1 200 mg/d。

（5）维生素和矿物质：需补充维生素C、B族维生素和叶酸。每日钙摄入1 500 mg。

### 2.低血压的护理

（1）立即减慢血流速度，停止超滤，协助患者平躺，抬高床头，吸氧。

（2）在血管通路输注生理盐水、高渗葡萄糖液、高渗盐水或白蛋白。

（3）监测血压变化，必要时用升压药，若血压不回升，停止透析。

### 3.失衡综合征护理

轻者减慢血流速度、吸氧，静脉输注高渗葡萄糖或高渗盐水，严重者立即终止透析，静滴甘露醇并进行相应施救。

### 4.肌肉痉挛护理

降低超滤速度，快速输入生理盐水100~200 mL，或输入高渗葡萄糖溶液、甘露醇。

### 5.透析器反应护理

一般给予吸氧、抗组胺药物、止痛药物对症处理，无须停止透析。明确I型，立即停止透析，舍弃血液，使用异丙嗪、糖皮质激素、肾上腺素控制症状。

### 6.潜在并发症

水、电解质、酸碱平衡紊乱。坚持"量出为入"原则；监测血清钾、钠、钙、磷变化，发现异常及时通知医生处理。

## 【健康教育】

（1）血透知识指导：告诉患者定期透析、定期监测的重要性，指导患者学会监测尿量、体重、血压，帮助患者建立健康的生活方式。

（2）血管通路护理指导：教会患者判断内瘘通畅，保持局部皮肤清洁，避免内瘘受压、负重、戴手表、勿穿紧袖衣服；避免压迫内瘘肢体，避免置于过热或过冷的环境；避免外伤。

（3）饮食指导：根据患者个体差异，合理调配饮食。

（4）注意保护残余肾功能，避免使用肾毒性药物，如卡那霉素、庆大霉素等。

（5）养成良好的生活习惯，保持大便通畅，同时节制烟酒，充分透析，适当运动，保证充足的睡眠，以提高生活质量。

# 第六节 腹膜透析护理

## 【概述】

腹膜透析（peritoneal dialysis）是利用人体自身的腹膜作为透析膜的一种透析方式。通过灌入腹腔的透析液与腹膜另一侧的毛细血管内的血浆成分进行溶质和水分的交换，清除体内潴留的代谢产物和过多的水分，同时通过透析液补充机体所必需的物质。通过不断地更新腹透液，达到肾脏替代或支持治疗的目的。

## 【护理】

### 一、护理问题

（1）腹膜炎：与操作不规范、腹泻、无菌观念差有关。

（2）引流不畅：与导管移位、便秘有关。

（3）腹痛：与腹膜透析温度不适、浓度刺激及腹膜炎有关。

### 二、护理措施

（1）保留混浊透析液作细菌培养。用透析液1 000 mL连续冲洗3～5次后更换6英寸短管。遵医嘱使用抗生素或局部用肝素封管继续治疗，若仍无效，应考虑拔管改用其他透析方式。

（2）检查管道，改善体位，排空膀胱，应用开塞露以及灌肠等办法解除便秘，帮助排便，遵医嘱采用肝素封管，经上述处理不能改善者应行X光透视，观察导管是否移位，必要时无菌操作下行导丝复位。经上述处理仍不能改善者可再次手术置管。

（3）腹透液温度适宜。尽可能用低渗腹透液或交替使用减少对腹膜刺激。出现腹膜炎时及时冲洗积极控制感染。

## 【健康教育】

（1）导管出口处的护理：①保护局部清洁干燥，术后1～3 d换药1次，7～10 d拆线。②拆线后应每2日换药1次，换药前应洗手、戴口罩，严格无菌操作，注意观察局部有无红肿、热痛、分泌物。③出现异常情况及时入院就诊。

（2）指导患者自我病情观察和护理：①指导患者及其家属观察生命体征、尿量、体重、浮肿消退情况。②注意观察透出液的颜色、性状、量，准确填写透析记录。③超滤液量较多时，应警惕低血压的发生。④告知患者出现透析液浑浊、腹痛、发热等症状时应带上混浊腹透液及时就医。

（3）饮食指导：给予低盐、低脂、低磷、优质蛋白质饮食。

# 第十一章 血液科护理

## 第一节 血液系统疾病常规护理

### 一、出血或出血倾向的护理

血小板数目减少及其功能异常，毛细血管脆性或通透性增加，血浆中凝血因子缺乏以及循环血液中抗凝血物质增加，均可导致出血或出血倾向。

（1）病情观察：注意观察患者出血的发生部位、主要的表现形式、发展或消退情况；及时发现新的出血点、重症出血及其先兆，并结合患者的基础疾病及相关实验室或其他辅助检查结果，作出正确的临床判断，以利于及时护理与抢救配合。

（2）休息与活动：若出血仅限于黏膜，无须太多限制；若血小板计数<$50 \times 10^9$个/L，应减少活动，增加卧床休息时间；若血小板计数<$20 \times 10^9$个/L，必须绝对卧床休息，协助做好各种生活护理。

（3）饮食指导：鼓励患者进食高蛋白、高维生素、易消化的软食或半流质，禁食过硬、粗糙的食物。保持大便通畅，排便时不可用力，以免腹压骤增而诱发内脏出血，尤其是颅内出血。便秘者可给予缓泻剂或开塞露。

（4）同时加强对皮肤、口腔或牙龈、鼻腔、关节腔及深部组织、内脏，眼底及颅内的观察及出血的预防及护理。

### 二、发热的护理

发热是血液系统常见症状，具有持续时间长、热型不一、一般抗生素治疗效果不理想的特点。

（1）休息：卧床休息，采取舒适体位，减少机体消耗，必要时可吸氧。经常通风换气，穿透气、棉质衣物，有寒战时给予保暖。

（2）补充营养及水分：鼓励患者进食高热量、高维生素、营养丰富的半流质或软食，指导患者摄取足够的水分，每天至少2 000 mL以上，必要时给予静脉补液，维持水和电解质平衡。

（3）降温：高热患者可先给予物理降温，有出血倾向者禁用温水或酒精拭浴；必要时遵医嘱给予药物降温，及时更换衣物，观察用药后反应，以免发生虚脱。

（4）病情观察与诊治配合：定期监测体温并记录；观察感染灶的症状、体征及变化，协助检验标本的采集及送检，注意抗生素的疗效及用药反应。

### 三、骨、关节疼痛

主要与肿瘤细胞的过度增生或局部浸润而导致的骨髓腔压力增高、局部瘤块形成及压迫、骨质疏松或溶骨性破坏、病理性骨折等有关。

# 第二节　急性白血病护理

## 【概述】

急性白血病（acute leukemia）是造血干细胞的恶性克隆性疾病，发病时骨髓中异常的原始细胞及幼稚细胞大量增殖并广泛浸润肝、脾、淋巴结等脏器，抑制正常造血。

## 【症状体征】

贫血、出血、感染、组织器官浸润。

## 【护理】

### 一、护理问题

（1）有感染的风险：与正常粒细胞减少有关。

（2）有受伤的风险：出血，与血小板减少、白血病细胞浸润等有关。

（3）潜在并发症：化疗药物不良反应。

（4）活动无耐力：与大量长期化疗，白血病引起代谢增高及贫血有关。

（5）预感性悲哀：与白血病久治不愈，治疗效果差，死亡率高有关。

## 二、护理措施

1.执行血液系统疾病常规护理

2.有感染风险的护理

（1）保护性隔离：对于粒细胞缺乏（成熟粒细胞绝对值 $< 0.5 \times 10^9$ 个/L）的患者采取保护性隔离，入住无菌层流病房及层流床。尽量减少探视避免交叉感染，加强口腔、皮肤、外阴及肛门的清洁卫生。

（2）做好患者病情监测，若患者有感染征兆，及时做培养应用抗生素。

（3）口腔感染的预防：加强口腔护理，督促患者养成进食前后、睡前、晨起用生理盐水、复方氯已定等交替漱口的习惯，并发真菌的患者给予2.5%制霉菌素或碳酸氢钠含漱。

（4）皮肤感染的预防：保持皮肤清洁、干燥、勤沐浴更衣，和更换床上用品。女性患者注意会阴部清洁卫生。

（5）肛周感染的预防及护理：睡前、便后用0.05%的碘伏坐浴，每次15~20 min，保持大便通畅，避免用力排便诱发肛裂，增加局部感染的概率。

3.有受伤的危险

出血的护理（见血液科常规护理）。

4.潜在并发症的护理

静脉炎及组织坏死，骨髓抑制，消化道反应等。

（1）静脉炎及组织坏死的防护：合理使用静脉，选择中心静脉置管，如果应用外周静脉，尽量选择粗直静脉，联合化疗时先选择对血管刺激性小的药物，再选择刺激性发疱性药物。

（2）骨髓抑制的防护：需加强对贫血、感染和脑出血的预防、观察及护理。

（3）消化道反应的防护：患者一般第一次用药时反应强烈，以后逐渐减轻；症状多出现在用药后1~3 h，持续数小时到24 h不等，体弱者症状出现较早且较重。

（4）心脏毒性的预防及护理：柔红霉素、多柔比星、高三尖杉碱类药物可引起心肌及心脏传导损坏，用药前后监测患者心率，心律，血压；用药时缓慢静滴，注意观察患者面色及心率，以患者无心悸为宜。

（5）肝功能损害的预防及护理：巯嘌呤、甲氨蝶呤、门冬酰胺酶对肝功能有损害作用，用药期间应观察患者有无黄疸，并定期监测肝功能。

（6）尿酸性肾病的预防及护理：定期监测患者白细胞计数，血尿酸和尿酸含量以及尿沉渣检查等，记录24 h出入量，观察有无血尿及腰痛，同时检查肾功能。化疗期间每天饮水量达3 000 mL以上，遵医嘱口服别嘌醇，抑制尿酸形成。化疗前后适当给予利尿剂，及时稀释排泄降解的药物，嘱患者每半小时排尿一次，持续5 h，就寝前排尿一次。

（7）鞘内注射化疗药物护理：协助患者取低头抱膝侧卧位，协助医生做好穿刺点的定位和局部消毒与麻醉，穿刺后嘱患者去枕平卧4～6 h，注意观察有无头痛、呕吐、发热等化学性脑膜炎及其他神经系统损害症状。

（8）脱发的护理：给予患者心理护理。

（9）其他不良反应的预防及护理：长春新碱可引起末梢神经炎，手足麻木感，停药后可逐渐消失。门冬酰胺酶可引起过敏反应，用药前皮试。急性早幼粒细胞白血病应用维A酸可引起维A酸综合征等。治疗期间要密切观察患者病情，以及时发现，有效处理。

5.饮食护理

给予高热量、高蛋白、高维生素易消化饮食。

6.输血护理

输血患者严密观察有无输血反应。

7.心理护理

做好心理护理，增强患者战胜疾病的信心。

## 【健康教育】

（1）遵医嘱用药，不可随意增减剂量。

（2）注意个人卫生，避免出入人群聚集的场所。

（3）劳逸结合，适当活动，保持情绪稳定。

（4）饮食均衡，不可进食刺激性强的食物。

（5）定期门诊复查。

# 第三节　多发性骨髓瘤护理

## 【概述】

多发性骨髓瘤（multiple myeloma）是浆细胞异常增生的恶性肿瘤。骨髓中有大量的异常浆细胞克隆性增殖，引起广泛的溶骨性骨骼破坏、骨质疏松、血清中出现单克隆免疫球蛋白，正常的多克隆免疫球蛋白合成受抑制，尿中出现本周蛋白，从而引起不同程度的肾损害，贫血，免疫功能异常。

## 【症状体征】

骨痛、贫血、出血倾向、肾功能不全、骨骼变形、病理性骨折等。

## 【护理】

### 一、护理问题

（1）疼痛：与浆细胞浸润骨骼和骨髓及病理性骨折有关。

（2）躯体移动障碍：与骨骼骨折有关。

（3）有感染的危险：与机体抵抗力下降及应用化疗药物有关。

（4）潜在并发症：出血，与血小板减少有关。

### 二、护理措施

1.疼痛

（1）注意疼痛的评估。

（2）心理—社会支持：关心体贴安慰患者，对患者提出的疑虑耐心解答，多与患者沟通交流，使患者获得情感支持和配合治疗的经验。

（3）缓解疼痛：协助患者取舒适体位，适当按摩病变部位，但避免用力过度，防止病理性骨折；转移对疼痛注意力，指导患者遵医嘱用疼痛药，并观察止疼效果。

2.躯体活动障碍

（1）活动与生活护理：睡气垫床，保持床铺平整干燥；协助患者定时更换体位，保持适度的床上活动，截瘫患者保持肢体处于功能位，按时按摩肢体，鼓励患者咳嗽和深呼吸。协助患者洗漱、进食、大小便、个人卫生等。

（2）饮食护理：给予高蛋白，高热量，高维生素，少刺激性的食物，每天饮水量2 000～3 000 mL，多摄取粗纤维食物，保持大便通畅，防止便秘。

3.病情观察

严密观察病情及生命体征变化，观察出血部位、出血量，注意有无骨折发生。嘱患者多饮水，预防高钙血症。并发肾功能不全者，注意尿量并准确记录。

4.预防感染

病室环境保持清洁，限制探视，预防交叉感染。做好口腔护理、皮肤护理，肛周及会阴部的皮肤护理，防止感染。

## 【健康教育】

（1）坚持用药，定期复诊。

（2）避免剧烈活动，进行适当的运动。

（3）加强营养，提高抵抗力。

（4）鼓励患者多饮水，每日饮水量在3 000 mL以上，防止高钙血症。

（5）定期复查。

# 第四节　缺铁性贫血护理

## 【概述】

缺铁性贫血（iron deficiency anemia，IDA）是体内贮存铁缺乏，导致血红蛋白合成减少而引起的一种小细胞低色素性贫血。机体铁的缺乏可分为三个阶段：贮存铁耗尽、缺铁性红细胞生成和缺铁性贫血。

## 【症状体征】

皮肤黏膜苍白、头晕、乏力、异食癖，指甲扁平，脆裂和反甲。

### 一、护理问题

（1）活动无耐力：与贫血程度有关。

（2）有受伤的危险：与贫血有关。

### 二、护理措施

（1）根据病情决定患者的休息与活动。重度贫血及贫血发生快者应卧床休息。

（2）给予高蛋白，高热量，富含铁的食物，如瘦肉、肝、肾、豆类、紫菜、海带、木耳、新鲜蔬菜及水果等。蛋黄含铁丰富，但不易被吸收，牛奶含铁量很少，均不宜作为缺铁的营养补充。

（3）避免餐后1 h内饮浓茶。

（4）用药护理：①口服铁剂宜在饭中或饭后服用，以减少对胃肠道的刺激。②口服液体铁剂时须使用吸管，以免染黑牙齿。③注射铁剂常用葡萄糖酐铁和蔗糖铁。注射铁剂易致局部肿痛应作深部肌肉注射，还易发生过敏性休克，注射时应备肾上腺素。

### 【健康教育】

（1）遵医嘱用药，定期复查血常规。

（2）均衡饮食，荤素搭配，不可偏食。

（3）口服铁剂时，避免与牛奶、茶、咖啡同时服用，以免影响铁的吸收。

（4）忌饮浓茶，尤其饭后不可立即饮浓茶。

# 第五节　过敏性紫癜护理

### 【概述】

过敏性紫癜（allergic purpura）又称出血性毛细血管中毒症、Henoch·Schönlein综合征（HSP）和IgA血管炎，为一种常见的血管变态反应性疾病。因机体对某些致敏物质产生变态反应，导致血液逸于皮肤、黏膜之下，出现瘀点瘀斑，还可有关节肿痛、腹痛、便血、血尿和蛋白尿等症状。本病多见于青少年，男性发病率高于女性，春、秋季节发病较多。

### 【症状体征】

（1）紫癜型：皮肤紫癜。

（2）腹型：主要表现为腹痛，可伴呕吐、腹泻和便血。

（3）关节型：关节肿胀、疼痛。

（4）肾型：蛋白尿和血尿，有时伴管型尿和浮肿。

## 【护理】

### 一、护理问题

（1）组织完整性受损：与血管壁通透性增加有关。

（2）有皮肤完整性受损的危险：与血管通透性增加有关。

（3）疼痛：腹痛，与腹型过敏性紫癜有关。

### 二、护理措施

（1）疾病发作期应绝对卧床休息。

（2）给予高热量、高蛋白、高维生素、低盐、易消化的饮食，忌异体蛋白质。

（3）密切观察紫癜消长情况，注意腹痛、大便的性状、关节疼痛情况。

（4）注意观察过敏因素：过敏的食物、药物应禁忌。因上呼吸道感染而发病，则应避免受凉。

## 【健康教育】

（1）如已查出过敏原，则应避免接触过敏原。

（2）如未查出过敏原，生活中应多注意观察易致过敏的物质。

（3）遵医嘱用药。

# 第六节　免疫性血小板减少性紫癜护理

## 【概述】

免疫性血小板减少性紫癜（immune thrombocytopenic purpura）是一种自身免疫性出血综合征，也称自身免疫性血小板减少，是血小板免疫性破坏，外周血中血小板减少的出血性疾病。

## 【症状体征】

自发性皮肤、黏膜及内脏出血。

## 【护理】

### 一、护理问题

（1）恐惧：与血小板过低，随时有出血的危险有关。

（2）有受伤的危险：出血，与血小板减少有关。

（3）有出血的风险：与血小板低下有关。

（4）有感染的危险：与糖皮质激素及免疫抑制剂治疗有关。

（5）潜在并发症：颅内出血。

### 二、护理措施

（1）卧床休息，减少活动，避免剧烈运动。

（2）给予高热量、高蛋白、高维生素、易消化的半流质饮食。

（3）加强口腔护理。

（4）做好皮肤护理，穿柔软清洁的内衣，避免皮肤损伤。

（5）严格无菌操作，减少有创操作。

（6）忌用抑制血小板功能的药物。

（7）严密观察病情及生命体征变化，观察出血部位、出血量。

（8）遵医嘱用药，不能随意停减药物。

## 【健康教育】

（1）注意休息，避免外伤。

（2）注意个人卫生。

（3）教会患者识别出血点、紫癜、瘀斑。

（4）定时复查。

# 第七节　粒细胞缺乏症护理

## 【概述】

粒细胞缺乏症（agranulocytosis）是指白细胞总数 $< 4 \times 10^9$ 个/L，中性粒细胞绝对

值 $<1.5 \times 10^9$ 个/L 即为中性粒细胞减少症，嗜中性粒细胞绝对值 $<0.5 \times 10^9$ 个/L 即粒细胞缺乏症。

## 【症状、体征】

发热、感染。

## 【护理】

### 一、护理问题

（1）有感染的危险。

（2）皮肤完整性受损的危险。

（3）活动无耐力。

### 二、护理措施

（1）严格消毒隔离制度，必要时给予保护性隔离，限制探视，定人陪护。

（2）注意保暖，避免受凉。

（3）严格执行无菌操作制度。

（4）注意个人卫生，保持皮肤、衣物清洁，防止感染。

（5）预防腔道感染。

（6）进食营养丰富、易消化的食物，禁忌不洁饮食。

（7）做好心理护理，增强治病信心。

【健康教育】

（1）注意个人卫生，避免再次感染。

（2）进食营养丰富、易消化的食物。

（3）保持空气新鲜，温、湿度适宜，注意保暖，避免受凉。

（4）遵医嘱按时用药。

# 第十二章　神经外科护理

## 第一节　颅骨修补术护理

【概述】

　颅骨修补术（skull repai）是针对脑外伤及开颅手术等导致颅骨缺损而对其进行修补的一种脑外科常见的手术。

【症状体征】

　颅脑手术去除骨瓣，颅骨缺损区形状改变，头皮受大气压的影响，使其内陷压迫脑组织。

【护理】

### 一、护理问题

（1）焦虑：与担心手术及手术预后有关。

（2）疼痛：与手术有关。

（3）知识缺乏：缺乏对该疾病的了解。

（4）潜在并发症：出血。

### 二、护理措施

1.术前护理

（1）按外科手术前护理，颅内高压者禁忌灌肠。

（2）做好各项常规准备，备血。

（3）术前有特殊情况时，如体温超过37.5 ℃或女患者月经来潮时应告知医师。

（4）心理护理：消除患者对手术的恐惧。

（5）手术前晚保持良好睡眠，必要时用镇静剂。

（6）患者送至手术室时，应将病历、CT、MRI等及术前用药与手术室护士交接。

（7）皮肤准备：剔去全部头发，洗净头部后用碘伏消毒并戴上一次性消毒帽。

2．术后护理

（1）术后交接：病房护士与手术室人员交接手术及麻醉情况。

（2）病情观察：监测生命体征及癫痫等情况。

（3）饮食：术后清醒者第一日可给予高热量、高蛋白、流质或半流质饮食。

（4）体位：术后清醒者床头可抬高15°～30°，血压低于90／60 mmHg时将床头放平。

（5）保持呼吸道通畅：有分泌物时及时清除，患者躁动时用约束带适当约束。

（6）观察伤口渗血和渗液情况，渗出过多时及时告知医师予以更换。

（7）疼痛护理：患者伤口疼痛无法入眠时告知医师，遵医嘱处理。

## 【健康教育】

（1）合理安排饮食及生活习惯，增强免疫力，预防感冒。

（2）保证患者的安全，预防再受伤。

（3）按时服药，不可自行停药。

（4）按时复查身体，如有不适随时复诊。

# 第二节　脑膜瘤护理

## 【概述】

脑膜瘤（meningioma）系起源于脑膜的中胚层肿瘤，生长缓慢，病程较长，是颅内最常见的良性肿瘤。脑膜肉瘤是脑膜瘤的恶性类型，肿瘤切除后易复发，预后差。

## 【症状体征】

（1）最常见的症状是颅内压增高，可表现为头痛、呕吐和视盘水肿。

（2）其次是视力视野障碍，可表现为同向性偏盲。

（3）少数患儿表现为抽搐发作，但癫痫的发生率较成人低。

（4）其他：如精神症状、失语、头痛等。

## 【护理】

### 一、护理问题

（1）疼痛：与颅内压增高及手术创伤有关。

（2）焦虑/恐惧/预感性悲哀：与肿瘤诊断和担心疗效有关。

（3）自理缺陷：与肿瘤压迫及开颅手术有关。

（4）营养失调：低于机体需要量，与呕吐、食欲下降术中机体消耗有关。

（5）潜在并发症：颅内压增高、颅内出血、脑疝、癫痫、感染等。

### 二、护理措施

（1）肿瘤位于矢状窦旁、中部、额顶部者，应注意患者肢体活动情况。

（2）有癫痫病史者应注意观察癫痫发作的先兆症状、持续时间、性质、次数，按时服用抗癫痫药物，并设专人陪护。

（3）大脑凸面脑膜瘤受压明显时可有精神症状，护理时应注意保护患者，加强巡视，给予专人陪伴。

（4）位于左侧半球的凸面脑膜瘤应观察各种失语的发生及种类、程度，采取有效的沟通方式，加强语言训练。

（5）对于巨大肿瘤患者出现颅内压增高者，注意观察头痛的程度、神志、瞳孔、生命体征的变化，防止脑疝发生。

## 【健康教育】

（1）告知患者应保持情绪稳定，增加营养，进食高热、高蛋白、富含维生素、易消化的食物。

（2）出院后随时观察全身症状，如出现颅内压增高症状、局灶性症状或身体其他部位的不适，及时就诊。

（3）有癫痫症状的患者应坚持服用药物，不可自行减量或停药。

（4）加强肢体协调能力，提高机体抵抗力，防治感冒。

# 第三节　垂体腺瘤护理

## 【概述】

垂体瘤（pituitary adenoma）垂体瘤是一组从垂体前叶和后叶及颅咽管上皮残余细胞发生的肿瘤，垂体瘤在颅内肿瘤中的发生概率约占10％，此组肿瘤以前叶的腺瘤占大多数，后叶少见，多种颅内转移癌可累及垂体，须与原发性垂体瘤鉴别。

## 【症状体征】

（1）典型症状：头痛；视力、视野障碍、视野缺损；

（2）内分泌功能紊乱：停经、泌乳、肢端肥大、巨人症等；

（3）其他神经和脑损害：尿崩症、精神症状、癫痫甚至昏迷。

## 【护理】

### 一、护理问题

（1）疼痛：与颅内压增高或肿瘤压迫垂体周围组织有关。

（2）有受伤的危险：与意识障碍的改变、视野障碍有关。

（3）自我形象紊乱：与垂体瘤分泌过多激素有关。

（4）感知的改变：视力障碍，与肿瘤压迫视神经、神交叉及主神经束有关。

（5）活动无耐力：与恶心、呕吐导致营养摄入不足有关。

（6）焦虑、恐惧：与担心手术预后有关。

（7）潜在并发症：尿崩症，与垂体功能异常、视丘下部功能受损有关。

（8）自卑：与性功能紊乱、溢乳、闭经有关。

### 二、护理措施

1.术前护理

（1）为减轻术后不适，术前棉球填塞双鼻孔，练习张口呼吸。

（2）皮肤准备：经蝶窦手术患者需剪鼻毛，应动作轻稳，防止损伤黏膜而感染鼻腔。观察有无鼻腔疾患，如牙龈炎、鼻腔疖肿等。如有感染存在，则改期手术。

（3）术前宣教：向患者讲解有关注意事项，消除恐惧，取得配合。

2.术后护理

（1）卧位：术后平卧位，头偏向一侧，无脑脊液漏者血压稳定后应抬高床头15°～30°，有脑脊液鼻漏应去枕平卧7～15日。

（2）经口吸氧，流量2～4 L/min。

（3）定时测量生命体征，特别注意观察瞳孔及视力视野改变情况。

（4）准确记录每小时尿量及出入量。

（5）伤口护理：密切观察伤口渗血渗液情况，如有异常及时通知医师；保持伤口清洁干燥，拔除鼻腔引流条后勿用棉球或纱布堵塞鼻腔，避免用力擤鼻、打喷嚏。

（6）口腔护理：由于术后用纱布堵塞鼻腔止血，患者只能张口呼吸，易造成口腔干燥，此时应用湿纱布盖于口唇外，保持口腔湿润，减轻不适。

（7）加强营养，食物宜富含纤维素，以保持大便通畅。

3.术后并发症护理

（1）颅内出血：常在术后24 h内发生。患者出现意识障碍、瞳孔及生命体征变化。视物不清，视野缺损等提示有颅内出血的可能，应及时通知医生。

（2）尿崩症：由于手术对垂体后叶及垂体柄的影响，术后一过性尿崩发生率较高，需检测每小时尿量，准确记录出入量，合理补液，保持出入量平衡。由于尿液大量排出，可造成低血钾等水电解质紊乱，临床上每日进行血生化检查，监测血电解质情况及时给予补充。

（3）脑脊液鼻漏：由于术中损伤鞍膈所致。脑脊液鼻漏常发生于术后3～7 d，尤其是拔除鼻腔堵塞纱布后，观察患者鼻腔中有无清亮脑脊液流出。因脑脊液含有葡萄糖，可用尿糖试纸检测，如呈阳性则提示有脑脊液鼻漏。此时患者应绝对卧床，去枕平卧2～3周，禁止用棉球、纱条、卫生纸堵塞鼻腔，以防逆行感染。

（4）垂体功能低下：由于机体不适应激素的变化而引起，常发生于术后，发现患者意识淡漠应及时通知医师。

## 【健康教育】

（1）进食富含钾、钠的食物。

（2）保持口鼻腔卫生，并观察有无脑脊液鼻漏。

（3）有不适时及时与医生联系。

（4）嘱患者按时遵医嘱服药。

（5）按时复查内分泌、血生化及脑CT或MRI。

# 第四节　小脑扁桃体下疝畸形、脊髓空洞症护理

## 【概述】

小脑扁桃体下疝畸形（cerebellar subtonsillar hernia malformation）又称Chiari畸形，是包括仅小脑扁桃体经枕大孔到椎管的一组后脑异常。

## 【症状体征】

一般可见头颈部偏斜、面部不对称、颈短、后发际低及脊柱侧凹，常见有颈神经根的刺激症状，出现颈项疼痛、活动受限及强迫头位，部分患者可出现上肢麻木、疼痛、肌肉萎缩及腱反射减低等。

## 【护理】

### 一、护理问题

（1）自理缺陷：与身体异常及开颅手术有关。

（2）焦虑/恐惧/预感性悲哀：与担心疗效有关。

（3）潜在并发症：颅内压增高、脑积水、感染等。

### 二、护理措施

（1）密切观察有无颅内压增高的体征。

（2）呼吸功能障碍的患者应给予持续低流量吸氧，并严密观察呼吸变化。

（3）后组神经损伤者，进食要缓慢，防止进食呛咳引发窒息。

（4）身体移动有障碍的患者要防止压疮、肺部感染的发生。

（5）感觉障碍者防止烫伤、冻伤。

（6）给予患者舒适的体位，防止加重神经根的刺激症状。

（7）对于生活自理缺陷的患者加强巡视病房，及时给予满足患者的生活需要。

（8）术后颈神经限制活动，头颈肩在同一水平线轴式翻身及颈托保护固定，防止

颈椎损伤。

（9）康复知识宣教到位，示范康复锻炼方法，促进神经功能恢复。

## 【健康教育】

（1）心理指导：与患者沟通交流时观察了解其心理反应，对遗留有大小便障碍或瘫痪患者应加强心理开导，鼓励患者及家属积极进行功能锻炼，建立健康人格。

（2）进食高蛋白富含营养的饮食，以增强机体抵抗力。

（3）佩戴颈托者指导患者坐位或离床活动时不可取下颈托，同时应坚持佩戴3个月以上，防止颈部移位造成呼吸中枢受压。

（4）术后3～6个月到门诊复查。

（5）出现原有症状或原有症状加重，或伤口有异常者及时就诊。

# 第五节　三叉神经痛护理

## 【概述】

三叉神经痛（trigeminal neuralgia）表现为颜面部三叉神经分布区域内，闪电式反复发作性的剧烈疼痛，是神经系统疾病中常见的疾病之一。

## 【症状体征】

疼痛是本病最突出的表现，疼痛发作常无先兆，为骤然的闪电样发作，性质如刀割，烧灼、针刺或电击样。仅限于三叉神经分布区，多为单侧，右侧居多，双侧者极少见。

## 【护理】

### 一、护理问题

（1）焦虑与恐惧：与担心手术、疼痛疾病的预后有关。

（2）疼痛：与三叉神经病变有关。

（3）潜在并发症：感染、低颅压。

## 二、护理措施

1.心理护理

三叉神经痛的患者一般病程较长，疼痛剧烈，发作频繁，说话、漱口、进食、洗脸，甚至眨眼都可诱发疼痛。应做好心理护理，消除患者紧张恐惧、忧郁的心理。

2.术前护理

（1）加强与患者交流，减轻焦虑，帮助患者树立信心。

（2）加强营养，增强体质。

（3）观察患者疼痛的性质、程度及持续时间、诱发因素，并做好记录。

（4）遵医嘱正确给药。

3.术后护理

（1）若为桥小脑角肿瘤所致三叉神经痛应注意观察有无后组颅神经受累症状，针对相应症状实施护理。

（2）做好患者的心理护理，减轻恐惧、紧张情绪，树立战胜疾病的信心。

（3）协助患者按时服药，对患者讲明服药的注意事项及药理作用，不能随意加量、减量或停服。

（4）疼痛发作剧烈时遵医嘱给予止痛药。

（5）观察脑脊液有无耳漏，有问题及时通知医生采取措施。

（6）观察三叉神经痛症状有无减轻或减轻程度。

## 【健康教育】

（1）饮食要有规律，选择质软、易嚼食物。因咀嚼诱发疼痛的患者，则要进食流食，禁吃油炸食物，不宜食用刺激性食物等。同时注意饮食的营养丰富。

（2）按时服药、不可自行停药，适当休息注意劳逸结合，保持情绪稳定。

（3）伤口愈合1个月可以洗头，注意伤口有红、肿、热、痛时及时就诊，术后3~6个月门诊复查。

# 第六节　脑积水护理

## 【概述】

脑积水（hydrocephalus）是指由于脑脊液循环受阻，吸收障碍或分泌过多使脑脊液大量聚于脑室系统或蛛网膜下腔，导致脑室或蛛网膜下腔扩大形成的头颅扩大，颅内压增高和脑功能障碍。

## 【症状体征】

（1）急性脑积水特征：临床一般表现为头痛、恶心、呕吐、视力障碍等。

（2）慢性脑积水特征：以慢性颅内压增高为其主要特征，可出现双侧颞部或全颅疼痛，恶心、呕吐，视神经盘水肿或视神经萎缩，智力发育障碍，运动功能障碍等。

（3）正常颅内压脑积水特征：步态不稳，运动障碍程度不一，精神障碍为较早出现的症状之一，个别患者可有大小便失禁。儿童可见头围在正常值范围或略超过正常值，精神运动发育迟缓，智力下降，学习能力差，运动障碍等。

（4）静止性脑积水特征：临床表现类似于正常颅内压脑积水，脑室的容积保持稳定或缩小，未再出现新的神经功能损害，精神运动发育随年龄增长而不断改善。

## 【护理】

### 一、护理问题

（1）知识缺乏：缺乏脑积水知识。

（2）潜在并发症：颅内压增高、感染、分流装置阻塞等。

### 二、护理措施

（1）注意观察神志、瞳孔、生命体征的改变，及时发现颅内压增高的症状。

（2）注意头痛、呕吐的性质，以确定颅内压增高的程度。

（3）行脑室穿刺引流术后应观察引流管是否通畅，引流液的颜色、性质和量，防止扭转、脱出、阻塞，防止感染。

（4）脑脊液分流术后，随时观察患者头痛症状的改善，以确定术后效果。

（5）行脑脊液分流术后，遵医嘱合理卧位。

（6）脑脊液分流术后，注意观察有无腹部不适，如腹胀、腹痛。

（7）心理指导：脑积水患者大多伴有精神障碍、步态不稳、尿便失禁等症状，易产生自卑心理。此外由于担心手术效果，手术前患者往往顾虑较多，对此，应给予关心和体贴，多倾听患者主诉，进行必要疏导，使其以乐观的心态配合治疗。

## 【健康教育】

（1）加强营养，推进高蛋白、高热量、富有营养、易消化饮食。

（2）注意气温变化，防止着凉。

（3）肢体活动障碍者，活动时要有人陪伴，防止发生意外。

（4）注意观察腹部及脑部症状，以防分流管阻塞，如有异常情况，随时复诊。

（5）继续康复锻炼，增强自理能力。

# 第十三章　普外科护理

## 第一节　乳腺癌护理

**【概述】**

乳腺癌（breast cancer）是女性发病率最高的恶性肿瘤之一，也是女性最常见的癌症死亡原因。在我国，乳腺癌的发病率呈逐年上升趋势，部分大城市报告乳腺癌占女性恶性肿瘤首位。

**【症状、体征】**

1.乳房肿块

（1）早期：表现为患侧乳房出现无痛性、单发小肿块，肿块多位于乳房外上象限。

（2）晚期：①肿块固定；②卫星结节、铠甲胸；③皮肤破溃。

2.乳房外形改变

①酒窝征；②乳头内陷；③橘皮征。

3.转移征象

①淋巴转移：最初多见于患侧腋窝；②血性转移。

**【护理】**

### 一、护理问题

（1）自我形象紊乱：与乳腺癌切除术造成乳房缺失和术后瘢痕形成有关。

（2）有组织完整性受损的危险：与留置引流管、患侧上肢淋巴引流不畅、头静脉被结扎、腋静脉栓塞或感染有关。

（3）知识缺乏：缺乏有关术后患肢功能锻炼的知识。

## 二、护理措施

1.术前护理

（1）遵医嘱协助患者完善术前准备及相关检查，告知术前术后注意事项，取得患者及家属的理解和配合。

（2）终止妊娠或哺乳：妊娠期及哺乳期发生乳腺癌的患者应立即终止妊娠及哺乳，以减轻激素的作用。

（3）皮肤准备：术前一日备皮，对切除范围大，考虑植皮的患者，应做好供皮区的准备。

（4）指导患者深呼吸，进行有效咳嗽，指导踝泵训练。

（5）控制感染：晚期患者皮肤破溃者，术前给予换药至创面好转，乳头内陷者术前应清洁局部，必要时应用抗生素预防感染。

（6）心理护理：术前晚过度紧张或入眠困难者，遵医嘱给予镇静药物，以保证患者的最佳身心状态。

2.术后护理

（1）体位：术后患者取平卧位，病情稳定、麻醉清醒后取半卧位，以利于呼吸和引流。

（2）病情观察：严密观察生命体征变化，观察患者有无气胸的征兆，胸闷、呼吸困难等。准确及时书写护理记录。

（3）饮食护理：病情平稳、麻醉清醒后，待恢复胃肠蠕动可进食，术后 6 h 给流质饮食，术后 1 日可改半流质饮食，逐步过渡到普食。

（4）伤口及引流管护理：刀口用胸带加压包扎止血，注意患肢皮肤的颜色、温度、脉搏，防止过紧引起肢体供血不良，过松不利皮瓣或皮片与胸壁紧贴愈合。观察刀口敷料渗血渗液情况，并予以记录，有渗血渗水时及时通知医生给予换药，保持腋下、胸骨旁引流管的通畅，观察引流液的颜色、性质和量，并记录。

（5）留置尿管期间多饮水，会阴护理一日两次。

（6）疼痛护理：疼痛时采取宽慰患者、分散患者注意力，改变体位，促进有效通气，适当松解胸带等措施以缓解疼痛，如疼痛≥3分，遵医嘱使用镇痛药物，并评估用药后效果。

（7）鼓励患者床上进行踝泵训练，避免形成下肢深静脉血栓。

（8）患侧上肢功能锻炼：鼓励和协助患者早期开始患侧上肢的功能锻炼。

（9）并发症的观察与护理。

①出血：观察刀口敷料渗血及引流液颜色，观察血压心率，警惕切口出血；

②积液：指皮瓣与胸壁或腋窝间有液体积聚造成皮瓣不能紧贴于创面；

③皮瓣坏死：一般术后24 h即见，应密切观察皮瓣的颜色温度，胸带加压包扎不要过紧；

④患侧上肢水肿：上肢抬高，向心性按摩，指导患者循序渐进地进行功能锻炼，避免损伤（勿在患侧上肢测血压、抽血、输液等，避免过度负重和外伤）、保护患侧上肢、促进肿胀消退。

## 【健康教育】

（1）使妇女了解乳腺癌发病与生活方式、膳食结构失衡以及精神创伤等因素有关。自觉改变不良的生活习惯，增加适宜的体力活动，不断增进身心健康。

（2）乳房定期复测：定期的乳房自我检查有助于早发现乳房的病变。术后患者也应每月自查1次，以便于早期发现复发征象。检查时间最好选在月经周期的第7～10日，或月经结束后2～3日，已经绝经的女性应选择每个月固定的1日检查。40岁以上女性或乳腺癌术后患者每年还应行钼靶X线检查。

（3）活动：近期避免患侧上肢搬动或提拉过重物品，继续进行功能锻炼。

（4）避孕：术后5年内避免妊娠，防止乳腺癌复发。

# 第二节　甲状腺癌护理

## 【概述】

甲状腺癌（thyroid carcinoma）是最常见的甲状腺恶性肿瘤，约占全身恶性肿瘤的1%。主要包括乳头状癌、滤泡状癌、未分化癌、髓样癌四种类型。除髓样癌外，大多数甲状腺癌起源于滤泡上皮细胞。

## 【症状体征】

（1）早期颈部质硬而高低不平的肿块，多无自觉症状。

（2）颈部肿块往往为非对称性硬块，可逐渐增大，随吞咽上下活动，并可侵犯气管而固定。

（3）晚期可产生压迫症状，如伴有声音嘶哑、呼吸困难或吞咽困难，或局部压痛等压迫症状。

（4）颈静脉受压时，可出现患侧静脉怒张与面部水肿等体征，为甲状腺癌的特征之一。

## 【护理】

### 一、护理问题

（1）恐惧：与颈部肿块性质不明、担心手术及预后有关。

（2）清理呼吸道无效：与咽喉部及气管受刺激、分泌物增多及切口疼痛有关。

（3）潜在并发症：呼吸困难和窒息、吞咽困难、喉返神经损伤、喉上神经损伤或手足抽搐等。

### 二、护理措施

1.术前护理

（1）指导患者进行体位练习（将软枕置于肩部，软枕边缘与肩部平齐，保持头后仰，颈过伸体位），以利于术中手术野的暴露。

（2）指导患者深呼吸，进行有效咳嗽，有吸烟史者应戒烟，避免上呼吸道感染。

（3）遵医嘱协助患者完善术前准备及相关检查，告知术前术后注意事项，取得患者及家属的理解和配合。

（4）术前晚过度紧张或入眠困难者，遵医嘱给予镇静药物，以保证患者的最佳身心状态。

（5）心理护理：说明手术的必要性及术前准备的意义，消除患者的顾虑和恐惧，做好心理护理。

2.术后护理

（1）体位：病情稳定后取半卧位。有利于呼吸和切口渗出物的引流。在变换体位时保护颈部，颈部制动。

（2）密切观察生命体征变化，观察有无声音嘶哑、呛咳、呼吸困难等症状。

（3）饮食：麻醉反应消失后试进温凉水，无不适后进流质饮食，逐步过渡到半流质饮食，普通饮食。若患者出现呛咳，应通知医生，暂禁饮食。

（4）引流管护理：观察刀口敷料有无渗血渗液情况，保持各种引流管的通畅，防止扭曲、脱落、阻塞，观察引流液的颜色、性质和量并做好记录。

（5）尿管护理：遵医嘱给予会阴擦洗，保持尿管的通畅，必要时记录尿量。

（6）观察患者是否疼痛，遵医嘱用药，观察用药后反应。

（7）并发症的观察与护理。

呼吸困难和窒息：是手术最危急的并发症。处理：一旦发现患者呼吸困难，立即床旁抢救。主要措施：①去除病因；②立即行气管切开或气管插管；③如有呼吸心跳暂停者应先气管插管或气管切开同时再进行复苏。

喉返神经损伤：一侧喉返神经损伤所引起的声嘶，可由健侧声带过度地向患侧内收而好转；两侧喉返神经损伤会导致两侧声带麻痹，引起失音或严重的呼吸困难，需作气管切开。

喉上神经损伤：外支损伤，会使环甲肌瘫痪，引起声带松弛、音调降低。内支损伤，则使喉部黏膜感觉丧失，容易发生误咽和饮水呛咳，一般经理疗后可自行恢复。

甲状腺旁腺损伤：多数患者只有面部、口唇或手足的针刺样麻木感，休息2~3周后可代偿，严重会出现面肌和手足持续性痉挛，应遵医嘱静滴或静推钙。

## 【健康教育】

（1）心理调适：甲状腺癌患者术后存有不同程度的心理问题，指导患者调整心态，积极配合后续治疗。

（2）功能锻炼：为促进颈部功能恢复，术后患者在切口愈合后可逐渐进行颈部活动，直至出院后3个月。颈淋巴结清扫术者，因斜方肌不同程度受损，功能锻炼尤为重要；故在切口愈合后即应开始肩关节和颈部的功能锻炼，并随时保持患侧高于健侧，以防肩下垂。

（3）后续治疗：甲状腺全切除者应遵医嘱坚持服用甲状腺素制剂，以预防肿瘤复发；术后遵医嘱按时放疗。

（4）随访：教会患者自行检查颈部；患者出院后须定期复诊，检查颈部、肺部和甲状腺功能等。若发现结节、肿块或异常应及时就诊。

# 第三节　胃癌护理

## 【概述】

胃癌（gastric cancer）是我国最常见的恶性肿瘤之一，是发生在胃部的恶性肿瘤，居消化道肿瘤死亡原因的首位。

## 【症状体征】

（1）嗳气、反酸，食欲减退上腹不适等，上腹部痛，可急可缓，无明显规律。

（2）胃窦部癌肿导致幽门部分或全部梗阻时，可表现为恶心、餐后饱胀、呕吐等。

（3）贲门癌肿累及食道下端时可出现吞咽困难。胃壁受累时可有易饱感。

（4）溃疡性胃癌、癌肿破溃或侵犯血管时，可有出血。

（5）晚期胃癌，可有贫血、消瘦，最后出现恶病质状。

（6）体征：进展期胃癌，上腹部可扪及肿块，多位于上腹部右侧，呈结节状，坚实有压痛。

## 【护理】

### 一、护理问题

（1）焦虑/恐惧：与患者对癌症的恐惧、担心治疗效果和预后有关。

（2）营养失调：低于机体需要量，与长期食欲减退、消化吸收不良及癌肿导致的消耗增加有关。

（3）潜在并发症：出血、十二指肠残端破裂、吻合口瘘、消化道梗阻、倾倒综合征等。

### 二、护理措施

1.术前护理

（1）评估患者一般健康问题，包括心肺肾重要脏器功能，饮食睡眠情况，各种化验检查，手术部位皮肤状况。

（2）皮肤准备：术前一日根据手术范围备皮，剔除毛发及胡须，沐浴、更衣、剪指甲。

（3）遵医嘱查血型、备血，完成常规药物的皮肤敏感试验。

（4）肠道准备：肠道手术按医嘱进行肠道准备，一般手术前12 h禁食，术前8 h禁水。

（5）准备手术相关物品及药品。

（6）术前指导患者做床上大小便练习、踝泵运动及深呼吸有效咳嗽练习，防止术后并发症。

（7）术日晨测体温、脉搏、呼吸、血压，取下假牙、眼镜、发卡、饰品、手表及贵重物品交家属或护士长；按医嘱给术前用药。

（8）准备麻醉床，备好监护及吸氧设备。

2.术后护理

（1）执行麻醉后护理。

（2）病情观察：严密观察生命体征变化，观察伤口有无渗血、渗液，及时更换湿敷料，以免伤口感染；观察有无腹痛、腹胀、发热及伤口愈合情况。

（3）活动：术后鼓励患者早期下床。

（4）饮食：根据医嘱及肠功能恢复情况给予患者饮食指导。

（5）引流管的护理：妥善固定、定时挤压、密切观察引流液的性质、质量、颜色。

（6）用药的护理：术后遵医嘱应用药物，密切观察用药的不良反应。

（7）疼痛的护理：根据疼痛评估制度，给予相应的处理。

（8）肠内营养的护理：遵医嘱给予肠内营养输入，出现不良反应及时告知医生。

（9）并发症的观察与护理。①吻合口出血：对于出血较少的患者，可给予止血药物和输血治疗；出血严重或生命体征不稳定的患者，应及时准备再次手术。②十二指肠残端瘘：立即禁食，持续胃肠减压，充分进行腹腔内引流。密切观察病情变化，并配合医生进行十二指肠残端插管造瘘等进一步治疗。③吻合口梗阻：对于因水肿引起的暂时性梗阻，可给予胃肠减压等保守治疗；若梗阻症状持续不缓解，需考虑再次手术重建吻合口。

## 【健康教育】

（1）注意饮食卫生：不食不洁净的食物，不暴饮暴食，多吃易消化的食物，少食刺激性食物，避免进食后剧烈运动和腹部受凉。

（2）保持大便通畅：老年及肠功能不全者有便秘现象，应及时给予缓泻剂，必要时灌肠，促进排便。

（3）出院后如有腹痛、腹胀、停止排便排气等不适，及时来院就诊。

（4）嘱患者定期门诊随访，若有不适及时就诊。

# 第四节　胆囊息肉护理

## 【概述】

胆囊息肉（polyp of gallbladder），是指胆囊壁向囊腔内呈息肉样隆起的一类病变。又称为胆囊息肉样病变（polypoid lesion of gallbladder，PLG）。临床上所指的胆囊息肉包括由胆囊炎症所引起的黏膜息肉样增生、胆囊黏膜细胞变性所引起的息肉样改变、胆囊腺瘤性息肉以及息肉样胆囊癌等。胆囊息肉样病变可分为良性或恶性病变，但以非肿瘤性病变为多，一般认为直径15 mm以上的胆囊息肉样病变几乎全是恶性肿瘤性病变，故胆囊息肉样病变近几年来备受重视。

## 【症状体征】

（1）症状：恶心、呕吐、食欲减退。

（2）体征：右上腹疼痛或不适。

## 【护理】

### 一、护理问题

（1）急性疼痛：与手术创伤有关。

（2）体温过高：与胆囊炎症、腹腔感染有关。

（3）营养失调：低于机体需要量，与疾病消耗、摄入不足及手术创伤有关。

（4）潜在并发症：出血、胆瘘、感染等。

## 二、护理措施

1.术前护理

（1）病情观察：密切观察患者病情变化，若出现寒战、高热、腹痛加剧，应考虑病情加重，要及时报告医师，积极进行处理。

（2）缓解疼痛：①针对患者疼痛的部位、性质、程度、诱因、缓解和加重的因素，有针对性地采取措施以缓解疼痛。

（3）指导患者卧床休息，采取舒适卧位。

（4）进食低脂饮食，以防诱发急性胆囊炎而影响手术治疗。

（5）心理护理。

（6）术前禁饮食，皮肤准备。

2.术后护理

（1）术后患者取平卧位，头偏向一侧，若清醒且生命体征平稳可枕枕头。

（2）遵医嘱给予心电监护及吸氧，监测生命体征。

（3）病情观察：观察刀口敷料渗血情况，告知腹部有引流管的患者家属留置引流管的意义，观察引流是否通畅，妥善固定，避免滑脱。

（4）饮食指导：参照肝胆外科一般护理快速康复饮食方案执行。

（5）高碳酸血症的护理：表现为呼吸缓慢、二氧化碳分压升高，术后常规给予低流量吸氧，鼓励患者深呼吸、有效咳嗽，促进机体内二氧化碳排出。

（6）并发症的观察与护理。

①出血：术后观察刀口敷料渗出情况，如渗血较多，应报告医生给予处理。术后腹腔出血多发生于术后24～48 h内，可能与术中血管结扎线脱落有关。严密观察患者生命体征及腹部体征，腹腔引流管引流出大量血性液体超过100 mL/h，持续3 h以上并伴有心率增快、血压波动时，提示腹腔出血，及时告知医师并协助处理。

②腹胀：术后协助患者翻身，鼓励尽早下床活动。

③胆瘘、胆汁性腹膜炎：若患者出现发热、腹胀、腹痛等腹膜炎表现，或腹腔引流管引流出黄绿色胆汁样液体，伤口有胆汁样渗液，常提示发生胆瘘。一旦发现，及时告知医师并协助处理。

④尿潴留。

## 【健康教育】

（1）观察伤口愈合情况，如有不适应立即到医院复诊。避免污染敷料，拆线1周后洗澡。

（2）给予低脂、高蛋白、高纤维素易消化饮食，忌暴饮暴食。

（3）疾病指导：告知患者胆囊切除后出现消化不良、脂肪性腹泻等原因，解除其焦虑情绪，出院后如果出现黄疸、陶土样大便等情况应及时就诊。

（4）定期复查：若出现腹痛、发热和黄疸等症状时，及时就医。

（5）适当运动，避免劳累，预防感冒。

（6）告知患者复诊时间。

# 第五节　胆囊癌护理

## 【概述】

胆囊癌（carcinoma of gallbladder）是指发生于胆囊底、体、颈部及胆囊管的恶性肿瘤，发生率约占胆道肿瘤的2/3，胆道手术的1.53%，居消化系统恶性肿瘤的第5~6位，是最常见的胆道系统恶性肿瘤。

## 【症状体征】

早期表现为恶心、呕吐、食欲减退，当肿瘤侵犯浆膜层或胆囊床时，出现右上腹痛，可放射至肩背部，胆囊管梗阻时可触及肿大的胆囊。晚期可在右上腹触及肿块，并出现腹胀、体重减轻或消瘦、贫血、黄疸、腹水及全身衰竭等。少数肿瘤可穿透浆膜，导致胆囊急性穿孔、急性腹膜炎、胆道出血。

## 【护理】

### 一、护理问题

（1）焦虑：与担心肿瘤预后及病后家庭、社会地位改变有关。

（2）急性疼痛：与肿瘤浸润、局部压迫及手术创伤有关。

（3）营养失调：低于机体需要量，与肿瘤所致的高代谢状态、摄入减少及吸收障碍有关。

（4）体温过高：与胆囊炎症、腹腔感染有关。

（5）潜在并发症：出血、胆瘘、感染等。

## 二、护理措施

1.术前护理

（1）病情观察：密切观察患者病情变化，若出现寒战、高热、腹痛加剧，应考虑病情加重，要及时报告医师，积极进行处理。

（2）缓解疼痛：针对患者疼痛的部位、性质、程度、诱因、缓解和加重的因素，有针对性地采取措施以缓解疼痛。先用非药物方法止痛，必要时遵医嘱应用镇痛药物，并评估其效果。

（3）指导患者卧床休息，采取舒适卧位。

（4）改善和维持营养状态。

（5）心理护理。

（6）术前禁饮食，皮肤准备。

2.术后护理

（1）术后患者取平卧位，头偏向一侧，若清醒且生命体征平稳，可枕枕头。

（2）遵医嘱给予吸氧及心电监护，监测生命体征。

（3）病情观察：观察刀口敷料渗血情况；告知腹部有引流管的患者家属留置引流管的意义，观察引流是否通畅，妥善固定，避免滑脱。

（4）饮食指导：术后早期禁食，禁食期间遵医嘱给予肠外营养支持，肠蠕动恢复后，遵医嘱进食。

（5）活动：参照肝胆外科疾病一般护理。

（6）并发症的观察与护理。

出血：术后观察刀口敷料渗出情况，如渗血较多，应报告医生给予处理。术后腹腔出血多发生于术后24～48 h内，可能与术中血管结扎线脱落有关。术后严密观察患者生命体征及腹部体征，腹腔引流管引流出大量血性液体超过100 mL/h，持续3 h以上并伴有心率增快、血压波动时，提示腹腔出血，及时告知医师并协助处理。

腹胀：术后协助患者翻身，鼓励尽早下床活动。

胆瘘、胆汁性腹膜炎：若患者出现发热、腹胀、腹痛等腹膜炎表现，或腹腔引流管引流出黄绿色胆汁样液体，伤口有胆汁样渗液，常提示发生胆瘘。一旦发现，及时告知医师并协助处理。

## 【健康教育】

（1）观察伤口愈合情况，如有不适应立即到医院复诊。避免污染敷料，拆线1周后洗澡。

（2）给予低脂、高蛋白、高纤维素易消化饮食，忌暴饮暴食。

（3）疾病指导：告知患者胆囊切除后出现消化不良、脂肪性腹泻等原因，解除其焦虑情绪，出院后如果出现黄疸、陶土样大便等情况应及时就诊。

（4）定期复查：若出现腹痛、发热和黄疸等症状时，及时就医。

（5）适当运动，避免劳累，预防感冒。

（6）告知患者复诊时间。

# 第六节 壶腹部癌护理

## 【概述】

壶腹部癌（Periampullary adenocarcinoma）是发生于胆总管末端、Vater壶腹部及十二指肠乳头的恶性肿瘤。

## 【症状体征】

（1）腹痛：是最常见的首发症状。

（2）黄疸：黄疸深浅呈波浪式变化。

（3）消化道症状：食欲不振、上腹饱胀、消化不良、便秘或腹泻，部分患者可有恶心、呕吐。

（4）消瘦及乏力、体重减轻。

## 【护理】

### 一、护理问题

（1）焦虑：与诊断为恶性肿瘤、对手术治疗缺乏信心及担心预后有关。

（2）急性疼痛：与胆管梗阻、肿瘤侵犯腹膜后神经丛及手术创伤有关。

（3）营养失调：低于机体需要量，与食欲下降、呕吐及恶性肿瘤消耗有关。

（4）潜在并发症：感染、胰瘘、胆瘘、出血、血糖异常等。

### 二、护理措施

1.术前护理

（1）心理护理：根据患者对疾病知识的掌握程度，有针对性地进行健康指导，使患者能配合治疗和护理，促进疾病的康复。

（2）疼痛护理：疼痛剧烈者，及时使用镇痛药，评估镇痛药效果，保证患者良好睡眠和休息。

（3）改善营养状况：监测相关营养指标，指导患者进食高能量、高蛋白、高维生素、低脂饮食。营养不良者，可经肠内和（或）肠外营养途径改善患者营养状况。

（4）改善肝功能：遵医嘱给予保肝药、复合维生素B等；静脉输注高渗葡萄糖加胰岛素和钾盐，增加肝糖原储备。有黄疸者，肌肉注射维生素K1，改善凝血功能。

（5）其他措施：血糖异常者，通过调节饮食和注射胰岛素控制血糖。有胆道梗阻并继发感染者，遵医嘱予抗生素控制感染。行手术者，做好皮肤准备。

2.术后护理

（1）病情观察：密切观察生命体征、腹部体征、刀口及引流情况，准确记录24 h出入量，必要时监测CVP及每小时尿量。

（2）饮食指导：术后早期禁食，禁食期间遵医嘱给予肠外营养支持，肠蠕动恢复后，遵医嘱进食。

（3）活动：参照肝胆外科疾病一般护理。

（4）并发症的观察与护理。

出血：严密观察病情变化；术后1～2日应卧床休息不鼓励患者早期活动，避免剧烈咳嗽和打喷嚏等，以防腹腔出血；保持引流管通畅，严密观察引流液的量、性质、颜色；若明确为凝血机制障碍性出血，遵医嘱用药；必要时再次手术止血。

膈下脓肿：保持引流通畅，妥善固定引流管，保持引流通畅；若已形成膈下脓肿，必要时行穿刺引流；严密观察体温变化，高热者给予高热护理；加强营养支持治疗和抗菌药物的应用护理。

胆汁瘘：保持引流通畅，并观察引流液的量与性质变化，如有局部积液，应尽早B超定位穿刺置管引流，如发生胆汁性腹膜炎，应尽早手术。

胰瘘：保持引流管引流通畅，记录引流液颜色、质量、性质；观察患者生命体征、腹部体征，有无腹肌紧张、压痛、反跳痛；遵医嘱使用抗生素、预防感染；遵医嘱应用抑制胰液外分泌药物，定期复查了解肝、肾功能及水电解质情况。

## 【健康教育】

（1）自我监测：年龄40岁以上者，短期内出现持续性上腹疼痛、腹胀、黄疸、食欲减退、消瘦等症状时，须及时就医。

（2）合理饮食：戒烟酒，少量多餐，均衡饮食。

（3）定期复查：术后每3~6个月复查一次，若出现贫血、发热、黄疸等症状，及时就医。

# 第十四章　骨科护理

## 第一节　外固定支架护理

### 【概述】

骨外固定支架（external Fixator）是通过穿插在骨内的钢针与体外装置连接对骨施以轴向加压、牵伸、中和位，以及防止骨骼扭曲和肢体变形的一种骨折固定方法。

### 【适应症】

（1）伴有严重软组织损伤的开放性骨折；

（2）伴有严重软组织损伤的近关节骨折，尤其是胫骨的近远端骨折，桡骨的远端骨折；对多发伤，患者的全身状况尚不稳定，而全身多处肢体骨折；

（3）儿童长骨骨折；非创伤性疾病和骨折畸形愈合和不愈合的情况。

### 【护理】

#### 一、护理问题

（1）躯体移动障碍：与肢体活动受限有关。

（2）有外周神经血管功能障碍的危险：与外固定术损伤神经、血管等有关。

（3）潜在并发症：钉道口感染、关节僵硬等。

#### 二、护理措施

1.术前护理

（1）术前8 h禁食、4 h禁饮，禁饮食时间达不到者，插胃管行胃肠减压，防止术中胃内容物上溢误入气管导致窒息。

（2）药敏试验：头孢唑啉钠皮试、TAT皮试，为进一步药物治疗做准备。

（3）术前常规抽血化验血常规、凝血四项、血型、梅艾丙三抗体、肝炎六项及心电图，是否适应手术。预计术中患者需要输血时，术前抽血备血等。

（4）术前患者应做好手术区皮肤的清洁，剪指/趾甲，穿好患者服，禁戴各种首饰，不要化妆。

（5）术前30 min肌注镇静及抑制腺体分泌的药物，增强麻醉效果，利于手术。

（6）做好术前指导，包括心理护理。

2.术后护理

（1）卧位：上肢骨折术后，用薄枕垫高患肢30°。下肢骨折术后将薄枕垫于腘窝及小腿处，使膝关节屈曲20°～30°，以促进淋巴和静脉血液回流，减轻肿胀。合并骨筋膜高压症患肢不宜垫高，以免加重肌肉缺血、肿胀、坏死。

（2）预防钉道口感染：钉孔处每日用75％乙醇点滴2次，隔日更换敷料一次。

（3）指导功能锻炼，预防关节僵硬，肌肉萎缩。

## 【健康教育】

（1）保持外固定术敷料清洁干燥，针孔处不能进水。

（2）增进营养，给予高蛋白、高维生素、高热量饮食，增强机体抵抗力，促进骨折愈合。

（3）术后当日即可做肌肉的静力收缩或舒张，每日2～3次，每次15～30下。

（4）关节锻炼：上肢骨折以肩关节、肘关节、腕关节为重点。肩关节以外展、上举、旋转为主，肘关节以屈、伸、外旋为主，腕关节以屈伸为主。术后2～3 d开始锻炼，下肢骨折主要锻炼膝关节屈曲80°，踝关节锻炼伸屈至90°。

# 第二节　化脓性骨髓炎护理

## 【概述】

化脓性骨髓炎（suppurative osteomyelitis）由化脓性细菌引起的骨膜、骨皮质和骨髓组织的炎症，根据感染途径不同，可分为血源性骨髓炎、外来性骨髓炎、创伤性骨髓炎。

## 【症状体征】

（1）急性血源性骨髓炎：局部红、肿、热、痛，活动受限，全身中毒症状明显，高热达39 ℃以上，伴有寒战、脉快，头痛，烦躁不安等，重者有昏迷或感染性休克。

（2）慢性血源性骨髓炎：在病变静止阶段可无症状，急性发作时有发热、局部胀痛。

（3）患肢增粗变形，常有多处瘢痕和窦道长久不愈。

## 【护理】

### 一、护理诊断

（1）体温过高：与化脓性感染有关。

（2）疼痛：与化脓性感染和手术有关。

（3）组织完整性受损：与化脓性感染和骨质破坏有关。

### 二、护理措施

（1）经常与患者谈心，给予安慰和鼓励使患者树立战胜疾病的信心，帮助患者解决生活中的实际困难，向患者做好健康宣教。

（2）注意观察全身症状和局部表现，高热患儿要及时降温，严密观察意识状态，防止发生中枢神经系统功能紊乱。

（3）鼓励患者多饮水、多进食，给予高热量、高蛋白质，富含维生素的食物，以加强营养，增强机体抵抗力。必要时遵医嘱输白蛋白或血浆。

（4）按时测体温，采取有效的降温措施，观察病情，出汗多时，应勤擦洗、勤更换衣服及被单，防止着凉。

（5）患者长期卧床，肢体不运动因而可造成肌肉的失用性萎缩、关节挛缩甚至关节畸形，因此应重视功能锻炼。当炎症消退或伤口愈合时，应进行功能锻炼，如肢体因固定而不能进行关节活动时则应练习肌肉的等长收缩，每日进行100～500次，以感觉肌肉有轻微酸痛为度。

（6）开窗引流、关节冲洗术后护理：①正确连接术后冲洗管及引流管。注意将高位管接冲洗管，低位管接引流管；②保持导管冲洗或引流通畅，防止导管堵塞。第一个24 h冲洗期间，每2～3 h快速冲洗30 s，防止脓液、凝血块堵塞；以后冲洗过程中管道如有堵塞，应轻轻挤压、旋转两管，快速滴入 30 s ~ 2 min；③冲洗液每日 2 000 ~ 3 000 mL，根据医嘱调节滴速均匀滴入，观察引流液的颜色、性质；④冲洗时间一般为 1 ~ 2 周；⑤拔管时应先拔冲洗管，观察 1 ~ 2 d 无渗出物后再拔引流管。

（7）高热患者按高热护理。

## 【健康教育】

（1）加强饮食营养，提高机体抵抗力，防止疾病反复。

（2）抬高患肢，促进静脉血液回流，维持肢体处于功能位，预防肢体变形。

（3）每日进行等长舒缩练习及关节主动或被动活动，避免患肢功能障碍。

（4）患者使用辅助器材如拐杖、助行器等，减轻患肢负重，防止发生病理性骨折。

（5）骨髓炎患者易于复发，出院后要注意自我观察，定期复诊。

# 第三节　骨搬运手术护理

## 【概述】

骨搬运技术（bone handling techniques）是指利用牵张成骨原理，在外固定架的辅助下，在骨缺损的近端或远端截骨，并将游离骨段搬运至骨缺损处的方法。在搬运的过程中，截骨处会长出新生的骨组织。该技术的优点为自体骨搬运，不存在生物污染或生物相容性等问题，可以解决巨大的骨缺损，最长可修复 625 px（约 25 cm）以上的骨缺损，不需要其他部位的取骨，新生骨组织即为正常骨组织，其粗细与周围正常骨组织一致，可适用于任何类型的骨缺损，尤其是慢性骨髓炎导致的感染性骨缺损。

## 【护理】

### 一、护理问题

（1）焦虑：与患者病程长，担心手术预后有关。

（2）疼痛：与患者手术切口有关。

（3）舒适的改变：与患者术后疼痛、体位不适有关。

（4）潜在并发症：针孔感染、血管神经损伤、深静脉血栓、肌肉挛缩及关节僵硬等。

### 二、护理措施

1.术前护理

（1）术前6～8 h禁食、2 h禁饮，禁饮食时间达不到者，插胃管行胃肠减压，防止术中胃内容物上溢误入气管导致窒息。

（2）药敏试验：头孢唑啉皮试、TAT皮试，为进一步药物治疗做准备。

（3）术前常规抽血化验血常规、凝血四项、血型、梅艾丙三抗体、肝炎六项及心电图，是否适应手术。预计术中输血的患者，术前抽血备血等。

（4）术前患者应做好手术区皮肤的清洁，剪指/趾甲，穿好患者服，禁戴各种首饰，不要化妆。

（5）做好术前指导，包括心理护理。

2.术后护理

（1）体位及患肢位置：禁止患侧卧位，抬高患肢略高于心脏20～30 cm。

（2）预防交叉感染：保持外固定架的清洁，观察针孔有无渗血、渗液，加强针孔护理，每日用乙醇进行针孔消毒。不要将针孔周围的纤维痂皮撕掉。加强基础护理，预防交叉感染。

（3）密切观察生命体征的变化：神志、T、P、R、BP等。

（4）观察肢体血液循环变化，疼痛、麻木、肿胀、发绀或软组织有无卡压，一旦发现，及时告知医师进行相关处理。

（5）密切监测皮温的情况并做好动态记录。

（6）骨延长期护理：术后1周开始骨延长，向骨折端移位，延长速度为每日1 mm，分4次完成，直到骨折断端靠拢。延长期间每日检查延长的方向是否正确，观察患肢远端血循环及感觉、活动度情况。1个月行1次X线摄片，复查骨折端愈合情况，螺帽旋转1圈为1 mm。住院期间教会患者旋转螺帽进行肢体延长，掌握正确旋转的方向标识，告知患者骨延长不可急于求成，以免影响骨折愈合。如出现神经疼痛或过度的牵拉疼，应暂停延长，并及时与医师联系。

（7）术后即进行主动功能锻炼，防止肌肉萎缩、关节僵硬及下肢静脉血栓的形成。

（8）做好患者疼痛的护理。

## 【健康教育】

（1）加强饮食营养，提高机体抵抗力，防止疾病反复。

（2）维持肢体处于功能位，预防肢体变形。

（3）每日进行等长舒缩练习及关节主动或被动活动，避免患肢功能障碍。

（4）患者使用辅助器材如拐杖、助行器等，减轻患肢负重，防止发生病理性骨折。

（5）出院后要注意自我观察，定期复诊。

# 第四节　颈椎病后路手术护理

## 【概述】

颈椎病（cervical spondylopathy）又称颈椎综合征，是颈椎骨关节炎，增生性颈椎炎、颈神经根综合征、颈椎间盘脱出症的总称，是一种以退行性病理改变为基础的疾患，主要由于颈椎长期劳损、骨质增生，或椎间盘脱出，韧带增厚，致使颈椎脊髓、神经根或椎动脉受压，出现一系列功能障碍的临床综合征。

## 【症状体征】

颈椎病的临床症状较为复杂。主要有颈背疼痛、上肢无力、手指发麻、下肢乏力、行走困难、头晕、恶心、呕吐，甚至视物模糊、心动过速及吞咽困难等。

## 【护理】

### 一、护理问题

（1）低效性呼吸形态：与颈髓水肿、植骨块脱落或术后颈部水肿有关。

（2）有受伤害的危险：与肢体无力及眩晕有关。

（3）潜在并发症：术后出血、脊髓神经损伤、枕部压疮。

（4）躯体活动障碍：与颈肩痛及活动受限有关。

### 二、护理措施

1.术前护理

一般护理同颈椎前路手术护理，不同之处有皮肤准备：枕部以下备皮。

2.术后护理

（1）准备床单位：铺麻醉床，备氧气、心电监护仪，根据麻醉方式，各种仪器调试至正常运转后备用。

（2）心电监护、吸氧、血氧饱和度监测。

（3）重点观察呼吸的频率、节律、深浅度及血氧饱和度，有无憋气及呼吸困难。

（4）评估四肢感觉、运动功能，有无麻木感，能否自主运动。

（5）观察引流液的颜色、性质、量，并准确记录。

（6）体位：术后平卧头稍偏一侧，可2～3 h翻身一次，翻身时保持头、颈、躯干三点成一水平线，防止颈部屈曲过伸。侧卧位时，枕头高度同一侧肩宽。

（7）保持伤口清洁干燥，观察伤口渗血、渗液情况，注意体温是否正常。

（8）搬动患者前及下床活动时应佩戴颈托固定颈部。

（9）肥胖及瘫痪患者防止皮肤受压，尤其是枕部，每班查看。

## 【健康教育】

（1）肢体主动/被动功能锻炼：踝泵、抬腿训练。

（2）术后继续佩戴颈托4～6周。

（3）避免颈部活动。禁止做低头、仰头、旋转等动作。避免长时间看电视、看书、用电脑，防止颈部疲劳过度。避免高枕、软枕，保持颈部功能位。

（4）术后3个月禁止负重，抬重物。

（5）术后2～3个月复查。如伤口出现红肿、渗液、疼痛、外伤等请立即会诊。

# 第五节　胸腰椎骨折护理

## 【概述】

胸腰椎骨折（fracture of thoracolumbar vertebra）是指外力造成胸腰椎连续性的破坏，是最常见的脊柱损伤。多发于下胸段和上腰段，解剖学上表现为脊柱的完整性和稳定性破坏；临床上表现为局部的疼痛，脊柱活动受限及合并脊髓和神经根损伤所造成的不同程度的感觉、运动功能减退和排尿、排便功能障碍，可合并脊髓、神经损伤和长期卧床相关的并发症。

## 【症状体征】

患者有局部疼痛，腰背部肌肉痉挛，不能起立，翻身困难，感觉腰部软弱无力。由于腹膜后血肿对自主神经的刺激，肠蠕动减慢，常出现腹胀、腹痛、便秘等症状。

## 【护理】

### 一、护理问题

（1）有皮肤完整性受损的危险：与活动障碍和长期卧床有关。

（2）潜在并发症：脊髓损伤。

（3）有失用综合征的危险：与脊柱骨折长期卧床有关。

### 二、护理措施

1.术前护理。

（1）心理护理。

（2）体位：卧位不要太软的床，在受伤的椎体下垫适当高度的软枕。以维持腰部正常生理曲度，有利于骨折恢复。

（3）胸椎骨折患者需注意观察呼吸情况，呼吸深浅度，左右胸廓是否对称等。

（4）饮食护理：多食清淡、高营养、易消化，富含纤维素的食物，多饮水。忌辛辣、油腻及易产气的食物，如牛奶、甜食等。

（5）呼吸训练：深呼吸训练，有效咳嗽，吹气球或吹水泡。

2.术后护理

（1）严密观察病情变化，按医嘱要求监测生命体征，需要观察呼吸的频率和深度的变化。

（2）体位：平卧头偏向一侧，每2~3 h给予患者更换体位一次，预防压疮。

（3）神经功能的观察：患者麻醉恢复后，检查其双下肢的感觉和运动功能，并牵拉导尿管检查膀胱功能，如发现双下肢感觉、运动有异常，及时报告医生。

（4）预防肺部并发症：按时翻身叩背，鼓励患者咳嗽、深呼吸，痰液黏稠不易咳出时，可给予雾化吸入，必要时吸痰，保持呼吸道通畅。

（5）饮食护理：多食清淡，富含纤维素、易消化食物。胸椎术后，由于手术刺激易腹胀，应忌辛辣、油腻易产气食物，嘱患者多吃水果、蔬菜、谷类等食物。

（6）手术当日床上进行四肢及关节活动，术后24 h行直腿抬高训练，术后3～4周进行腰背肌功能锻炼。原则：先易后难，循序渐进，忌粗暴剧烈，防加重损伤。

## 【健康教育】

（1）手术后患者卧床时间依内固定器具的特性及术后脊柱稳定性而定，一般4周后可佩戴腰部支具下地活动，练习站立和行走，行走时挺胸，时间不宜过长，以休息为主。忌做大幅度、高强度活动，防止内固定松动和折断。骨质疏松应适当延缓下床活动时间。3个月后可练习弯腰前屈。

（2）胸腰椎骨折保守治疗者，一般2～3个月后方可下床活动，若伤情复杂或受伤处疼痛明显，应延缓下地时间或遵医嘱。

（3）定期复查，在医生指导下生活和工作。嘱患者终身行腰背肌锻炼。

# 第六节　人工髋关节假体松动行人工全髋关节翻修术护理

## 【概述】

人工全髋关节翻修术（total hip prosthesis revision）是指经过人工髋关节置换术后，因不同的原因，人工关节不能满足人体生理需要，需要进一步取出或更换假体才能达到治疗目的的手术。

## 【症状体征】

1.症状

（1）疼痛：腹股沟处疼痛，或大腿疼痛，负重时加重。

（2）关节活动受限：患者髋关节屈伸不力、下蹲困难、不能久站、行走鸭子步。早期症状为外展、外旋活动受限明显。

（3）跛行：出现髋关节半脱位所致。

2.体征

局部深压痛，内收肌止点压痛，试纸试验阳性，外展、外旋或内旋活动受限，患肢可缩短，肌肉萎缩，甚至有半脱位体征。X光片上呈现的假体周围骨膜反应和骨质溶解。

## 【护理】

### 一、护理问题

（1）恐惧、焦虑：与患者对疾病不了解及担心手术效果有关。

（2）疼痛：与髋关节病变和手术创伤有关。

（3）舒适改变：与疼痛及躯体移动受限有关。

（4）有组织灌注不足的风险：与术前禁饮食及术中失血、失液有关。

（5）知识缺乏：与缺乏功能锻炼相关知识和术后注意事项有关。

（6）潜在并发症：术后感染、下肢深静脉血栓、髋关节脱位、假体松动及假体周围骨折。

### 二、护理措施

1.术前护理

（1）热情接待住院患者，完成入院宣教，入院介绍，入院护理评估，护理体检及卫生处置。

（2）给予详细的健康教育，包括疾病的相关知识、疼痛评分、引体向上、深呼吸咳嗽、踝泵运动、术后常见症状和术后并发症预防相关知识等。

（3）完善各项术前检查，包括血液检查（血常规、血生化、凝血常规、抗原抗体），尿液检查，心脏及下肢动静脉血管彩超，心电图。

（4）严格备皮，术前一晚洗澡，髋关节部位反复擦洗，但不要搓破。皮肤如有破损或感染病灶，须治愈后方可手术。

（5）术前遵医嘱给予口服塞来昔布超前镇痛，提高患者对疼痛的耐受性。

（6）通知患者术前8 h前可进食固体食物，6 h前可进食奶制品，2 h前可进饮水或含糖的清亮液体，以防因麻醉或手术过程中的呕吐引起窒息或吸入性肺炎。术前一日评估并鼓励患者排空大便。

（7）术前保证良好睡眠。若术前一日晚超过11点还未入眠，应适当给予镇静剂。

（8）术前指导患者练习床上大小便，教会患者正确的咳嗽和咳痰方法，术前两周戒烟，戒酒，术前一周停止服用影响凝血机制的药物，术后如何上下床，如何使用助行器行走。

（9）做好患者心理护理及家属的解释安慰工作，稳定患者情绪，减轻焦虑。

（10）护士应指导患者饮食营养方面的注意事项，术前嘱其多吃高蛋白、高维生素、高热量、易消化的食物，补充含钙高食品，以储备能量，术后第一顿饭进食流质饮食和少量咸菜，利于胃肠消化和增进食欲，逐渐恢复到术前饮食。

（11）遵医嘱完善各项术前准备。

2．术后护理

（1）术后返回恢复室24 h特护，根据麻醉方式选择合适体位。

（2）严密观察生命体征，患者术后每小时平均出血较多，因此应严密观察患者的血压变化。

（3）注意观察刀口敷料有无渗血及术肢情况。每小时评估术肢足背动脉搏动、皮温、颜色、肿胀和毛细血管充盈、疼痛情况，术后可用枕头抬高患肢，以促进静脉回流，减轻患肢肿胀。

（4）听诊肠鸣音，根据肠蠕动恢复的情况给予进食禁水。患者肠鸣音正常后，可先给予少量饮水约5 mL，若患者未出现恶心呕吐，10 min后再给予少量饮水，以后逐渐增加饮水量，当患者饮水量达到50 mL且未出现恶心呕吐时可给予大米稀饭和咸菜逐渐更改为普通饮食，每日保证进食1～2两瘦肉，1～2个鸡蛋，多食维生素和蔬菜，保证营养。

（5）术后镇痛泵持续镇痛，观察静脉镇痛泵的作用副作用，当疼痛评分达到3分时立即通知报告医生。

（6）记录患者24 h出入量，观察记录尿液的颜色、性状及量的变化，协助患者床上解小便，如果患者不能顺利解下小便，及时给予腹部评估，并结合病情手术情况，协助患者下床解小便，必要时报告医生给予导尿。导尿管的护理同导尿患者的护理。鼓励患者多饮水，在镇痛泵拔除后及早拔除导尿管。

（7）术后应保持引流管的通畅及有效负压，妥善二次固定，每小时观察记录引流液的颜色、性质及量，每小时挤捏一次引流管，以防血凝块堵塞。若连续8 h内引流量少于50 mL即可拔除引流管，拔管前仔细检查关节有无肿胀，以排除有无管道堵塞。一般术后24 h关节内出血基本停止，后应立即拔管，不得晚于术后36 h。

（8）给予患者下床前的评估，协助患者术后18 h内下床活动（特殊情况除外）。

（9）严密观察体温的变化，若术后出现体温明显升高伴伤口疼痛、关节肿胀，则提示有感染的发生，应及时报告医生选用有效的抗生素做好相应处理。

（10）康复师术后常规给予患肢等速肌力训练，护士每日指导监督患者做如下功能锻炼：①引体向上，每小时10次。②深呼吸咳嗽，每小时10次。③踝泵运动，每小时至少20次，每日300～500次。

（11）患者术后并发症。

感染：术前30 min内给予静滴抗生素，术后常规给予抗生素一次预防性用药降低感染率，严格执行无菌操作，协助医生给予刀口处换药3～5日/次，保持刀口敷料清洁干燥，注意皮肤护理，警惕褥疮发生，预防肺部和泌尿系感染。

下肢深静脉血栓：下肢深静脉血栓形成（DVT）是髋膝关节置换术后最常见的并发症，抬高患肢，减少局部压迫，早期指导并协助患者进行功能训练、物理治疗、下床活动，采取预防性的抗凝治疗，以减少DVT发生。

假体脱位：假体脱位是导致人工关节翻修术失败的主要原因之一，因此术后搬运患者方法要正确，动作要协调一致。术后髋关节脱位预防措施有：①术前改善患者一般状况，合理进行功能锻炼；②改进手术方法；③加强术前术后相关知识宣教工作，提高患者对手术的认识；④不断提高医护人员专业水平，提高护理质量，对预防髋关节脱位有很好的促进作用；⑤人工股骨头置换术后肢体位置的摆放对防止早期髋关节脱位尤为重要，应保持其外展中立位，严禁过度内收、屈曲。

肺栓塞：肺栓塞是导致人工髋关节翻修术术后猝死的一个主要原因，约占死亡病例的50%。术后滴注葡萄糖酐和补充足够的液体量预防血容量不足的发生，促进患者机体的恢复。指导患者术后床上做踝泵运动、深呼吸咳嗽、引体向上等功能锻炼。遵医嘱使用抗凝药物，观察药物的作用副作用。根据彩超结果，对于双下肢没有静脉血栓的患者术后使用肢体气压泵治疗，促进血液循环。对患者进行评估，术后及早下床活动和康复都能积极地预防血栓和肺栓塞的发生。

## 【健康教育】

（1）每日进行康复锻炼。患者术后两个月内夹枕翻身，两个月后弃拐，上下楼梯遵循未做手术的腿先上、做手术的腿先下的原则，三个月内屈髋不能超过90°，不要坐太矮的凳子（低于50 cm），患肢不能内收内旋，不要交叉双腿，不要做二郎腿的动作。

（2）术后14 d刀口拆线。

（3）髋关节翻修术后2周、1个月、3个月定期门诊复查。

（4）术后注意预防感染。

（5）术后尽量不要做剧烈运动，可以慢跑、游泳、骑自行车。

# 第十五章　心胸外科护理

## 第一节　瓣膜性心脏病护理

### 【概述】

瓣膜性心脏病（valvular heart disease）指以心瓣膜病变为主要病变基础，造成瓣膜的狭窄或关闭不全，引起心脏形态及功能的改变，产生一系列临床综合征。

### 【症状体征】

1.二尖瓣狭窄

活动后呼吸困难、心慌、气短、咳嗽、乏力、咯血是常见症状。伴有左心衰时上述症状加重，且咳嗽频繁，咳白色或粉红色泡沫痰。体征有二尖瓣面容，即口唇发绀，两侧颧部暗红；可有颈静脉搏动或颈静脉怒张；心尖区能触及舒张期震颤。听诊：病变早期，瓣膜呈隔膜样改变时第一心音亢进，心尖部或胸骨左缘第4肋间及舒张期可闻及隆隆样杂音。于病变晚期瓣膜呈漏斗状改变时，舒张期杂音音调变低或不明显，第一心音不亢进。右心衰竭时出现肝大、肝颈静脉反流征阳性、腹水、下肢水肿。伴有急性左心衰者端坐呼吸，两肺可闻及干湿性啰音，以下肺叶为重。

2.二尖瓣关闭不全

（1）症状：轻度二尖瓣关闭不全者可无明显症状或仅有轻度不适感。严重二尖瓣关闭不全的常见症状有：劳力性呼吸困难，疲乏，端坐呼吸等，活动耐力显著下降。咯血和栓塞较少见。晚期右心衰竭时可出现肝脏淤血肿大，有触痛，踝部水肿，胸腔积液或腹水。急性者可很快发生急性左心衰竭或肺水肿。

（2）体征：肺动脉高压和右心衰竭时，可有颈静脉怒张，肝脏肿大，下肢浮肿。

3.主动脉瓣关闭不全

（1）症状：早期心前区不适、心悸、头部强烈搏动感。重者常发生心绞痛、气促、阵发性呼吸困难、端坐呼吸或急性肺水肿。

（2）体征：心界向左下方增大，心尖部可见抬举性搏动，在胸骨左缘第3、4肋间和主动脉瓣区可闻及叹息样舒张早、中期或全舒张期杂音，向心尖部传导。重者出现水冲脉、动脉枪击音、毛细血管搏动等征象。

4.主动脉瓣狭窄

（1）症状：在心功能代偿期，可以多年无临床症状；病程后期，左室失代偿后，因肺静脉淤血形成劳力性呼吸困难和劳力性缺血性心绞痛。同时，由于心律失常或运动诱发的一过性血管扩张可引起突发性晕厥。

（2）体征：主动脉瓣听诊区的收缩期喷射性杂音，该杂音向颈部传导。严重狭窄者，还可以在胸前区或胸骨上窝触及收缩期震颤。晚期严重的充血性心力衰竭，由于心脏收缩功能的下降，收缩期杂音往往减轻。

## 【护理】

### 一、护理问题

（1）心力衰竭：与心功能差、手术应激等因素有关

（2）心律失常：与手术刺激、心肌水肿、电解质紊乱有关。

（3）感染性心内膜炎：与风湿活动、并发感染有关。

（4）术后瓣周漏：与手术有关。

（5）栓塞或出血：与术前合并房颤、抗凝不充分、功能锻炼等因素有关。

（6）猝死：与各种恶性心律失常有关

（7）晕厥：与心肌灌注不足有关。

### 二、护理措施

1.术前护理

1）心功能准备

（1）充分休息，必要时用小量镇静药，间断吸氧。

（2）增强心肌收缩力。

（3）利尿：一般患者用氢氯噻嗪（氢氯噻嗪）、螺内酯（螺内酯）口服治疗。重症患者对利尿药常不敏感，有水肿者需加用呋塞米（呋塞米）针静脉或肌肉注射。

（4）补钾治疗。

（5）扩血管药治疗：小量应用卡托普利片或硝苯地平或硝酸异山酯片治疗，可减轻心脏前后负荷，降低肺动脉高压，有利于改善心脏功能。

经以上治疗，多数患者心功能及全身情况会明显好转，择期手术。

2）心理准备

心脏手术对患者的创伤较大，其风险性也比一般手术大。因此，患者对是否手术，何时手术、手术的安全性、手术的效果等问题常常考虑很多，甚至影响到休息及接受治疗。入院后医护人员对患者要关心体贴，认真负责，帮助患者认识到不手术的危害性，以及手术的必要性。

3）常规准备

（1）一般准备：术前给予皮肤准备，备血，皮试，更换病员服。

（2）通知禁食6～8 h，禁水2 h。

（3）术日给予灌肠1次。

（4）对于夜间入眠差的患者，给予应用催眠药物。

（5）入手术室前30 min，遵医嘱注射术前针。

2.术后护理

1）循环的支持

（1）补充血容量：血容量不足时首先表现的是心率增快，而不是血压下降，快速输血后心率会逐渐减慢。血容量不足很严重时才会引起血压下降。

（2）增强心肌收缩力：必要时术后开始应用多巴胺。

（3）注意电解质的变化：换瓣术后要密切注意电解质的变化，特别是血钾，要保持血钾在4.5～5.0 mmol/L之间。

（4）扩血管药的问题：常用药为硝普钠及硝酸甘油，一般不用硝普钠，可适量应用硝酸甘油。

（5）利尿：原则是小量、稳妥、持续。

2）呼吸的管理

保持呼吸道通畅，定时给予雾化吸入，叩背治疗，并协助其咳嗽排痰，必要时给予镇咳剂，伴有肺高压者要严密观察呼吸，预防呼吸道感染及呼吸衰竭。

3）心律失常的观察

及时观察心律（率）使心率维持在80～100次/min之间，发现异常及时通知医生处理，做好临时起搏器的护理。

4）引流液的观察

间断挤压引流管，注意观察引流液的性质及量。

5）抗凝治疗

观察患者的皮肤黏膜、牙龈等有无出血征象；注意患者的瞳孔、神志和肢体情况，及时发现脑栓塞、脑出血征象，并通知医生及时处理。

6）防感染和溶血

对过于消瘦的患者，注意血液的检查，如长期血红蛋白尿，应报告医生及时查找原因，碱化尿液，预防肾衰竭。

7）监听瓣膜音质

注意监听瓣膜音质，预防急性卡瓣。

## 【健康教育】

术后3个月以休养为主。术后3～6个月根据心功能、体力情况和工作性质可考虑半天轻工作、半天休息，体力劳动必须循序渐进，从轻到重，若无不适，则可胜任；若感劳累、心慌、气短，则应立即停止。术后6个月根据情况可考虑恢复全天工作，逐渐到正常工作。手术后3个月是克服手术创伤、康复体质的重要阶段，应当精心疗养，认真做到以下几点：

（1）根据体力情况，进行适当的室内和室外活动，要量力而行，循序渐进，以不引起心慌气短为度。

（2）冬季天气冷，稍有不适应立即就诊。

（3）饮食要营养，品种多，有条件可多吃水果，但要控制出入量。

（4）要保持心情愉快、可适当参加娱乐活动。

（5）继续按时服用医生指示的各种药物，特别是洋地黄制剂。

（6）遵医嘱按时复查，如有不适及时和主管医生联系。

（7）特别警告：术后一定按医嘱服用华法林，强心利尿药。定期随访，出院后第1个月每1周来院门诊复查1次，3个月后每4周一次；若凝血酶原时间不稳定，仍应每周1~2次测定凝血原时间。终生随时保持与医院联系。

（8）青年女性术后6个月~1年复查心功能良好，可以结婚生育。一般术后1~3年妊娠为宜，但孕期必须定期在条件较好的医院进行产前检查。若妊娠反应重，应住院治疗。产期必须住院分娩。

（9）告知患者及其家属，服用抗凝药物对胎儿一般无不良影响，很少有致畸的可能。但如果术后1年心功能Ⅲ级者，则不应生育。

# 第二节　冠心病搭桥手术护理

## 【概述】

冠心病（coronary artery heart disease，CHD）：冠状动脉粥样硬化性心脏病简称"冠心病"，是由于冠状动脉粥样硬化使管腔狭窄或阻塞，引起冠状动脉供血不足，导致心肌缺血缺氧或者坏死的一种心脏病。

冠状动脉旁路移植术（Coronary Artery Bypass Grafting，CABG）：是国际上公认的治疗冠心病最有效的方法之一，即取一段自体血管移植到冠状动脉主要分支狭窄的远端，修复或替换梗阻的冠状动脉，以改善心肌的缺血、缺氧状态的手术。手术分两部分，即旁路血管取材手术和心脏本身手术。用移植的血管（常为大隐静脉、乳内动脉及桡动脉）在主动脉及梗阻的冠状动脉远端建立一条血管通路。

## 【症状体征】

1.症状：典型心绞痛发作：以突然发生胸骨上段或中段压榨性、闭胀性或窒息性疼痛，可放射至心前区、左肩及左臂、左肘甚至小指和无名指，历时1~5 min，休息或含服硝酸甘油片1~2 min内消失。

心肌梗死：疼痛性质和部位类似心绞痛，但疼痛的程度重，范围较广，持续时间也较长，休息或含服硝酸甘油不能缓解。常伴有烦躁不安、面色苍白、出冷汗、恐惧、血压下降、心律失常、心源性休克、心力衰竭等症状。

2.体征

心绞痛患者未发作时无特殊体征。患者可出现心音减弱，心包摩擦音。并发室间隔穿孔、乳头肌功能不全者，可于相应部位听到杂音。心律失常时听诊心律不规则。

静息带负荷试验有心电图S-T段压低、T波倒置等心肌缺血的表现。

## 【护理】

### 一、护理问题

（1）心肌灌注异常：与冠状动脉或桥动脉痉挛、阻塞有关。

（2）电解质紊乱：与体外循环有关。

（3）焦虑与恐惧：与手术经历和监护环境有关。

（4）潜在并发症：心律失常、急性心包压塞、围术期心肌梗死。

### 二、护理措施

（1）心脏外科手术后一般护理。

（2）持续生命体征监测，防治并发症。

（3）鼓励患者进食高蛋白、高维生素、低盐低脂饮食。

（4）术后鼓励患者早期下床活动。

（5）充分供氧，保证通气，保持呼吸道通畅，加强体疗。

（6）体温及末梢循环：维持正常的体温，使末梢循环尽快恢复，可使心肌耗氧量降低。

（7）观察伤口有无出血、渗血或感染迹象。患者的伤口部位可能会出现轻微的发红、疼痛和肿胀，这是正常现象。然而，如果患者发现伤口有感染迹象（如渗出物增多、红肿加剧、疼痛难忍等），应立即就医。

（8）心理护理：护士要了解患者的心理需要，尽量解决患者的心理问题，给患者创造安静、舒适、清洁的休养环境。

## 【健康教育】

（1）冠脉搭桥术后的康复锻炼：搭桥术后尽早下床活动，这样可以最大限度减少肺不张、肺部感染、下肢静脉血栓、肺栓塞、胃肠道功能紊乱、自主神经功能紊乱和肌肉萎缩等并发症。康复锻炼有助于患者心功能和全身状态的恢复，以及刀口的愈合，并有利于控制血压、血糖和血脂。

（2）按医嘱按时服药，术后终身服用抗血小板药物，保持血管通畅。观察有无皮下出血或便血。随身携带硝酸甘油类急救药物。术后保持血压平稳。根据需要服用血管扩张药、钙离子拮抗剂、β-受体阻滞剂，服用控制心率药物应自测心率。如有减慢应遵医嘱减量或停药。

（3）低钠、低脂、低胆固醇饮食，减少总热量摄入，适量摄入蛋白质，除非合并有慢性肾功能不全，一般不必严格限制蛋白质的摄入量。每周吃2~3次鱼类蛋白质（淡水鱼类为首选），可改善血管弹性和通透性，增加尿、钠排出，从而降低血压。忌食用兴奋神经系统的食物，如酒、浓茶、咖啡等，多吃绿色蔬菜和新鲜水果，有利于心肌代谢，改善心肌功能和血液循环，促使胆固醇的排泄，防止高血压病加重。

（4）戒烟，预防呼吸道感染。

（5）出院后定时复查。如有不适及时就诊，以免延误有效的治疗时机，注意劳逸结合。逐渐恢复工作，根据自身情况进行适当体育锻炼。

# 第三节　心脏黏液瘤护理

## 【概述】

心腔内黏液瘤（intracardiac myxoma）是最常见的心脏原发良性肿瘤，约占所有心脏肿瘤的半数以上。多数有瘤蒂且多与房间隔左房面相连。黏液瘤也发生在其他心腔。黏液瘤成人多见，儿童罕见。

## 【症状体征】

1.症状

取决于肿瘤的部位、大小、性质及蒂的有无和长短。瘤体小蒂短者可长期无症状。

（1）血流阻塞现象：心悸、气短、端坐呼吸、咯血、晕厥，甚至出现心搏骤停的症状，右心房黏液瘤患者有卵圆孔未闭，则可能出现右向左分流而引起中心性发绀。

（2）动脉栓塞：栓子可阻塞任何器官，典型的脑栓塞可造成昏迷、偏瘫、失语；肺动脉栓塞可造成休克、呼吸困难、胸痛及咯血，甚至死亡；体循环栓塞可引起急腹症、肢体疼痛、坏死等。

（3）全身反应：包括发热、疲乏、贫血，食欲缺乏，体重下降，杵状指（趾），肌肉痛或关节肿痛，血沉增快、C反应蛋白阳性、肌酐激酶及转氨酶升高等化验检查异常。

（4）感染：表现为感染性心内膜炎。

2.体征

左房黏液瘤听诊可有心动过速，伴二尖瓣关闭不全时可闻及收缩期杂音，右房黏液瘤患者在胸骨右下缘可听到舒张期杂音，可有颈静脉怒张，肝淤血肿大，下肢浮肿，甚至腹水。黏液瘤患者心脏杂音的特点是随体位改变杂音的性质和强度也随之改变。

## 【护理】

### 一、护理问题

（1）猝死：与瘤体堵塞二尖瓣口有关。

（2）低效性呼吸形态：与氧的需求失衡有关。

（3）活动无耐力：与缺氧、营养不良有关。

（4）潜在并发症：动脉栓塞、心力衰竭、心律失常等。

### 二、护理措施

（1）术后患者从心脏重症监护室回到病房，要持续心电、生命体征及血氧饱和度的监测。

（2）遵医嘱使用正性肌力药物如多巴胺、多巴酚丁胺等。术前合并心力衰竭的患者术后常规使用洋地黄制剂，继续控制心力衰竭。

（3）控制液体投入量和速度，防止短时间内过量输入液体。由于心腔内肿瘤摘除，回心血量增多，应严格控制输液量，使患者处于水的负平衡状态，以免增加心脏负担。

## 【健康教育】

（1）心腔内黏液瘤术后的康复锻炼：术后床上功能锻炼，指导患者踝泵运动及有效咳嗽等，尽早下床活动，最大限度减少肺不张、肺部感染、下肢静脉血栓、肺栓塞等并发症。

（2）饮食指导，低盐低脂饮食，多吃绿色蔬菜和新鲜水果，戒烟戒酒，控制并测量体重。

（3）预防感冒，预防呼吸道感染。

（4）休养环境舒适，室内经常通风换气，保持心情愉快，避免情绪激动。

（5）出院后定时复查。逐渐恢复工作，根据自身情况进行适当体育锻炼。

# 第四节　心脏移植护理

## 【概述】

心脏移植（heart transplant）主要是针对晚期充血性心力衰竭和严重冠状动脉疾病进行的外科移植手术。是将已判定为脑死亡并配型成功的人类心脏完整取出，植入所需受体胸腔内的同种异体移植手术。受体的自体心脏被移除（称为原位心脏移植）或保留用以支持供体心脏（称为异位心脏移植）。手术后平均生存期为13年。目前，我国每年心脏移植手术100余例，三年生存率大于90％，五年生存率大于85％。心脏移植并不是心脏病的常规治疗方法，而是作为挽救终末期心脏病患者生命和改善其生活质量的一个治疗手段。

## 【适应症】

（1）各类扩张性或缺血性终末期心肌病者。

（2）无法行冠状动脉旁路移植术者。

（3）频发恶性室性心律失常。

（4）已安装心脏辅助装置，仍不能恢复者。

## 【护理】

### 一、护理问题

（1）有感染的风险：与长期免疫抑制治疗后患者抵抗力降低有关。

（2）有免疫排斥的风险：与移植本身有关。

（3）心肌梗死：与移植后冠状静脉内膜增生有关。

（4）心律失常：与心失去神经支配及体液调节不良有关。

（5）活动无耐力：与手术有关。

（6）潜在并发症：水电解质失衡、肝肾功能损伤等。

## 二、护理措施

1.术前护理

（1）营养：进食高蛋白、低脂肪、富含维生素且容易消化的饮食。进食不佳者可给予静脉高营养，术前间断少量输入新鲜冰冻血浆及白蛋白，最好将血浆蛋白提高6g以上，使胶体渗透压升高，以利间质水肿的吸收，加强利尿，补充维生素K，使凝血酶原时间维持在正常水平。

（2）调整心功能：遵医嘱使用强心、利尿、血管扩张类药物。

（3）纠正酸碱、电解质紊乱，预防心律失常。

（4）改善肺功能：每日吸氧三次，每次1h，术前一周用地塞米松+抗生素+透明质酸酶溶液行超声雾化吸入；指导患者进行肺功能训练，如深呼吸、腹式呼吸、训练咳嗽等。

（5）肝功能的准备：应用辅助肝功能的药物，以增加糖原的储备及合成，间断补充血浆及白蛋白；肌肉注射维生素K1，以促进凝血酶原的合成，使其达到正常水平，以免术后出血等。

（6）肠道准备：按全麻、低温、体外循环手术的肠道准备。

（7）完善术前各项检查。

（8）药物准备：除备心外术后常规用药外，备免疫抑制剂、抗病毒药、胃黏膜保护剂等。

（9）术后恢复室房间准备（见心脏重症护理）。

2.术后护理

（1）术后患者从心脏重症监护室回到病房，要持续心电、生命体征及血氧饱和度的监测。

（2）呼吸系统管理：加强呼吸道护理，早期鼓励患者下床活动，有利于肺部并发症的预防。

（3）准确记录出入量，维持电解质及酸碱平衡。

（4）内分泌系统管理：①遵医嘱使用免疫抑制剂，早期以静脉给药为主，注意给药时间、剂量、速度准确一致，避免因操作影响药效。②免疫抑制剂口服时注意与抗病毒药分开，用药剂量应根据化验结果及时调整。③监测免疫抑制剂血药浓度和肝肾功能，减少肝肾损害。④术后早期禁食期间应使用胃黏膜保护剂，预防消化道并发症。⑤监测血糖。进食后注意加强营养及饮食调节，根据血糖结果使用胰岛素或其他降糖药。

（5）心脏移植术后排斥反应的监护：①排斥反应分为超急性排斥（术终早期立即出现供心复跳困难），急性排斥（多于术后1~20周），慢性排斥（移植1年后）。②患者逐渐恢复后，又重新出现乏力、周身不适、食欲不振、活动后心悸、气短，特别是术后1月内，如病情平稳时突然出现上述症状，应高度怀疑急性排斥反应。③体征出现心脏扩大、心率增快、心音低弱或有奔马律时，如伴有心律失常、血压降低及心功能不全的征象应高度怀疑急性排斥反应。④相应检查做应心电图、放射性核素扫描、超声心动图、血液及免疫学监测、心内膜心肌活检。⑤积极调整免疫抑制剂剂量，观察用药效果和副作用。

（6）预防感染：①加强无菌操作，预防感染，病情稳定时应及早拔除各种管道。②定时监测血常规，注意白细胞变化，遵医嘱调整免疫抑制剂剂量。③注意手术切口愈合情况：有无渗出、红肿、淤血。④早期严格消毒患者用物，并对患者进行健康教育，指导患者加强自我保护意识等。⑤每日消毒空气及环境，定时进行空气消毒。

（7）心理护理：术后注意患者情绪变化，加强沟通，避免敏感话题。

## 【健康教育】

（1）告知患者术后服用各种药物特别是抗排斥药物的作用和意义，特别是按时服药的意义。

（2）定期复查，及时调整免疫抑制剂剂量。

（3）养成良好的卫生习惯，注意饮食合理搭配。

（4）如有不适及时就医，服用其他药物应注意有无免疫抑制剂配伍

# 第五节　感染性心内膜炎护理

## 【概述】

感染性心内膜炎（infective endocarditis）指因细菌、真菌和其他微生物（如病毒、立克次体、衣原体、螺旋体等）直接感染而产生心瓣膜或心室壁内膜的炎症，有别于由于风湿热、类风湿、系统性红斑性狼疮等所致的非感染性心内膜炎。过去将本病

称为细菌性心内膜炎（bacterial endocarditis），由于不够全面现已不沿用，感染性心内膜炎典型的临床表现，有发热、杂音，贫血、栓塞、皮肤病损，脾肿大和血培养阳性等。

## 【症状体征】

1.症状

发热，可有弛张热，伴寒战和盗汗、头痛和关节痛，全身不适、乏力，可并发心力衰竭、动脉栓塞、心肌梗死。急性者呈爆发性败血症过程。

2.体征

有心脏杂音、贫血、脾肿大、皮肤瘀点、周围性血栓和血培养阳性。

## 【护理】

### 一、护理问题

（1）发热：与感染有关

（2）潜在并发症：心力衰竭、栓塞

（3）活动无耐力：与心肌及心脏瓣膜受损有关

（4）焦虑：与对自身疾病不了解，担心预后有关

### 二、护理措施

（1）保持病房温度适宜，注意保暖，卧床休息、限制活动量。补充水分，鼓励患者多喝温热饮料，做好口腔护理。

（2）发热时正确留取血培养标本，采取物理降温措施，必要时遵医嘱使用退热剂。降温后按要求监测体温情况。

（3）遵医嘱给予抗感染治疗。

（4）每班评估有无栓塞症状，如有意识改变、胸闷、胸痛、呼吸困难、心律失常、肢端疼痛症状，及时报告，预防并发症的发生。

（5）监测生命体征，遵医嘱给予氧气吸入，心电、血压、血氧监测。观察患者的面色、精神状态，有无咳嗽加剧，气急等心衰发作先兆。

（6）观察用药后反应。

（7）给予高蛋白、高热量、高维生素、易消化的半流质饮食，准确记录出入量。

（8）做好心理护理，多与患者沟通交流，缓解其紧张恐惧的心理。

## 【健康教育】

（1）告知患者及家属有关本病的病因，以及坚持足够疗程的抗生素治疗的重要性。

（2）告知患者就医时应说明自己有心内膜炎病史，实行口腔手术（如拔牙、扁桃体摘除术等）术前预防应用抗生素。

（3）生活指导：嘱患者平时注意防寒保暖，避免感冒，加强营养，增强抵抗力，合理安排休息。保持口腔、皮肤清洁，少去公共场所。勿挤压痤疮、疖、痈等感染病灶，减少病原体入侵的机会。

（4）病情自我监测指导：教会患者自我监测体温变化，有无栓塞变化，定期门诊随访。

（5）用药指导：告知患者出院后不要擅自停药、改药。

# 第六节　气胸护理

## 【概述】

胸外伤时肺组织、支气管破裂或胸壁伤口与胸膜腔相通，或者是肺泡自发破裂导致空气进入胸膜腔，形成气胸（pneumothorax）。

## 【症状体征】

（1）闭合性气胸：少量气胸可无症状，较大量的气胸肺组织受压迫可有胸闷和呼吸困难，气管向健侧移位，伤侧胸部叩诊呈鼓音，呼吸音减弱或消失。

（2）开放性气胸：伤侧肺可完全萎缩，患者有显著呼吸困难、发绀，严重者有休克。伤侧叩诊呈鼓音，听诊呼吸音减弱或消失，气管向健侧移位。

（3）张力性气胸：患者有高度呼吸困难、发绀、休克、皮下气肿，叩诊呈鼓音，呼吸音消失。

## 【护理】

### 一、护理问题

（1）气体交换障碍：与胸部损伤、疼痛、胸廓运动受限或肺萎陷有关。

（2）急性疼痛：与胸部组织损伤有关。

（3）潜在并发症：肺部和胸腔感染。

### 二、护理措施

（1）保持呼吸道通畅，观察呼吸道有无异物阻塞，如有应及时清除。

（2）保持胸腔闭式引流通畅。

（3）遵医嘱给予鼻塞或面罩吸氧，观察患者血氧饱和度及面色，有无呼吸困难。

（4）患者血压平稳后可取半卧位，促进肺扩张。

（5）保持室内空气湿润，定时给予雾化吸入，利于痰液排出。

（6）鼓励患者咳嗽、咳痰和深呼吸。

（7）剧烈疼痛患者可遵医嘱给予止痛剂并密切观察患者有无呼吸抑制。

（8）提供安静环境，向患者解释治疗过程和治疗计划以减轻患者的焦虑程度。

## 【健康教育】

（1）指导并劝告患者戒烟。

（2）指导并鼓励患者深呼吸及有效咳嗽，以促进肺复张。

（3）采取半卧位，必要时吸氧。

（4）预防上呼吸道感染，避免剧烈咳嗽。

（5）介绍胸腔闭式引流的必要性和重要性，并告知其注意事项。

（6）饮食宣教：鼓励多进食高蛋白，高纤维素食物。

（7）保持大便通畅，两日以上未解大便须采取措施。

（8）痊愈后一月内应避免剧烈活动，避免抬举重物，避免长时间屏气。

（9）出院后定期复查，如有突然胸闷、憋喘等应及时就诊。

# 第十六章　泌尿外科护理

## 第一节　前列腺癌护理

### 【概述】

前列腺癌（prostate cancer）是发生在前列腺的上皮性恶性肿瘤，是男性泌尿生殖系统最常见的恶性肿瘤。前列腺癌是一种进展特别缓慢的癌症，疾病早期阶段不易发现，国内患者临床主要表现为排尿费力、腰痛、尿急、尿频、尿痛等尿道症状，主要通过前列腺癌根治术和手术或者药物去势等治疗，早期前列腺癌可以治愈，晚期以保守治疗为主。

### 【症状体征】

（1）早期无症状。

（2）进展期：排尿困难、膀胱刺激症状。

（3）骨转移期：骨痛、脊髓压迫症状、排便失禁。

### 【护理】

#### 一、护理问题

1.双侧睾丸去势术

（1）尿潴留：与癌肿、血块等阻塞膀胱颈有关。

（2）排尿障碍：与前列腺癌有关。

（3）潜在并发症：感染、出血，尿失禁、尿道狭窄，下肢静脉血栓，阴茎勃起功能障碍。

（4）焦虑/恐惧：与患者对癌症的恐惧、担心预后有关。

2.腹腔镜下前列腺根治性切除术

（1）尿潴留：与癌肿、血块等阻塞膀胱颈有关。

（2）排尿障碍：与前列腺癌有关。

（3）潜在并发症：感染、出血，尿失禁、尿道狭窄，下肢静脉血栓，阴茎勃起功能障碍，皮下气肿等。

（4）焦虑/恐惧：与患者对癌症的恐惧、担心预后有关。

3.前列腺根治性解除术

（1）尿潴留：与癌肿、血块等阻塞膀胱颈有关。

（2）排尿障碍：与前列腺癌有关。

（3）潜在并发症：感染、出血，尿失禁、尿道狭窄，下肢静脉血栓，阴茎勃起功能障碍等。

（4）焦虑/恐惧：与患者对癌症的恐惧、担心预后有关。

## 二、护理措施

1.双侧睾丸去势术

1）术前护理

同泌尿外科术前一般护理。

2）术后护理

（1）密切观察生命体征及全身情况。

（2）体位：麻醉期过后可半卧位，术后1日可下床活动。

（3）饮食：肠蠕动恢复后可先试进水，无不适后进食流质饮食，逐渐恢复到普食。

（4）观察伤口有无出血、水肿及敷料浸湿或脱落，并及时通知医生处理。

2.腹腔镜下前列腺根治性切除术

1）术前护理

（1）按泌尿外科术前护理。

（2）心理护理：介绍采用腹腔镜方法、介绍腹腔镜手术相对传统的开创手术的优势。

2）术后护理

（1）泌尿外科术后护理。

（2）引流管护理：同泌尿外科引流管护理。

（3）留置尿管的护理同泌尿外科留置尿管的护理。

（4）高碳酸血症的观察与护理：观察患者呼吸的频率、深浅、节律，保持呼吸道通畅，以利二氧化碳排出，鼓励并指导患者深呼吸，有效咳嗽。

（5）腹胀的护理：指导尽早下床活动，按摩腹部、在床上勤翻身，必要时用开塞露刺激排气。

（6）术后出血：应密切观察切口敷料渗血情况及腹部情况。

（7）有皮下气肿者应勤翻身、按摩、取舒适卧位，观察皮下气体吸收情况，一般1～2天完全吸收。若无改善及时通知医生进行处理。

3.前列腺摘除术

1）术前护理

按泌尿外科术前护理。

2）术后护理

（1）泌尿外科术后护理。

（2）引流管护理：同泌尿外科引流管护理。

（3）留置尿管的护理同泌尿外科留置尿管的护理。

（4）腹胀的护理：指导尽早下床活动，按摩腹部、在床上勤翻身，必要时用开塞露刺激排气。

（5）术后出血：应密切观察刀口敷料渗血情况及腹部情况。

## 【健康教育】

（1）戒烟，清淡饮食。

（2）遵医嘱实行放化疗。

（3）遵医嘱药物治疗。

（4）注意会阴部清洁干爽。

（5）定期复诊，不适随诊。

# 第二节 肾上腺疾病护理

## 一、皮质醇增多症

### 【概述】

库欣综合征（cushing's syndrome），又称皮质醇增多症（hvpercortisolism）库欣综合征。可以出现满月脸、向心性肥胖、多血质外貌、皮肤变化、高血压、性激素水平异常等临床表现。测定24 h尿17-羟类固醇或17-酮类固醇及CT等检查可作出定性、定位诊断。理想的治疗应达到纠正高皮质醇血症，使之达正常水平，既不过高也不过低；解除造成高皮质醇血症的原发病因。病因不同，库欣综合征的治疗方法有不同的选择。大部分患者经过积极的治疗是可以治愈的，预后较好。

### 【症状体征】

（1）向心性肥胖。

（2）多血质面容、皮肤紫纹。

（3）高血压、低血钾。

（4）糖代谢障碍：表现为血糖升高，糖耐量降低。

（5）骨质疏松、肌萎缩。

（6）机体免疫力下降。

（7）性功能紊乱、副性征变化。

（8）生长发育障碍。

（9）神经精神障碍：患者易出现不同程度的激动、烦躁、失眠、抑郁、妄想等神经精神的改变。

### 【护理】

#### 一、护理问题

（1）自我形象紊乱：与皮质醇增多症所致的形象改变有关。

（2）体液过多：与皮质醇激素分泌过多导致水、钠潴留有关。

（3）有受伤害的危险：与代谢异常引起钙吸收障碍，导致骨质疏松有关。

（4）潜在并发症：感染、肾上腺危象、皮下气肿等。

## 二、护理措施

1.术前护理

（1）泌尿外科术前护理。

（2）防止意外伤害发生，告知患者控制血压的必要性，嘱患者按时用药控制血压，预防跌倒及碰撞硬物。

（3）提供相关知识，帮助患者接受自我形象的改变。

2.术后护理

（1）泌尿外科术后护理。

（2）加强对生命体征的监测，特别是血压和心率。

（3）密切观察患者有无嗜睡、出汗、头晕、食欲不振、腹泻等肾上腺皮质功能低下的表现，若有，应立即通知医生并协助处理，给予糖皮质激素补充治疗。

（4）高碳酸血症的观察与护理：观察患者呼吸的频率、深浅、节律，保持呼吸道通畅，以利二氧化碳排出，鼓励并指导患者深呼吸，有效咳嗽。

（5）有皮下气肿者应勤翻身、按摩、取舒适卧位，观察皮下气体吸收情况，一般1~2 d完全吸收。若无改善及时通知医生进行处理。

## 【健康教育】

（1）指导患者在日常生活中，要注意预防感染，皮肤保持清洁，防止外伤、骨折。

（2）指导患者正确地摄取营养平衡的饮食，给予低钠、高钾、高蛋白的食物。

（3）遵医嘱服用药，不擅自减药或停药。

（4）定期门诊随访。

# 二、原发性醛固酮增多症

## 【概述】

原发性醛固酮增多症（Primary Hyperaldosteronism）是由于肾上腺皮质病变致醛固酮分泌增多，引起潴钠排钾，体液容量扩张而抑制了肾素-血管紧张素系统，属于不依赖肾素-血管紧张素的盐皮质激素过多症。临床主要表现为高血压伴低血钾。与原发性高血压患者相比，原醛症患者的心脏、肾脏等高血压靶器官损害更为严重。因此，早期诊断、早期治疗就显得至关重要。

## 【症状体征】

高血压、低血钾、酸碱平衡失调和低钙、低镁血症。

## 【护理】

### 一、护理问题

体液过多：与肾上腺皮质球状带分泌过量的醛固酮引起的水钠潴留有关。

体液不足：与手术后激素突然减少引起的血管扩张，水电解质平衡紊乱有关。

感知觉紊乱：与醛固酮潴钠排钾、低钾性及麻痹引起软瘫有关。

焦虑：与担心疾病的发展与预后有关。

潜在并发症：感染、肾上腺危象、皮下气肿等

### 二、护理措施

1.术前护理

（1）同泌尿外科术前护理。

（2）观察血压变化，根据病情随时监测或每日2次，按时给予降压药并密切观察效果及不良反应。

（3）观察低血钾症状，低血钾时因出现心动过速、期前收缩，易发生心搏骤停。应随时注意观察心率、心律的变化。

（4）观察神经肌肉障碍情况，限制患者活动范围，切忌剧烈运动，防止跌倒，必要时给予适当的保护措施。

（5）应给予低钠高钾饮食，每日限制钠的摄入量为2 g，钾为270 mmol。

2.术后护理

（1）同泌尿外科术后护理。

（2）观察患者有无肾上腺皮质功能不全的表现。应遵医嘱及时应用肾上腺皮质激素，并观察效果。

（3）维持水电解质平衡，遵医嘱补液。

（4）高碳酸血症的观察与护理：观察患者呼吸的频率、深浅、节律，保持呼吸道通畅，以利二氧化碳排出，鼓励并指导患者深呼吸，有效咳嗽。

（5）有皮下气肿者应勤翻身、按摩、取舒适卧位，观察皮下气体吸收情况，一般1～2 d完全吸收。若无改善及时通知医生进行处理。

## 【健康教育】

指导患者应进行高蛋白、高热量、高钾、低钠饮食。

嘱患者注意安全，切忌远行，以防意外发生。

（3）指导患者注意血压的变化，定时测量血压，遵医嘱正确用药，必要时到医院就医。

（4）指导患者应用肾上腺皮质激素，并了解作用及副作用，出现严重的不良反应，如过敏反应、高血压、感染等现象，应停止用药，及时就医。

（5）让患者及家属了解肾上腺皮质功能不全的征象，一旦出现应紧急就诊。

# 第三节　女性压力性尿失禁护理

## 【概述】

女性压力性尿失禁（Female Stress incontinence）腹压（如咳嗽、大笑、打喷嚏、跳跃、搬重物时）的突然增加导致尿液不自主流出，不是由逼尿肌收缩压或膀胱壁对尿液的张力压引起。

## 【症状体征】

咳嗽、大笑、打喷嚏、搬重物时尿液不随意地从尿道口漏出。临床可分为三度：Ⅰ度：咳嗽、打喷嚏、搬重物等腹压增高时出现尿失禁；Ⅱ度：站立、行走时出现尿失禁；Ⅲ度：直立或卧位时均有尿失禁。

## 【护理】

### 一、护理问题

（1）疼痛：与尿管刺激有关。

（2）有引流不畅的风险：与尿管固定位置不妥，尿管堵塞有关。

（3）有感染风险：与留置尿管有关。

（4）焦虑：与缺乏疾病知识有关、担心预后有关。

（5）潜在并发症：静脉血栓，与手术、年龄有关。

## 二、术前护理

1.心理护理

（1）缓解焦虑与恐惧：睾丸、附睾肿瘤患者在手术前往往会感到焦虑和恐惧。护理人员应向患者详细解释手术过程、预期效果及可能的风险，介绍成功的病例，增强患者对手术的信心。

（2）个性化心理支持：根据不同的患者和病情，采用个性化的心理支持方式，鼓励患者表达自己的想法和担忧，给予积极的回应和安慰。

2.术前准备

（1）体格检查与评估：患者应按照医生的指导进行全面的体格检查、影像学检查（如超声、CT等）和实验室检查（如血常规、肝肾功能等），以评估身体状态，确定是否适宜进行手术。

（2）备皮与清洁：手术前，需要对手术区域的皮肤进行清洁，并将毛发去除，以防止感染的发生。阴囊皮肤有许多深皱褶，应特别注意清洁。

（3）饮食调整：手术前短期内，患者应进行清淡饮食，避免油腻、刺激性食物。在术前6~8 h内，患者应保持空腹状态，以防止手术中出现误吸。

（4）术前训练：训练患者在床上大小便，以预防术后尿潴留和便秘。

3.生育与性咨询指导

（1）生育意愿评估：对于希望继续生育的患者，必要时可进行人工授精或其他辅助生殖技术。

（2）性咨询指导：为患者提供性咨询指导，帮助她们了解如何处理与性有关的问题，减轻焦虑情绪。

（3）术后拔尿管后嘱其多饮水，3 h内务必嘱患者排尿一次，观察是否仍存在尿失禁或有无排尿困难。

（4）保持会阴部清洁。

## 【健康教育】

（1）保持会阴清洁，避免性生活3个月。

（2）半年内勿行重体力劳动及剧烈运动。

（3）注意保暖，防治呼吸道疾病，避免剧烈或慢性咳嗽。

（4）鼓励患者多饮水，多食水果蔬菜，保持大便通畅。

# 第四节　睾丸、附睾肿瘤护理

## 【概述】

睾丸、附睾肿瘤（Testicular，epididymal tumor）是指隐睾恶变或者阴囊内的睾丸附睾恶变。

## 【症状体征】

睾丸肿大、疼痛、转移症状。

## 【护理】

### 一、护理问题

（1）预感性悲哀：与患者对疾病的认识和手术有关。

（2）疼痛：与肿瘤过度增生坏死和手术创伤有关。

（3）潜在并发症：出血、感染、下肢静脉血栓形成。

### 二、护理措施

1.术前护理

同泌尿外科术前一般护理。

2.术后护理

（1）密切观察生命体征及全身情况。

（2）体位：麻醉期过后可半卧位，术后一日可下床轻微活动。

（3）饮食：肠蠕动恢复后可先试进水，无不适后进食流质饮食，逐渐恢复普食。

（4）用药护理：遵医嘱给予患者抗生素抗感染，止疼药物对症处理。

（5）保持刀口敷料清洁固定。

**【健康教育】**

（1）饮食宜清淡，戒除烟酒、咖啡，少吃辛辣刺激性食物。保持正常的生活规律，注意休息，适当运动，增强机体抵抗力，防止感冒。

（2）遵医嘱按时拆线、遵医嘱行放化疗治疗。

（3）出院后护理：出现发热、疼痛等不适及时就诊。按时随诊。

# 第五节　尿道阴道瘘护理

**【概述】**

尿道阴道瘘（Urethral and vaginal fistula）是指排尿时部分或全部尿液通过阴道排出体外或流经体内其他器官再排出体外的病理状态。

**【症状体征】**

阴道漏尿。

**【护理】**

## 一、护理问题

1.开腹膀胱阴道瘘修补术

（1）焦虑/恐惧：与患者长期漏尿，担心手术是否成功有关。

（2）舒适的改变：与漏尿、尿疹有关。

（3）自我形象紊乱：与患者长期漏尿，异味有关。

（4）潜在并发症：感染、吻合口漏等。

2.腹腔镜下膀胱阴道瘘修补术

（1）焦虑/恐惧：与患者长期漏尿，担心手术是否成功有关。

（2）舒适的改变：与漏尿、尿疹有关。

（3）自我形象紊乱：与患者长期漏尿，异味有关。

（4）潜在并发症：感染、吻合口漏、皮下气肿、高碳酸血症等。

## 二、护理措施

1.开腹膀胱阴道瘘修补术

1）术前护理

同泌尿外科术前一般护理。

2）术后护理

（1）密切观察生命体征及全身情况。

（2）体位：麻醉期过后可半卧位，术后遵医嘱指导患者下床活动。

（3）饮食：肠蠕动恢复后可先试进水，无不适后进食流质饮食，逐渐恢复普食。

（4）用药护理：遵医嘱给予患者抗生素抗感染，止疼药物对症处理。

（5）留置尿管的护理同泌尿外科留置尿管的护理。

（6）观察患者伤口的渗血、渗液，如渗液较多时，通知医生对症处理。

（7）引流管的护理同泌尿外科引流管的护理。

（8）每日会阴护理2次，保持会阴部清洁干燥，告知患者勤换卫生垫与内裤，避免穿紧身内裤。

（9）观察患者体温变化，观察患者有无伤口红、肿、热、痛，有无脓性分泌物渗出，有无尿路刺激征状。

（10）评估患者疼痛情况，遵医嘱给予镇痛药物，提供安静舒适的环境。

（11）放置双J管应避免剧烈活动，防止移位，多饮水，以防尿路感染，遵医嘱按时拔除。

2.腹腔镜下膀胱阴道瘘修补术

1）术前护理

同泌尿外科术前一般护理。

2）术后护理

（1）密切观察生命体征及全身情况。

（2）体位：麻醉期过后可半卧位，术后遵医嘱指导患者下床活动。

（3）饮食：肠蠕动恢复后可先试进水，无不适后进食流质饮食，逐渐恢复普食。

（4）用药护理：遵医嘱给予患者抗生素抗感染，止疼药物对症处理。

（5）留置尿管的护理同泌尿外科留置尿管的护理。

（6）观察患者伤口的渗血、渗液，如渗液较多时，通知医生对症处理。

（7）引流管的护理同泌尿外科引流管的护理。

（8）每日会阴护理2次，保持会阴部清洁干燥，告知患者勤换卫生垫与内裤，避免穿紧身内裤。

（9）观察患者体温变化，观察患者有无伤口红、肿、热、痛，有无脓性分泌物渗出，有无尿路刺激征状。

（10）评估患者疼痛情况，遵医嘱给予镇痛药物，提供安静舒适的环境。

（11）有皮下气肿者应勤翻身、按摩、取舒适卧位，观察皮下气体吸收情况，一般1～2 d完全吸收。若无改善及时通知医生进行处理。

（12）高碳酸血症的观察与护理：观察患者呼吸的频率、深浅、节律，保持呼吸道通畅，以利二氧化碳排出，鼓励并指导患者深呼吸，有效咳嗽。

## 【健康教育】

（1）饮食宜清淡，戒除烟酒、咖啡，少吃辛辣刺激性食物，忌胀气食物，忌坚硬食物。保持正常的生活规律，注意休息，适当运动，增强机体抵抗力，防止感冒。

（2）预防泌尿系感染，不憋尿，24 h饮水量超过2 000 mL（白天多饮，夜间少饮，以免夜尿增多影响睡眠）。

（3）四肢及腰部避免大幅度伸展动作，不做突然的下蹲动作及重体力活动。

（4）保持会阴部清洁干燥，3个月内禁止性生活。

（5）术后1月复查B超并拔除双J管。

（6）观察尿色、尿量、性质，告知如有尿频、尿急、血尿、发热、食欲缺乏、腰腹部疼痛等不适及时就诊。按时随诊。

# 第六节　睾丸扭转护理

## 【概述】

睾丸扭转（Testicular torsion）又称精索扭转，是由于睾丸和精索的解剖活度增加，睾丸沿精索纵轴旋转致睾丸血管受压阻塞，造成睾丸急性缺血、坏死，为泌尿外科急诊、阴囊急诊的主要病变之一，是引起急性阴囊疼痛的常见原因。任何年龄均可发生，新生儿期和青春期是发病的高峰期，表现为突发一侧阴囊内肿痛，呈阵发性加剧，并伴恶心、呕吐，继而阴囊皮肤充血、水肿、发热等表现。

## 【症状体征】

会阴部剧痛并向大腿根部放射、疼痛性休克、阴囊空虚。

## 【护理】

### 一、护理问题

（1）疼痛：与疾病有关。

（2）焦虑/恐惧：与担心疾病预后有关。

（3）舒适改变：与疼痛、手术有关。

（4）潜在并发症：出血、感染、不育。

### 二、护理措施

1.睾丸下降固定术护理

1）术前护理

同泌尿外科术前一般护理。

2）术后护理

（1）泌尿外科术后护理。

（2）饮食：肠蠕动恢复后可先试进水，无不适后进食流质饮食，逐渐恢复普食。

（3）遵医嘱指导患者活动。

（4）观察伤口有无出血、血肿及敷料浸湿或脱落，并及时处理。

2.睾丸切除术

1）术前护理

同泌尿外科术前一般护理。

2）术后护理

（1）密切观察生命体征及全身情况。

（2）体位：麻醉期过后可半卧位，术后一日可下床轻微活动。

（3）饮食：肠蠕动恢复后可先试进水，无不适后进食流质饮食，逐渐恢复普食。

（4）观察伤口有无出血、血肿及敷料浸湿或脱落，并及时处理。

【 健康教育 】

（1）嘱患者适当活动，避免睾丸再次扭转的动作。

（2）如出现阴囊肿胀疼痛、刀口愈合不良、发热等不适及时就诊。

# 第十七章　社区老年人保健与护理

中国不仅是世界上人口最多的国家，也是老年人口数量最多的国家，截至2015年年末，我国内地60周岁及以上老年人已达2.22亿，占人口总数的16.1%，65岁以上老年人也已达1.44亿，占人口总数的10.5%。人口老龄化已成为我国重大的社会问题，而实现健康老龄化是解决这一问题的最佳选择。由于老年人大都生活在社区家庭中，因此，重视并开展社区老年人的保健护理，研究老年人的健康问题和健康需求，维护和促进老年人的健康，提高老年人群的生活质量及自我保健能力是实现健康老龄化的重要保障。

## 第一节　老年人身心特点

### 一、老年人的生理特点

随着年龄的增长，老年人各系统、器官和组织细胞逐渐发生形态、功能及代谢等一系列变化，出现功能衰退状态或退行性改变。

1.呼吸系统的变化

老年人普遍存在骨质疏松，使得椎体下陷，脊柱后凸，胸骨前突，引起胸廓前后径增大，从而出现"桶状胸"。因胸廓变形、活动受限及呼吸肌肌力下降，导致呼吸运动功能降低；呼吸道黏膜分泌型免疫球蛋白A、非特异性核蛋白及纤毛数量的减少，导致呼吸道清除异物的能力减弱，加上老年人肺功能差，常出现肺气肿，气管内异物不易排出，容易发生肺部感染。

2.循环系统的变化

随着年龄的增长，包绕在心脏外面的结缔组织和间质纤维增多，心脏瓣膜增厚，柔韧性降低，导致心功能不全；心肌纤维发生脂褐质沉积，使心肌出现褐色萎缩，心包膜下脂肪沉着增多，造成心脏顺应性差；心脏传导系统发生退行性变，窦房结及房室结的起搏细胞数目减少，胶原纤维、弹性纤维和脂肪浸润增多，引起房室传导阻滞，导致老年人容易出现各种心律失常；窦房结对迷走神经和交感神经的敏感性降低，致使老年人活动时心率增加较年轻人少，恢复时间较长。进入老年期，动脉、静脉和毛细血管均出现老化。老年人血管壁胶原纤维增多，弹性纤维减少，动脉血管内膜增厚并形成粥样硬化斑块，血管壁中层出现钙化，导致血管壁增厚、变硬，弹性大大降低，外周阻力增加，脉压增大。因此，老年人易患冠心病、动脉硬化、脑血管意外等疾病。

（3）消化系统的变化

老年人唾液腺萎缩，唾液分泌减少，口腔黏膜萎缩易于角化，常导致口干并影响食物的吞咽。牙齿松动、脱落，牙龈萎缩，咀嚼能力大为下降，从而影响食物的消化吸收，易出现营养不良。食管黏膜逐渐萎缩，黏膜固有层弹力纤维增加，可发生不同程度的吞咽困难。食管下段括约肌压力下降，胃与十二指肠内容物自发性反流，致使老年人反流性食管炎、食管癌的发病率增高。胃黏膜变薄，平滑肌萎缩，弹性降低，易出现胃下垂。腺体萎缩，胃酸分泌减少，对细菌杀灭作用减弱；胃蛋白酶原减少，胃消化作用减退，影响蛋白质、维生素、铁等营养物质的消化吸收，易导致营养不良和缺铁性贫血。小肠吸收功能减退，加上其活动减少，致使肠内容物通过时间延长，易出现便秘。肝功能减退，药物在肝内代谢、排出速度减慢，易出现药物性不良反应，甚至产生毒素作用。胆囊不易排空，胆汁黏稠，胆固醇增多，易使胆汁淤积而发生胆结石。胰腺的外分泌功能减退，脂肪酶减少，从而影响脂肪的消化吸收，易出现脂肪泻。

（4）泌尿系统的变化

老年人肾实质逐渐萎缩，一般情况下，肾重量在40岁以后随着年龄的增加而逐渐减轻，到80岁时约减少1/5；肾动脉粥样硬化，肾血流量减少，肾小球滤过率下降。老年人机体对氨基和尿素的清除功能、肾小球滤过功能、肾的浓缩与稀释功能均下降，其对钠代谢的调节能力也受损，易出现水钠潴留和急性肾衰竭。输尿管、膀胱平滑肌变薄，支配肌肉活动的神经元减少，导致肌肉收缩无力，易出现残余尿量增多、尿频、夜尿增多等。此外，肾是药物及其代谢产物排泄的重要途径之一，老年人肾排泄功能下降常导致药物代谢产物蓄积，易发生中毒，影响给药的安全性。

（5）内分泌系统的变化

内分泌系统是机体生理功能的主要调节系统。随着年龄的增加，机体各内分泌组织及细胞都发生退行性改变，如下丘脑、垂体、前列腺、性腺、甲状腺、肾上腺、胰腺等均出现不同程度的衰老性改变，致使老年人逐渐出现生理功能减退，其中最明显的是生殖腺萎缩和生殖功能的终止。

（6）运动系统的变化

老年人骨骼中有机物质逐渐减少或消失，使骨质发生进行性萎缩；骨骼中矿物质的不断减少，导致骨质疏松、骨脆性增加及骨关节韧度下降。因此，老年人易出现脊柱弯曲、骨质增生、骨折、骨关节病等疾病。另外，老年人由于肌纤维萎缩、弹性下降，肌肉总量减少，易出现肌肉疲劳、肌肉疼痛等。

（7）神经系统的变化

老年人脑体积逐渐缩小，重量逐渐减轻，脑萎缩主要见于大脑皮质，轴突和树突随着神经元的变性而减少，导致运动和感觉神经纤维传导速度减慢。因此，老年人可出现步态不稳、蹒跚步态、手的摆动幅度减少、转身时不稳、易跌倒。

脑血管出现动脉粥样硬化和血脑屏障退化。脑动脉粥样硬化常导致脑供血不足、脑梗死或脑出血等；血脑屏障功能减弱，易发生神经系统感染性疾病。老年人由于脑血管的退行性改变、脑血流量的减少和耗氧量的降低，易出现记忆力减退、反应迟钝、思维判断能力降低等。

（8）感觉器官的变化

老年人神经元缺失，神经传导速度减慢，导致皮肤感觉迟钝、常表现在皮肤触觉、温度觉及痛觉的减弱。因晶状体调节功能和聚焦功能逐渐减退，老年人视近物能力下降，出现远视眼，俗称"老花眼"；因瞳孔缩小，视网膜视紫质的再生能力减退，致使老年人视野变窄，色觉和暗适应等均出现不同程度的衰减或障碍。

由于外耳道神经末梢逐渐萎缩，中耳及内耳骨质日趋变硬和增生，内耳血管壁增厚、管腔缩小等原因，老年人易出现听觉功能下降甚至消失。老年人听觉高级中枢对信号的分析减弱，反应迟钝，定位能力减退，致使在噪声环境中听力障碍更为突出。老年人嗅神经数量减少、萎缩、变性，致使老年人嗅觉敏感度降低，同时，对气味的分辨能力也下降，男性尤为明显。

随着年龄增长，舌味蕾逐渐萎缩，数量逐渐减少，味觉功能日趋减退，致使老年人对味觉敏感性下降，常感觉食而无味而致食欲下降，影响机体对营养物质的摄取。随着年龄的增长，老年人对甜、咸的感知阈比年轻人高1.5～2.2倍。为提高老年人对食物的敏感性，通常增加饮食中盐或糖的量，而过多盐或糖的摄入，对老年人尤其是患有心脑血管或糖尿病的老年人极为不利。

（9）形体的变化

机体衰老过程中，身高下降是一种普遍现象。因为椎间盘脱水变薄，出现萎缩性变化，躯干变短，脊柱弯曲度增加，出现弯腰驼背。皮肤及头面部的改变是老年人身体的特征性变化之一，通常表现为头发逐渐变白并出现脱发，部分老年人还会出现眉毛、鼻毛变白。前额最先出现皱纹，其次是眼角、鼻根部和鼻唇沟。皮肤由于脂肪和弹力纤维的减少而变得松弛，眼睑下垂，眼球也因眼窝脂肪减少而凹陷。皮肤色素沉着增加，可出现许多色素沉着性斑片，即老年性色素斑，多出现在四肢、颜面等暴露部位。

## 二、老年人的心理特点

生理功能的减退，社会角色和功能的改变，生活能力的下降，直接或间接地影响老年人的心理特征，使某些心理功能出现下降、衰退，而另外一些仍趋于稳定，甚至产生新的适应代偿功能。老年人的心理变化特点主要表现在以下几个方面。

（1）认知能力的变化

认知能力是指接受、加工、储存和应用信息的能力，包括感知觉、记忆、思维、注意和想象的能力。

随着年龄的增长，老年人的感知觉功能逐渐减退，直接影响老年人对外界信息的接受和加工，进而导致老年人易出现各种心理问题。学习能力或实践经验的获得能力逐渐下降，下降速度的快慢与个人因素（如身体状况、遗传等）和社会环境因素（职业、文化程度等）有直接相关性。

老年人记忆能力下降、变慢，主要表现为远期记忆能力完好，近期记忆能力及机械记忆能力下降。由于老年人记忆力的减退，概念的形成、解决问题的思维过程及创造性思维和逻辑推理均受到影响，且具有很大的个体差异性。随着机体的衰老，老年人获取新信息的过程需要更多的时间，加之感觉敏感度的下降，使得老年人快速准确捕捉信息的能力受到限制，导致老年人在经历一些具体事件时注意力不集中，易受到干扰。

（3）情绪的变化

老年人情绪体验的强度和持久性逐渐提高，其情绪趋向不稳定，主要表现为喜欢与人争辩、易兴奋、易激怒，出现强烈的情绪后又需要较长时间才能平静下来。

（4）人格的变化

人格是指一个人在实践中经常表现出来的整个精神面貌，即具有一定倾向性的心理特征的总和，又称为个性。它包括先天素质、气质、能力、性格、爱好、价值观等心理特征的总和。进入老年期，人格也出现相应的改变，常由神经系统的老化而引起，表现为处理问题情绪化，易出现孤独、失落、怀旧、忧虑、疑病等心理。

## 三、老年人的社会生活改变

随着年龄的增长，个体所受到的社会期望会发生改变，人的行为必须作出相应调整。

（1）社会角色的改变

老年人退休之前，因为工作繁忙，经济收入较好，在家庭中的角色比较重要，受到较多的尊重。离开工作岗位以后，由于经济收入由高变低，社会地位和家庭角色均退居其次，加上生活状态从紧张有序突然转入松散、无约束、无规律，一时间难以适应，老年人常感到精神空虚，情绪消沉，从而影响健康。因此，进入老年期，随着社会角色的改变，老年人应开始逐渐承担老年期的社会角色。社区护理人员应帮助每一位即将或已经步入老年期的人成功调适自己，使其能够安度晚年。

（2）生活方式的改变

老年人退休在家后，子女多离家独立生活，通常家里只有夫妻两人甚至仅为一人，老年人易出现孤独、失落、空虚、伤感等不良情绪。由于不良情绪的影响，加之社会活动的减少，老年人容易养成一些不良的生活习惯，如饮食不规律、吸烟、酗酒、晚上睡眠时间短、白天精神不振等。

（3）家庭结构与家庭关系的改变

家庭是社会群体的基本形式，是老年人晚年生活的主要场所。老年人离开工作岗位以后，家庭就成为老年人重要的物质和精神支柱。家庭关系的和睦，家庭成员互敬互爱有益于老年人的身心健康；反之，家庭不和，家庭成员之间关系恶劣，会使老年人感到焦虑不安、不知所措等，严重影响其身心健康。

（4）婚姻状况的改变

婚姻是家庭的基石，是成年人正常生活的必要条件。老年人的婚姻状况存在着配偶率低、丧偶率高的现象，并且其随着老年人年龄的增长而日益突出。对老年人来说，配偶是感情上最知心、生活上最亲近的人。相关资料显示，老年人的婚姻状况与其健康状况有着密切的关系。丧偶对于老年人来说是最沉重的打击，不仅带给老年人巨大的心理创伤，也引起生活环境的急剧改变，并由此引发一系列健康问题。在近期内丧偶的老年人因心理失衡而加速死亡的人数是一般老年人死亡的7倍。多年的夫妻生活所形成的相互关爱、相互依赖的和谐平衡状态一旦被打破，易使老年人感到孤独无望、生活无味，甚至积郁成疾。当前老年人再婚面临着许多困难，受自身心理、子女态度、财产、舆论环境等诸多因素的制约，老年人再婚的成功率很低。

（5）经济收入的改变

由于年龄的增长，逐渐丧失劳动能力，或退休后经济收入的减少，通常老年人的经济收入要低于普通人群，经济收入缺乏的老年人会对晚年生活产生不安全感。依靠儿女赡养的老年人，则会有寄人篱下的感觉，这些都会使老年人的自尊心和情感受挫。尤其是依靠老伴儿的经济收入维持生活的老年人，丧偶之后，即使能够依靠子女赡养，也终不如老伴儿在世时的经济状况。经济收入的减少会严重影响老年人的营养状况、医疗保健、生活水平及心理状况等，继而影响其健康状况。

## 四、老年人的患病特点

老年人由于生理、心理的改变，各种疾病尤其是老年性疾病的患病率增加。因老年人脏器功能的改变程度不同，存在着个体差异。因此，对老年人疾病的诊断不能仅仅考虑实际年龄，还应该全面结合家庭环境、经济水平、职业、人际关系等状况综合加以分析来判断。一般老年人患病有以下特点。

（1）多病共存及多脏器病变

大多数慢性病与机体抵抗力和年龄有关，资料显示，老年人的慢性病患病率达54%，2周患病率为25%，住院率为6.1%，均高于其他年龄组人群；另外，目前约有70%的老年人同时患有2种及以上疾病。多病共存可以是多系统疾病同时存在，如同时患有高血压、慢性支气管炎、糖尿病、前列腺增生等，也可以是同一器官、同一系统存在多种病变，如慢性胃炎、慢性胆囊炎、慢性结肠炎等同时存在。

（2）起病隐匿且临床表现不典型

老年人多患有慢性病，同时，由于老年人机体反应不敏感，感受性降低，自觉症状较轻微，所以常起病隐匿，患病后缺乏典型的症状和体征。例如，老年人肺炎可无寒战、高热，仅有轻微咳嗽，白细胞不升高等。由于老年人感觉减退，急性心肌梗死时可无疼痛，尿路感染时尿频、尿急、尿痛等膀胱刺激征状不明显，容易造成误诊和漏诊。此外，老年人由于感知功能减退，通常不能全面正确地提供病史，而由家属或其他相关人员提供的病史往往不够全面确切，因此所获得的病史的参考价值有限。

（3）病程长，康复慢，病情进展迅速

并发症多由于老年人组织器官储备能力降低，代偿能力差，当老年人急性病或慢性病发作时，可迅速恶化，甚至死亡。老年人免疫力低下，抗病能力与修复能力降低，导致病程长、康复慢，容易出现意识障碍、代谢紊乱、运动功能障碍等各种并发症的发生。

（4）精神疾患和退行性疾患增加

老年期痴呆和早老性痴呆发病率增高。卫生健康委资料显示，近年老年期痴呆患病率从20世纪70年代的0.20%上升到了3.15%，85岁以上者高达19.30%。老年流行病学调查结果显示，目前我国有70%的老年人患有老年疾病，其中生活不能自理者占15%。老年退行性疾患常导致老年人活动受限甚至残疾，生活难以自理，需要较多照护。这些疾病的增加，对老年人影响比较大，也为老年保健护理增加了难度。

（5）治疗反应性差

由于老年人肝肾功能减退，药物在体内代谢缓慢，因而老年人对药物耐受性差，易出现不良反应。此外，老年人常用多种药物，药物间相互作用可影响治疗效果。

# 第二节　社区老年人保健指导

老年人是社区的特殊群体，由于其机体各器官功能逐渐衰退，生理、心理、精神等各方面均出现相应的老化现象，造成各种老年性疾病的发病率高，健康问题较为普遍。受各种因素的影响，老年人健康状态存在很大的个体差异，主要表现为生命活力、患病情况、生活自理能力的差异较大。据统计，大约有80%的老年人患有至少一种慢性病，其对护理的需求量大，为老年人提供其所需求的护理就成为社区护理人员的重要职责之一。因此，社区护理人员应合理利用社区资源，通过完善医疗卫生服务及老年保健的设施和管理机构，并根据老年人的年龄、生活自理能力、患病情况等差异对其健康状况进行评估，有针对性地提供不同的医疗保健护理措施，以促进老年人健康为目的，做好老年人的保健工作。

## 一、社区老年人常见健康问题

### （一）跌倒

跌倒是指从稍高处或在平地行走时摔倒在地并造成伤害。意外事故是老年人死亡的最常见原因之一，而在老年人活动过程中，最常发生的意外事件就是跌倒。老年人跌倒会造成机体组织不同程度的损伤，以及随之而来给老年人及家庭带来诸多问题，如骨折、软组织损伤导致的长期卧床及由此引发的一系列机体变化。因此，预防跌倒应成为社区护理工作的一项重点内容。社区护理人员可以通过健康讲座，使老年人认识到安全的重要性，并对老年人的生活起居等情况进行评估，与老年人及其家属共同制订并采取预防跌倒的安全防护措施。

### （二）疼痛

疼痛是由感觉刺激而产生的一种生理、心理反应及情感上的不愉快体验，是一种复杂的病理、生理改变的临床表现，也是老年人最为常见的症状之一。疼痛可以是局部的，也可以是全身性疾病的反映。老年人疼痛主要是骨关节系统的头部、颈部、背部、四肢关节疼痛及其他慢性病引发的疼痛。随着年龄的增加，老年人持续性疼痛的发生率通常高于普通人群，且疼痛程度较重，并常伴有焦虑、抑郁、疲劳、睡眠障碍、行走困难等症状，因疼痛而导致的功能障碍也随之明显增加，并严重影响老年人的日常生活。

根据起病的急缓及持续的时间，疼痛可分为急性疼痛和慢性疼痛。急性疼痛起病急，持续时间多在1个月内，有明确原因，如手术、骨折等。慢性疼痛起病缓慢，持续时间一般超过3个月，多与慢性病有关，如骨质疏松、糖尿病性周围神经病变等。对多数老年人来说，慢性疼痛是常见的病症。老年人对慢性病疼痛的耐受，常可导致病情的延误。社区护理人员应认真评估老年人的疼痛情况，去除引起疼痛的原因，指导老年人及其家属合理使用止痛药物。此外，还可联合使用非药物止痛疗法，如松弛术、催眠术、针灸疗法等，以有效缓解疼痛。

### （三）睡眠障碍

睡眠障碍是指睡眠质量的异常或在睡眠时发生某些临床症状，如入睡困难、睡眠不深、易醒、早醒、多梦、噩梦、醒后不易再睡，以及醒后感觉疲乏、不适等。情绪对老年人的睡眠影响较大，尤其是内向型性格的老年人在遇到问题时睡眠质量较差。另外，生理老化、身体疾病、不良的睡眠环境和生活习惯、医源性因素等均是老年人睡眠障碍的常见致病因素。社区护理人员应耐心听取老年人的主诉，了解引起睡眠障碍的原因及常用的应对方式，并制定相应的护理措施；帮助老年人养成良好的睡眠习惯，嘱其睡前避免饱餐，不饮用浓茶、咖啡等饮料；鼓励老年人进行适当锻炼，减少白天睡眠时间，提高夜间睡眠质量；创造有利于睡眠的环境，如卧室温度、灯光、声音等。

### （四）便秘

正常情况下，食物经过胃肠道消化吸收所剩残渣到达直肠需要 24~48 h。若排便间隔超过 48 h，粪便在肠道内停留时间过久，水分被吸收，粪质干燥坚硬，不能顺利排出，正常排便频率消失，此症状称为便秘。

由于老年人消化系统功能减退，出现生理性老化如咀嚼不充分、肠蠕动减弱等，加上活动减少，进食少或食物缺少水分及膳食纤维，服用某些药物等原因，老年人便秘的发生率远远高于其他人群。有报道显示，65 岁以上老年人中有 20% 以上会经常出现便秘。

便秘可引发腹胀、腹痛。长期便秘者，体内废物不能及时排出，可引起两胁隐痛、口苦、恶心、食欲缺乏、头痛、头晕、精神萎靡等反应。严重者可因排便过度用力或蹲便时间过长、站起过猛，突发脑血管意外或心肌梗死。因此，对于老年人，特别是高血压或心脑血管疾病患者，尤其要注意预防便秘。社区护理人员应通过健康教育告知老年人便秘的危害和预防便秘的措施。预防便秘，首先应从饮食入手，保证每天摄入一定量的水分和富含膳食纤维的食物，促进胃肠蠕动。此外，老年人还要养成定时排便的习惯，可在排便前做腹部按摩等。

### （五）尿失禁

尿失禁是指老年人不能自我控制排尿功能，尿液不自主地流出。随着年龄的增长，膀胱容量减少，排尿功能减退，盆底肌肉松弛、反应迟缓、行动不便等因素可导致尿失禁的发生；另外，尿路感染、阻塞性损伤、中枢神经系统病变等也可导致尿失禁的发生。虽然尿失禁对大多数老年人的生命活动无直接影响，但由此引发的局部皮肤损伤、身体异味、尿路感染等问题，可使老年人产生抑郁、孤僻等心理问题，严重影响老年人的生活质量。因此，社区护理人员应关注老年人的尿失禁问题，全面评估老年人现状，找出引起尿失禁的原因，与老年人一同制订相应的护理措施。

**（六）老年期痴呆**

老年期痴呆是指发生在老年期，大脑退行性病变、脑血管性病变、脑肿瘤、脑外伤、颅脑感染、中毒或代谢障碍等各种病因导致的以痴呆为主要临床表现的一组疾病。根据老年期痴呆的发病机制可将其分为阿尔茨海默病（Alzheimer disease，AD）、血管性痴呆

（vascular dementia，VD）和混合性痴呆（mixed dementia，MD）等类型。其中以AD和VD为主，占全部痴呆人数的70%～80%。AD是指老年人在意识清醒的状况下，由于脑功能减退而产生的获得性、渐进性认知功能障碍。有数据表明，AD的发病率正逐年增多，已成为社区老年人常见的健康问题之一。AD常起病于老年期或老年前期，是一组病因未明的中枢神经系统原发性退行性变性疾病。患者主要临床表现为慢性、进行性的记忆丧失，行为异常，认知功能退化，逐渐变为痴呆，甚至完全丧失生活自理能力。

VD是指由脑血管病变引起脑组织血液供应障碍，导致脑功能不全，以痴呆为主要临床特征的一组疾病。引发VD最常见的病因是脑血管性疾病，尤其是缺血性脑血管疾病。

AD和VD均存在某些危险因素，如高血压、脑卒中、冠心病、糖尿病、吸烟、酗酒、肥胖等。目前尚无特效治疗药物，但通过早期预防、早期发现、早期诊断和早期治疗，可改善其部分症状或延缓病情进展。

因此，社区护理人员应在社区中开展各种形式的健康教育，让老年人了解和认识AD和VD，增强自我保健意识和能力。目前，尚缺乏对早期老年期痴呆的筛选工具，可对有临床记忆障碍的患者进行动态神经心理检测及必要的辅助检查，如脑电图、CT、MRI等，或定期体检以尽早发现老年期痴呆的前驱症状，便于早诊断、早治疗。

**（七）其他常见的心理健康问题**

（1）空巢综合征

"空巢"是指无子女或子女长大成人后相继从父母的家庭中分离出去，只剩下老

年一代人独自生活的家庭。近年来，我国老年问题专家将空巢家庭解释为老年人独居的一人家庭，或是老夫妇二人家庭。空巢家庭的老年人或无子女，或子女不愿或不能与父母同住。中国传统文化一向注重天伦之乐、儿孙满堂，有子女相伴是人到晚年的最大愿望。空巢综合征是指不同原因导致子女不能或不愿与父母同住，致使老年人晚年的愿望落空，因子女"空巢"而产生的严重的心理失调症状，如孤独、失落、空虚、伤感、常偷偷哭泣等，子女的临时回家可以减轻或者暂缓老年人的心理失调症状。

（2）离退休综合征

离退休综合征是指老年人因离退休后不能适应社会角色、生活环境及生活方式的突然改变而产生的消极情绪，或因此而出现的偏离常态行为的一种适应性的心理障碍，甚至引发其他生理疾病，严重影响老年人身体健康。老年人离退休综合征主要表现为情绪抑郁症状，感到生活无望，敏感多疑，易急躁和发脾气，不愿与人主动交往，行为退缩、不知所措；同时出现躯体不适症状，表现为全身疲乏、四肢无力、头痛、腹部不适等。

（3）高层住宅综合征

高层住宅综合征是指长期居住在高层楼房套间里，与邻居互不认识、互不来往，楼高不便活动，整日闲居室内，导致老年人出现的一系列生理、心理上异常反应的综合征，主要表现有孤独、寂寞、无聊、抑郁、恐惧等。长期如此，还会出现虚弱、头痛、失眠等症状，不仅影响老年人心理健康，还会损害其生理健康，增加患病机会。

（4）老年"抑郁症"

老年抑郁症是发生在老年期这一特定人群，以持久的情绪低落或抑郁心境为主要临床表现的一种精神障碍。其主要临床特征是心境持久抑郁，表现为疲乏无力、精神不振；兴趣减退、愉悦感丧失；喜欢独处，不愿与人交往；悲观厌世，有自杀倾向；易失眠，睡眠欠佳；反应迟钝，记忆力下降等。在老年健康问题中，抑郁是最常见的精神障碍和老年人自杀的促发因素。因此，老年抑郁症已成为影响老年人精神卫生的重要疾病。

（5）老年疑病症

老年疑病症是以担心或相信自己患有某种或多种严重的躯体疾病，对自身的健康状况或身体的某一部分功能过分关注为主要症状的一种神经性的人格障碍。有些患者经常诉说某些躯体症状，并反复就医，但其严重程度与健康极为不符，客观检查和医生对疾病的解释常不足以消除患者的固有观点，常伴有忧郁和恐慌。

## 二、老年人保健原则及社区老年人的保健指导

保健是指预防疾病、维护健康和恢复健康。老年人因机体老化而导致健康受损及各种慢性病的较高患病率。对老年人来说，不仅需要重视疾病本身，更要注重其生活功能方面是否健全。世界卫生组织老年卫生规划项目认为，老年保健是指在平等享用卫生资源的基础上，充分利用现有的人力和物力，以维护和促进老年人健康为目的，发展老年保健事业。因此，社区老年保健是保持老年人身体健康，使老年人在健康状态下独立快乐地生活，从而提高老年人的生活质量。

### （一）联合国老年人保健原则

老年保健原则是开展老年保健工作的行动准则，为今后的社区老年保健工作提供指导。联合国大会于1991年12月16日通过了《联合国老年人原则》，该原则强调了老年人的独立、参与社会、保健与照顾、自我充实和自尊。具体内容如下。

（1）独立

老年人应能借助收入、家庭和社区支持及自我储备获得足够的食物、水、住宅及庇护场所；老年人应当有机会继续参加工作或其他有收入的事业；老年人应当有机会获得适宜的教育和培训；老年人应能够生活在安全和与个人爱好、能力变化相适应的丰富多彩的环境中；老年人应当能够尽可能地生活在家中。

（2）社会参与

老年人应当保持融入社会，积极参与制定和实施直接影响老年人健康的相关政策，并与年轻人分享其知识和技能；老年人应能寻找和创造服务社会的机会，在适合其兴趣和能力的职务上做志愿者服务；老年人应能形成自己的协会或组织。

（3）保健与照顾

老年人应能得到与其社会文化背景相适应的家庭和社区的照顾和保护；老年人应享有卫生保健护理服务，以维持或重新获得最佳的健康水平，预防或延缓疾病的发生；老年人应享有各种社会和法律服务，以加强其自治性、权益保障和照顾；老年人应能够利用适宜的服务机构，在一个安全和充满人情味的环境中享受政府提供的康复、保障、心理和社会性服务及精神支持；老年人在其所归属的任何庇护场所、保健和治疗机构中均能享有人权和基本自由。

（4）自我充实

老年人应能追求充分发展其潜力的机会；老年人应能享用社会中的教育、文化、精神和娱乐资源。

（5）尊严

老年人应能生活在安全和尊严中，避免受到身心虐待和剥削；老年人不论处于任何年龄、性别、种族、能力丧失与否或其他状态，均应受到公正对待。

**（二）马斯洛需求层次理论与老年保健指导**

在社区中对老年人提供的保健指导应是多层面、全方位的个体化服务，因此针对不同状态的老年人提供的服务侧重点是不一样的。马斯洛需求层次理论将人的需求分为生理需求、安全需求、爱和归属感、尊重和自我实现5类，依次由低到高按层次排列。这样的需求分层同样适用于老年人的需求分析。

社区中的老年人根据其身心状况可分为以下几种。①年轻健康老年人：这部分老年人年龄在60～70岁，身体状况好，自主能力强，精力充沛，知识与经验丰富，可开展适当的社会活动或承担相当部分的社会工作，因此具有较高层次的尊重和自我实现的心理需要。针对这部分老年人的保健指导应侧重于帮助老年人再就业或从事力所能及的社会服务工作，即老有所为。②年老健康老年人：这部分老年人虽无大的身心疾病，但精力不再充沛，虽不再能承担基本的社会工作，但仍有爱和归属感的需求。这部分老年人的保健指导应是帮助其寻找和进入合适的老年社会娱乐团体，愉悦身心，即老有所乐。③一般患病老年人：这部分老年人的最大需求是医药卫生服务，满足其安全需求，即老有所医。④长期卧床老年人：这部分老年人一般患有各种慢性病或后遗症，生活不能自理，这就需要社会能够给予其生活照料服务，满足其最基本的生理需求，即老有所养。

**（三）老年人的休息与睡眠**

休息与睡眠在老年人生活中占有极其重要的地位。

（1）休息

使人从疾病和疲劳中恢复过来的最有效、最符合生理要求的方法就是休息，良好的休息可以促进健康。老年人相对需要较多的休息，应将合理的休息贯穿于一天的活动中，并注意以下几点。

（1）注意质量：休息要注意质量，有效的休息应满足3个基本条件，即生理的舒适、心理的放松和充足的睡眠。故不能简单地用卧床限制活动来保证老年人处于休息状态。

（2）适当调整休息方式：长期卧床会出现压疮、坠积性肺炎、深静脉血栓、运动功能障碍等并发症。因此，要尽可能调整老年人的休息方式，尤其是长期卧床者。

（3）预防意外发生：老年人在改变体位时，应注意防止直立性低血压或跌倒等意外的发生。起床时应先在床上休息片刻，活动肢体后再准备起床。

（2）睡眠

由于老年人大脑皮质功能减退，新陈代谢减慢，体力活动减少，所需睡眠时间也随之减少，通常每日6 h左右。诸多因素如情绪变化、疾病的疼痛、呼吸困难、夜尿频繁等均可影响老年人的生活节律，进而使睡眠质量受到影响，导致睡眠障碍，甚至可以影响老年人的精神健康。社区护理人员应关注老年人的睡眠质量，在改善其睡眠质量时，应注意以下几点。

（1）帮助老年人养成良好的睡眠习惯：为了保证老年人白天正常的社交活动，使生活符合人体生物钟节律，社区护理人员应帮助其养成早睡早起和午睡的习惯。

（2）嘱咐老年人晚餐勿过饱：晚餐应避免吃得过饱，睡前不饮用咖啡、酒、浓茶或大量水，同时提醒老年人入睡前如厕，以免夜尿频繁而干扰睡眠。

（3）调整老年人不良情绪：情绪对老年人的睡眠也有较大影响，尤其是内向型的老年人。因此，改善老年人睡眠，要注意调整其情绪，对于有可能造成情绪波动的事情不宜在晚上或睡前告诉老年人。

（4）鼓励老年人适当地进行体育锻炼：向老年人宣传适当规律的体育锻炼对促进睡眠的重要性，鼓励并指导其参加力所能及的日间体育锻炼。

**（四）老年人的运动**

生命在于运动。适当的运动可以促进人体新陈代谢，增强和改善机体各脏器的功能，从而延缓衰老；还有助于保持积极的生活态度，提高学习和工作的效率，预防身心疾病的发生。

老年人的运动锻炼多种多样，应因人而异，有目的、有计划地选择适宜的运动项目，科学合理地安排运动量、运动时间和运动频率。

（1）老年人的运动原则

老年人应根据自己的年龄、性别、身体状况、兴趣爱好、周围环境等因素，选择

适宜的健身活动项目。世界卫生组织针对老年人健身运动的指导原则如下

（1）特别重视有助于心血管健康的运动：建议每周从事 3~5 次、每次 30~60 min 的不同类型的有氧运动，如游泳、慢跑、骑车、散步等。

（2）重视重量训练：适当的重量训练对减缓骨质疏松、防止肌肉萎缩、维持各器官功能均有积极作用。但每次训练时间不宜过长，以免受伤。

（3）维持体育运动：体育运动中的平衡包括肌肉伸展、重量训练、弹性训练等诸多方面。

（4）关注与锻炼相关的心理因素：老年人由于体质较弱、意志力减退及伤痛性运动困难，在体育锻炼过程中很容易出现负面情绪。因此，社区护理人员在针对老年人制订科学的健身计划时，应同时关注老年人可能出现的负面情绪。

（5）高龄老年人和体质衰弱老年人也应参与运动必须选择副作用较小的锻炼项目，如慢跑代替跑步等。

（2）老年人运动时的注意事项

（1）选择适宜的运动项目：老年人应根据自己的年龄、体质、场地条件，选择适当的运动项目。

（2）运动量不宜过大，运动时间不宜过长老年人运动时应循序渐进，不能急于求成，首先选择不费力的活动，再逐渐增加运动的量、时间、频率。以每天运动 1~2 次，每次半小时左右，一天运动总时间不超过 2 h 为宜。

（3）转头不宜过猛：老年人在低头或转动颈部时不可过快，用力不宜过大，防止已经硬化的动脉血管受压扭曲而引起脑部供血不足。

（4）行走不宜过快：老年人行走时身体平衡性、稳定性差，加上其反应迟钝、视力减退，因此老年人行走时宜慢，避免发生跌倒等意外。

（5）加强自我监测：老年人运动的强度和量均要适宜，应加强自我监测，监测时要结合自我感觉综合判断。

（五）老年人的安全与防护

老年人由于机体衰弱、身心功能退化、平衡失调、感觉减退，加上部分老年人担心增加他人负担，不愿过多麻烦他人等心理因素的影响，常常会发生意外事故。目前，意外事故是老年人的第五大死因，严重影响老年人的生活质量和生活自理能力，给家庭和社会带来巨大的负担。影响老年人安全的重要问题有跌倒、坠床、呛噎、交

叉感染、服错药等。因此，社区护理人员应意识到意外事故对老年人的伤害，采取必要的措施以保证老年人的安全。同时，还要做好安全宣传工作，讲解安全的相关知识，使老年人了解安全的危险因素。

1.防跌倒

老年人由于机体组织老化，身体平衡能力下降，视力、听力下降，或环境中存在的危险因素等原因，易发生跌倒。因此，社区护理人员应对老年人的起居、居住环境等情况进行评估，与老年人或家属共同制订计划，采取预防跌倒的安全保护措施。

（1）老年人所居住的环境应有充足的采光，夜间室内应有照明，尤其在卧室与卫生间之间应该有良好的夜间照明设施。采用柔和分散的光线，避免强而集中的光线。

（2）老年人居住环境的布局应尽量符合其生活习惯，室内布置无障碍物，家具的选择与摆设应安全舒适，且方便老年人使用。

（3）老年人在改变体位时，动作不宜过快，以防止直立性低血压或跌倒等意外的发生。老年人起床时应注意"三个半分钟"，即起床时不要着急，应先在床上静卧半分钟，活动肢体后再坐起来半分钟，使身体适应体位的改变，然后两腿下垂于床边半分钟，准备行走前应先站稳，再起步。行动不便者，应使用拐杖或有人搀扶。

（4）老年人的衣、裤不宜过长，穿合适的布鞋，尽量不要穿拖鞋，以维持走路时的身体平衡。

（5）老年人洗澡时间不宜过长，水温不宜过高，提倡坐式沐浴。饭后不宜立即沐浴，通常浴室温度以22～24 ℃、水温在42～45 ℃、总沐浴时间不超过30 min为宜。浴室最好为外开放式，以便发生意外时他人能入室抢救。

（6）老年人外出应避开上下班高峰，鼓励其穿戴颜色鲜艳的衣帽，以便路人和驾驶员识别，减少受伤的危险。

2.防坠床

身材高大或睡眠中翻身幅度较大的老年人，睡觉时床边应有椅子拦护；有意识障碍的老年人应加用床垫或有专人陪护。

3.防呛噎

人在平卧位进食过程中看电视、说话、速度过快等易发生呛噎。因此，老年人在进食时应选择合适的体位，尽量取坐位或半坐卧位。进食应专心，不要看电视或说话。进食稀食容易呛者，可将食物加工成糊状；进食干食易噎者，应准备水。

**4.防止交叉感染**

老年人免疫力低下，应尽量避免老年患者之间相互走访，特别是发热或呼吸道感染的患者，不宜到人多的公共场所。

**5.注意用药安全**

由于老年人机体各脏器出现退行性改变，影响药物的代谢、吸收、分布和排泄。老年人常常同时患有多种疾病，治疗过程中应用药物种类较多，发生药物不良反应的概率增加。另外，老年人记忆力减退，学习新事物能力下降，对药物的治疗目的、服药方法、服药时间常不能正确理解，从而影响用药安全和药物治疗效果。因此，指导老年人安全用药是社区护理人员的一项重要职责。

（1）遵医嘱用药：不能自行滥用药物，不能随意更改用药时间和剂量。需要终身服药者应在家中储备少量用药，避免中断治疗。

（2）常用药物储存与保管：应根据药品说明书的要求储存和保管药物。大多药物保存的原则是常温、干燥、避光保存。有些药物如胰岛素等要冷藏保存，但不能冻结。药物保管应注意：药瓶、药盒上应注明药物名称、用法、剂量和有效期；外用药与内服药、常用药与备用药均应分开放置并标记清楚；早、中、晚用药也应标注清楚；必要时急救药品可随身携带，药品存放处应取放方便，且儿童不易拿到；定期检查并及时补充药品，对变质、过期药品应及时丢弃并妥善处理。

（3）密切观察和预防药物不良反应：药物不良反应是指在正常用量情况下，由于药物自身作用或药物间相互作用而发生的与防治目的无关的不利或有害反应。了解药物的不良反应，是保证治疗时用药安全的基本条件。因此，老年慢性病患者在家庭自我护理中了解一般常见药物的不良反应是十分必要的。社区护理人员应向老年人及其家属讲解与药物相关的知识，使其了解所服药物的作用、性质，用药剂量、时间，服药期间的禁忌及是否会出现不良反应等。对于一些不可避免的不良反应，让其预知并有心理准备，知道如何应对。出现严重不良反应时，老年人应立即与医务人员联系，以得到及时帮助，避免发生意外。

（4）应注意"六先、六后"原则：即先明确诊断后确定治疗，不能单凭自己以往的经验，生病时乱用药；先食疗后药疗，治疗疾病首选非药物治疗，其中食疗尤为可行；先外用后内服，为了减少药物对机体的毒害，能够外用药物治疗的疾病，最好不用内服药物治疗；先用中药后用西药，中药大多属于天然药物，其不良反应低于西药；先用内服后用注射，为了用药安全，能用内服药物治疗的疾病则不用注射；先用老药后用新药，由于新药的临床应用时间短，其不良反应可能还不完全清楚。

此外，社区护理人员应帮助老年人正确合理用药，避免不必要的不良反应；指导老年人服药时应避免取卧位，尽量取站立位、坐位或半坐卧位，避免发生呛咳；嘱咐老年人用温水服药后，再多饮几口水，以顺利咽下药片，避免药片粘在食管壁而刺激局部黏膜，影响药物吸收；定期检查老年人服药情况，并指导家属监督其正确合理用药，保证老年人用药安全。

**（六）老年人的饮食与营养**

合理的饮食与营养是维持、促进、恢复健康的基本手段，是维持生命的基本需要。营养不足和营养过剩均会引发疾病，对健康产生不良影响。因此，指导老年人改善饮食营养，以维护和恢复老年人的健康，是社区护理人员的重要任务之一。

1.老年人的营养需求

（1）蛋白质：老年人体内代谢过程以分解代谢为主，需要丰富的蛋白质来补充体内蛋白质的消耗，但是由于老年人胃蛋白酶分泌减少，摄入过多蛋白质会增加消化系统及肾的负担。因此，对老年人来说，每天应摄入少量的优质蛋白质，如鱼类、鸡蛋、牛奶等。

（2）脂肪：随着年龄的增加，一方面老年人对脂肪的消化能力下降，另一方面其体内脂肪组织也逐渐增加，故膳食中脂肪不宜过多。但是，脂肪摄入过少会影响到脂溶性维生素的吸收，还会因必需脂肪酸的缺乏而发生皮肤疾病，适量摄入脂肪也是十分必要的。应尽量选用不饱和脂肪酸含量较高的植物油，如花生油、芝麻油、豆油等，少摄入动物性脂肪，如猪油、肥肉等，减少饱和脂肪酸和胆固醇的摄入量。

（3）糖类：老年人由于基础代谢逐渐降低，体力活动逐渐减少，热能的消耗也相应减少；老年人的糖耐量能力降低，血糖调节作用减弱，易发生高血糖。因此，老年人应适当减少糖类的摄入量，以免引起能量过剩而导致肥胖，并诱发一些常见老年病。糖类摄入以多糖为宜，如淀粉含量高的谷类、薯类等，还可提供膳食纤维、维生素等，减少单糖、双糖的摄入量。

（4）维生素：随着年龄的增加，老年人生理功能尤其是免疫功能和抗氧化功能逐渐下降，而维生素在调节生理功能、延缓衰老和维护机体健康中发挥着重要作用。因此，补充丰富的维生素是十分重要的。摄入充足的蔬菜和水果，既可补充维生素，对于老年人又有较好的通便功能。

（5）无机盐：老年人易发生骨质疏松，应适当增加含钙丰富的食物的摄入量；老年人血红蛋白合成减少，应注意适当选择含铁丰富的食物，如动物肝、瘦肉、黑木耳等。

（6）膳食纤维：在促进排便、吸附有害物质、促进胆固醇代谢、降低餐后血糖、防止热量摄入过多等方面均发挥着重要作用。因此，老年人每天应摄入适量膳食纤维，以30 g为宜。

2.老年人的饮食原则

（1）平衡膳食，均衡营养：老年人应保持营养的均衡，控制总能量和脂肪的摄入量，保证足够优质蛋白质，进食低脂肪、低糖、低盐、高维生素饮食，适当增加含钙、铁丰富的食物。多吃新鲜水果和蔬菜，食物搭配宜多样化，注重膳食纤维的摄入量。

（2）合理的烹调方法：合理的烹调可避免食物中营养成分被大量破坏，且易消化吸收，提高营养素的利用率。鼓励老年人多采用蒸、煮、烩、煨、炖等烹饪方法，所吃食物均应切碎煮烂，尽量使食物细软易消化，限制油炸、烟熏、过黏等食物的摄入量。

（3）合理安排每餐，养成良好的饮食习惯：根据老年人的生理特点和营养需求，饮食要有规律、有节制、定时定量、细嚼慢咽、少食多餐，忌暴饮暴食，不食辛辣刺激或过冷过热的食物，晚餐以清淡食物为佳，不宜过饱，养成良好的饮食习惯。

（4）注意饮食卫生：由于老年人抵抗力差，故应特别注意饮食卫生，防止病从口入。保持餐具清洁卫生，不吃霉变食物。

**（七）老年人的心理平衡**

正常的心理状态、良好的人际关系和较好的社会适应能力是老年人心理健康的标准。老年人心理健康与否，不仅影响老年人对自身健康和生活的感受质量，也影响其衰老的速度。因此，社区护理人员在医疗保健服务的过程中应重视心理因素对老年人整体的影响，加强心理疏导与治疗。

1.自我心理调节

老年人应为退休做好心理准备，以实现"平稳过渡"。认识与适应离退休后社会角色的转变，正确看待离退休。退休之前积极做好各种准备，如生活的安排、经济的开支等。刚离开工作岗位时，不妨多探亲访友或外出旅游，将心中的苦恼、郁闷通过交谈等方式宣泄出来，及时转化和消除不良情绪。另外，社区护理人员应指导老年人妥善解决家庭问题，尤其是处理好与两代或几代人的人际关系，和睦温馨的家庭对老年人的身心健康大有益处。

2.学会控制情绪和保持积极乐观的情绪

积极乐观的情绪对身心健康的维护和促进有着积极的作用。因此，社区护理人员要指导老年人学会控制自己的情绪，理性看待生活中的挫折（如丧偶、患病等）；保持积极乐观情绪，积极参加各种社交活动，多与人沟通交往，创建和谐的社会人际关系；广泛培养自己的兴趣爱好，学习新知识，以充实老年期的生活；养成良好的生活习惯，保证睡眠充足。

3.学会应对和减轻心理压力的方法

社区护理人员应指导老年人学会应付和减轻心理压力的方法，如听轻松愉快的音乐、闭眼、做深呼吸等，以改变精神紧张的状态，从而预防心因性疾病。

4.加强人际交往，提高自信心

社区护理人员应鼓励老年人适当注重自己的仪表，避免过分注意自身缺陷；避免过度谦虚，提高自信心；真诚与人交往，避免过多责难或要挟他人，以免陷入不利情境中；指导老年人进行换位思考，学会主动关心他人。

# 第三节 社区老年人护理中护士的角色

社区中的老年人因其身心特点和患病特点，需要经常与社区卫生工作者打交道，其中社区护士会更多地与社区居民接触，对社区老年人的身心健康具有重要的作用。

## 一、社区卫生服务机构中的护士

### （一）社区卫生服务机构中护士的角色

1.健康守门人

（1）生活方式与健康状况评估：社区护士通过日常接触或专门服务，对社区老年人的健康状况进行评估，包括了解老年人的一般身体状况、日常生活习惯、患病情况、治疗情况、身心感受甚至社会生活状况，及时发现危害健康的危险因素，为后续的健康干预提供基础。

（2）身心健康评估：社区护士通过专项的体格检查和医院辅助检查，判断社区老年人的健康现状或疾病控制情况；通过各项评估量表，测评老年人的身心状况，然后有针对性地开展防治工作。

（3）随访：社区护士按老年人的实际情况制订详细可行的随访计划，长期监测社区老年人的身心健康状况，及时调整治疗方案。

2.健康教育者

（1）健康教育对象：针对社区老年人开展健康教育时，教育对象不仅包括老年人本身，还包括家属、看护人员甚至儿童青少年，当然不同的对象教育的内容侧重点不同。①老年人，有针对性地开展多种健康讲座，或发放健康文字资料，进行常见病、多发病的预防、治疗知识和技能的宣传和普及，提高社区老年人的健康知识素养。②家属和看护人员，培训家属和看护人员家庭环境的评估方法，疾病恶化或并发症的判断方法，以及老年人跌倒等突发情况的处理方法等，增强他们的防护意识和技能。③儿童青少年，利用一般家庭重视儿童青少年的特点，培养其健康素养，使他们能够成为家庭的健康知识宣传员和监督者，有效帮助家中老年人采用合理的生活方式，摒弃不良的生活习惯，如吸烟、不按时体检等。④社区管理人员，提高社区管理人员对老年人健康工作的认识，做好维护老年人身心健康的外部环境的整理和维持工作。

（2）健康教育内容：社区老年人的健康教育内容丰富多样。①常见病、多发病的防护知识；②合理运动指导；③营养与饮食指导；④预防跌倒教育等。

（3）健康教育方式：根据目前老年人的身心特点，比较适合的健康教育方式有办健康教育讲座，发放宣传材料，利用广播、电视等大众媒体，构建学习小组等。针对行动不便或交流有困难的老年人，应尽量采用家庭随访时一对一，或与家属的当面交流。当然，社区护理工作纷繁复杂，每位老年人的情况都不一样，没有一成不变的工作模式，应打破理论界限，因地制宜，因人而异，提高健康教育效果。

3.护理服务者

必要的时候社区护士会为社区老年人提供直接的护理服务，如家庭基础护理、临床治疗护理、康复护理、心理护理等。这些服务的共同原则是：方便、有效、便宜、可及。目前我国很多地方都在探索实行多种老年人健康照顾模式，如构建"医院–社区–家庭一体化"健康照顾模式，充分利用医院、社区、家庭的各种资源为老年人提供各种服务；还有"医养结合"模式，将老年人的养老服务和医疗服务有效结合。在这些服务模式中，社区护士都处在中心环节，既要协调各方工作，又要身处一线直接提供服务。

**（二）不同地区社区卫生服务机构的老年人护理特点**

1.城市社区卫生服务机构

城市社区地域范围小，人口集中，社会管理机构完善，社会福利和服务资源较多，社区护士为社区老年人提供服务较为方便快捷，服务的重点在于帮助老年人建立良好的生活方式，有针对性地满足各类老年人的需求。

2.农村社区卫生服务机构

目前我国农村的基层社区卫生服务机构建于乡镇的层面，即乡或镇设卫生院（相当于城市的社区卫生服务中心），村设卫生室，但部分地区随着乡村行政管理的调整，并非所有的自然村都有社区卫生资源覆盖。而我国农村地域相对分散，人口众多，加之随着青年劳动力的流出，农村日常生活实际长期以老年人和儿童为主，社会抚养压力较大，而目前农村社区卫生力量薄弱，难以为农村老年人提供全方位的社区卫生服务。因此，农村社区目前的需求重点在于老有所医，为患病老年人提供必要的临床护理服务，辅以一般人群的定期测量血压、血糖等健康监测措施，做好高危人群的防护工作。

## 二、社会养老服务机构中的护士

随着我国社会老龄化的发展，社区养老机构的社会需求越来越强烈，包括敬老院、养老院、福利院、老年公寓等机构取得了巨大的发展。越来越多的人愿意选择在养老机构中度过晚年。除病情严重或急性发作时老年人须在医院等专业机构里治疗、康复外，一般老年人都可以长期生活在养老机构，这就需要为其提供除生活照顾以外的护理服务。现在越来越多的养老机构开始配备护士等专业人员了。社会养老服务机构中护士的角色如下。

1.管理者

维护老年人健康是养老机构的首要任务，因此，护士应在其中起到核心作用，包括对老年人进行健康状况评估，制订照护计划，组织各类工作人员，协调照护服务。

**2.联络员**

护士具有专业的医学知识，一方面熟悉在养老机构中生活的老年人的基本情况，在必要时可准确迅速地为医院等医疗机构提供老年人的基本信息，为老年人的治疗或康复提供帮助；另一方面护士能够准确理解医生的医嘱和建议，有效地维护老年人的健康。

**3.培训师**

养老机构不仅是为老年人提供日常生活照料，还要照顾老年人的健康与安全，因此对养老服务人员的素质和能力提出了更高的要求。护士要对其他照护人员进行相应的培训，讲授疾病的护理知识、健康评估知识、安全防护知识、生活护理知识等，提高他们照顾老年人的技能和水平，科学地护理老年人。同时，护士要监督养老服务人员的工作状态和效果，及时发现并处理问题，从而提高养老机构的照护质量。

**4.健康教育者**

在养老机构中生活的老年人很多都有一定的自理能力和活动能力，他们的生活习惯会极大地影响自身健康，因此护士要经常开展健康教育活动，重点在于：①宣传戒烟限酒，摒弃不良的生活方式，维护老年人健康；②提倡适合的运动方式，如组织老年人练习太极拳、散步；③调配合理饮食，针对老年人特点合理搭配适合其胃肠功能的膳食方案。

**5.护理服务者**

这一角色与一般的社区卫生服务机构相比没有太大区别，包括慢性病和常见病的护理、康复护理、心理护理等。

# 第十八章 常用护理技术操作并发症及处理

## 第一节 皮下注射法

### 一、出血

**【发生原因】**

（1）注射时针头刺破血管。

（2）患者本身有凝血机制障碍，拔针后局部按压时间过短、按压部位欠准确。

**【临床表现】**

拔针后少量血液自针眼流出。对于迟发性出血者可形成皮下血肿，注射部位肿胀疼痛，局部皮肤瘀血。

**【预防及处理】**

（1）正确选择注射部位，避免刺伤血管。

（2）注射完毕后，重视做好局部按压工作。按压部位要准确、时间要充分，尤其对凝血机制障碍者，适当延长按压时间。

（3）如针头刺破血管，立即拔针，按压注射部位。更换注射部位重新注射。

（4）拔针后针眼少量出血者，予以重新按压注射部位。形成皮下血肿者，可根据血肿的大小采取相应的处理措施。皮下小血肿早期采用冷敷促进血液凝固，48h后应用热敷促进瘀血的吸收和消散。皮下较大血肿早期可采取消毒后无菌注射器穿刺抽出血液，再加压包扎；血液凝固后，可行手术切开取出血凝块。

## 二、硬结形成

### 【发生原因】

（1）同一部位反复长期注射，注射药量过多，药物浓度过高，注射部位过浅。密集的针眼和药物对局部组织产生物理、化学刺激，局部血液循环不良导致药物吸收速度慢，药物不能充分吸收，在皮下组织停留时间延长，蓄积而形成硬结。

（2）不正确抽吸药液可吸入玻璃屑、橡皮粒等微粒，在进行注射时，微粒随药液进入组织中无法吸收，作为异物刺激机体防御系统，引起巨噬细胞增殖，导致硬结形成。

（3）注射部位感染后纤维组织增生形成硬结。

### 【临床表现】

局部肿胀、瘙痒，可扪及硬结。严重者可导致皮下纤维组织变性、增生形成肿块或出现脂肪萎缩，甚至坏死。

### 【预防及处理】

（1）熟练掌握注射深度，注射时，针头斜面向上与皮肤呈30°~40°角快速刺入皮下深度为针梗的1/2~2/3。

（2）操作前，选用锐利针头，选择注射点要尽量分散，轮流使用，避免在同一部位多次反复注射，避免在瘢痕、炎症、皮肤破损处注射。

（3）注射药量不宜过多，少于2 mL为宜。推药时，速度要缓慢，用力要均匀，以减少对局部的刺激。

（4）注射后及时给予局部热敷或按摩，以促进局部血液循环，加速药物吸收，防止硬结形成（但胰岛素注射后勿热敷、按摩，以免加速药物吸收，胰岛素药效提早产生）。

（5）护理人员应严格执行无菌技术操作，防止微粒污染。先用砂轮割锯，再用乙醇消毒后掰开安瓿，禁用长镊敲打安瓿。鉴于玻璃粒、棉花纤维主要在安瓿颈口和瓶口沉积，注意抽吸药液时不宜将针头直接插瓶底吸药，禁用注射器针头直接在颈口处吸药。为避免化学药物微粒出现，注射一种药物用一个注射器。

（6）做好皮肤消毒，防止注射部位感染。如皮肤较脏者，先用清水清洗干净，再消毒。若皮脂污垢堆积，可先用75%乙醇擦净后再消毒。

（7）已形成硬结者，可选用以下方法外敷：①用伤湿止痛膏外贴硬结处（孕妇忌用）；②用50%硫酸镁湿热敷；③将云南白药用食醋调成糊状涂于局部；④取新鲜马铃薯切片浸入654-2注射液后外敷硬结处。

## 三、针头弯曲或针体折断

### 【发生原因】

（1）针头质量差，如针头过细、过软；针头钝，欠锐利；针头有钩；针头弯曲等。针头消毒后重复使用。

（2）进针部位有硬结或瘢痕。

（3）操作人员注射时用力不当。

### 【临床表现】

患者感觉注射部位疼痛。若针体折断，则折断的针体停留在注射部位上，患者情绪惊慌、恐惧。

### 【预防及处理】

（1）选择粗细适合、质量过关的针头。针头不宜反复消毒，重复使用。

（2）选择合适的注射部位，不可在局部皮肤有硬结或瘢痕处进针。

（3）协助患者取舒适体位，操作人员注意进针手法、力度及方向。

（4）注射时勿将针梗全部刺入皮内，以防发生断针时增加处理难度。

（5）若出现针头弯曲，要寻找引起针头弯曲的原因，采取相应的措施更换针头后重新注射。

（6）一旦发生针体断裂，医护人员要保持镇定，立即用一手捏紧局部肌肉，嘱患者放松，保持原体位，勿移动肢体或做肌肉收缩动作（避免残留的针体随肌肉收缩而游动），迅速用止血钳将折断的针体拔出。若针体已完全没入体内，需在X线定位后通过手术将残留针体取出。

# 第二节 静脉注射法

## 一、静脉穿刺失败

### 【发生原因】

静脉穿刺操作技术不熟练：主要表现为一些初到临床工作的护理人员，业务技术素质不高，对静脉穿刺的技术操作方法、要领掌握不熟练，缺乏临床实践经验，而致穿刺失败。

进针角度不当：进针角度的大小与进针穿刺深度要适宜。一般情况下，进针角度应为15°～20°，如果穿刺深，角度就大；反之，穿刺浅，角度则小、但角度过大或过小都易将血管壁穿破。

针头刺入的深度不合适：斜面一半在血管内，一半在血管外，回血断断续续，注药时溢出至皮下，皮肤隆起，患者局部疼痛；针头刺入较深，斜面一半穿破对侧血管壁，见有回血，但推药不畅，部分药液溢出至深层组织；针头刺入过深，穿透对侧血管壁，药物注入深部组织，有痛感，没有回血，如只推注少量药液，局部不一定隆起。

进针时用力速度不当：在穿刺的整个过程中，用力速度大小不同，各个组织的进针力量和进针速度掌握得不当，直接影响穿刺的成败。

固定不当，针头向两侧摆动。

静脉条件差，因静脉硬化，失去弹性，进针后无回血，落空感不明显，误认为失败，试图退出再进针，而局部已青紫；脆性静脉注射时选择不直不显的血管盲目穿刺或针头过大，加之血管壁脆性增加以致血管破裂，造成失败。特别在注射一些刺激性大、遗漏出血管外易引起组织缺血坏死，诸如高渗葡萄糖、钙剂、肿瘤化疗药物等。塌陷静脉患者病情危重、血管弹性差，给穿刺者造成一定的难度，加上操作者心情紧张，成功心切，以致失败；腔小静脉引起失败的原因多因针头与血管腔直径不符，见回血后，未等血管充分扩张就急于继续进针或偏出血管方向进针而穿破血管；水肿患者的静脉，由于患者皮下水肿，组织积液，遮盖了血管，导致静脉穿刺的失败。

行小儿头皮静脉穿刺时，因患儿不合作致针头脱出而失败。

操作者对深静脉的解剖位置不熟悉，来回穿刺引起血管破裂而失败。有时误穿入动脉造成失败；有的患者血压偏低，即使穿刺针进入血管，因回血较慢也可被误认为没有穿入静脉；也有的患者血液呈高凝状态，如一次不成功，反复穿刺针头易于被凝血堵塞，以后就是刺入血管也不会有血液流出。

使用的止血带是否完好：在选择止血带时要认真检查，对反复使用的止血带的弹性、粗细、长短是否适当，如止血带弹性过低、过细，造成回血不畅；止血带过粗，易压迫止血。带下端血管，使管腔变小，针尖达不到血管腔内，易损伤血管壁，导致穿刺失败。

天气寒冷或发热、寒战期的患者，四肢冰冷，末梢血管收缩致血管"难找"，有些即使看上去较粗的血管，由于末梢循环不良，针头进入血管后回血很慢或无回血，操作者误认为未进入血管继续进针，使针头穿透血管壁而致穿刺失败。多见于春末秋初，室内无暖气时。其次拔针后护理不当，针眼局部按压方法欠正确或力度不当，造成皮下出血、瘀血致皮肤青紫，增加再次穿刺的难度。

## 【临床表现】

针头未穿入静脉，无回血，推注药物有阻力，或针头斜面一半在血管内一半在管腔外，药液溢出至皮下。局部疼痛及肿胀。

## 【预防及处理】

（1）护士要有健康、稳定的情绪，熟悉静脉的解剖位置，提高穿刺技术。

（2）选择易暴露、较直、弹性好、清晰的浅表静脉。

（3）适用型号合适、无钩、无弯曲的锐利针头。

（4）避免盲目进针。进针前用止血带在注射部位上方绑扎，使血管充盈后再采用直刺法，减少血管滑动，提高穿刺成功率。

（5）轮换穿刺静脉，有计划保护血管，延长血管使用寿命。

（6）出现血管破损后，立即拔针，局部按压止血。24 h后给予热敷，加速瘀血吸收。

（7）静脉条件差的患者要对症处理：静脉硬化、失去弹性型静脉穿刺时应压迫静脉上下端，固定后于静脉上方成30°斜角直接进针，回抽见回血后，轻轻松开止血带，不能用力过猛，以免弹力过大针头脱出造成失败。血管脆性大的患者，可选择直而显、最好是无肌肉附着的血管，必要时选择斜面小的针头进行注射。护理人员对塌陷的血管，应保持镇定，扎止血带后在该血管处按摩数次，或予以热敷使之充盈，采用挑进针法，针进入皮肤后沿血管由浅入深进行穿刺。给水肿患者行静脉穿刺时，应先行按摩推压局部，使组织内的渗液暂时消退，待静脉显示清楚后再行穿刺。行小儿头皮静脉穿刺时选择较小的针头，采取二次进针法，见回血后不松止血带，推药少许，使静脉充盈，再稍进0.5 cm后松止血带，要固定得当，并努力使患儿合作，必要时可由两位护士互助完成。

（8）深静脉穿刺方法：肥胖患者应用手摸清血管方向或按解剖方位，沿血管方向穿刺；水肿患者注射前以拇指顺血管方向压迫局部组织，使血管暴露，即按常规穿刺，一般都能成功。对血液呈高凝状态或血液黏稠的患者可以连接有肝素盐水的注射器，试穿刺时注射器应保持负压，一旦刺入血管即可有回血，因针头内充满肝素，不易凝血。

（9）对四肢末梢循环不良造成的静脉穿刺困难，可通过局部热敷、喝热饮料等保暖措施促进血管扩张。在操作时小心进针，如感觉针头进入血管不见回血时，可折压头皮针近端的输液管，可很快有回血，以防进针过度刺穿血管壁。

## 二、药液外渗性损伤

### 【发生原因】

引起静脉输液渗漏的原因主要有以下几点。

（1）药物因素：主要与药物酸碱度、渗透压、药物浓度、药物本身的毒性作用及 I 型变态反应有关。最新动物实验病理检查显示静脉推注20％甘露醇4～8次后，血管壁增厚，内皮细胞破坏，血管内瘀血，周围组织炎症及水肿等，而生理盐水组却无此改变。

（2）物理因素：包括环境温度，溶液中不溶性微粒的危害，液体输液量、温度、速度、时间、压力与静脉管径及舒缩状态是否相符，针头对血管的刺激，旧法拔针对血管壁的损害。

（3）血管因素：主要指输液局部血管的舒缩状态、营养状态。如休克时组织有效循环灌注不足，血管通透性增加，而滴入多巴胺后，静脉壁的营养血管发生痉挛，静脉壁可因缺血缺氧而通透性进一步增加致药液渗漏。

（4）感染因素和静脉炎：微生物侵袭引起的静脉炎以及物理、化学因素引起的静脉炎都可使血管通透性增高。最近有报道认为静滴药物的化学刺激仅仅是静脉炎的诱因，而主要原因与神经传导因素有关，其机理尚有待探讨。

（5）操作因素：由于穿刺不当，致穿破血管，使药液漏出血管外；患者躁动，针头固定不牢，致药液外渗；在实际工作中，有时针头穿刺很成功，但由于患者长时间休克，组织缺血缺氧致毛细血管通透性增高，特别是在肢端末梢循环不良部位如手背、足背、内踝处药液外渗。血管弹性差、穿刺不顺利、血管过小，或在注射过程中，药物推注过快。

## 【临床表现】

主要表现为注射局部肿胀疼痛，皮肤温度低。

根据外渗药物的性质不同出现不同的症状，临床常用的有血管收缩药，如去甲肾上腺素、多巴胺、阿拉明等。此类药物外渗引起毛细血管平滑肌收缩，致药液不能向近心端流入，而逆流至毛细血管，从而引起毛细血管床强烈收缩，局部表现肿胀、苍白、缺血缺氧。

高渗药液外渗：如20％甘露醇、50％葡萄糖高渗溶液进入皮下间隙后，使细胞膜内外渗透压失去平衡，细胞外渗透压高将细胞内水分吸出，使细胞严重脱水而死亡。

抗肿瘤药物外渗：局部疼痛、肿胀，如甲氨蝶呤可使细胞中毒而死亡，致组织坏死。

阳离子溶液外渗：如氯化钙、葡萄糖酸钙，外渗后对局部有强烈的刺激性，产生剧痛。

## 【预防及处理】

（1）在光线充足的环境下，认真选择有弹性的血管进行穿刺。

（2）选择合适的头皮针，针头无倒钩。

（3）在针头穿入血管后继续往前推进0.5 cm，确保针头在血管内妥善固定针头。避免在关节活动处进针。

（4）注射过程中加强巡视，尽早发现以采取措施，及时处理，杜绝外渗性损伤，特别是坏死性损伤的发生。

（5）推注药液不宜过快。一旦发现推药阻力增加，应检查穿刺局部有无肿胀，如发生药液外渗，应中止注射。拔针后局部按压，另选血管穿刺。

（6）根据渗出药液的性质，分别进行处理：①化疗药或对局部有刺激的药物，宜进行局部封闭治疗，加强热敷、理疗，防止皮下组织坏死及静脉炎发生。②血管收缩药外渗，可采用肾上腺素能拮抗剂酚妥拉明5～10 mg溶于20 mL生理盐水中作局部浸润，以扩张血管；更换输液部位，同时给3％醋酸铅局部湿热敷。因醋酸铅系金属性收敛药，低浓度时能使上皮细胞吸收水分，皮下组织致密，毛细血管和小血管的通透性减弱，从而减少渗出；并改善局部血液循环，减轻局部缺氧，增加组织营养，而促进其恢复。③高渗药液外渗，应立即停止在该部位输液，并用0.25％普鲁卡因5～20 mL溶解透明质酸酶50～250 U，注射于渗液局部周围，因透明质酸酶有促进药物扩散、稀释和吸收作用。若药物外渗超过24 h不能恢复，局部皮肤由苍白转为暗红，则对已产生的局部缺血，不能使用热敷，因局部热敷温度增高，代谢加速，耗氧增加，加速坏死。④抗肿瘤药物外渗者，应尽早抬高患肢，局部冰敷，使血管收缩并减少药物吸收。阳离子溶液外渗可用0.25％普鲁卡因5～10 mL作局部浸润注射，可减少药物刺激，减轻疼痛。同时用3％醋酸铅和50％硫酸镁交替局部湿热敷。

（7）如上述处理无效，组织已发生坏死，则应将坏死组织广泛切除，以免增加感染机会。

### 三、静脉炎

## 【发生原因】

长期注入浓度较高、刺激性较强的药物；在操作过程中无菌操作不严格而引起局部静脉感染。

## 【临床表现】

沿静脉走向出现条索状红线，局部组织发红、肿胀、灼热、疼痛，全身有畏寒、发热。

## 【预防及治疗】

以避免感染、减少对血管壁的刺激为原则，严格执行无菌操作，对血管有刺激性的药物，应充分稀释后应用，并防止药液溢出血管外；同时，有计划地更换注射部位，保护静脉，延长其使用时间。一旦发生静脉炎，应立即停止在此处静脉注射、输液，将患肢抬高、制动；局部用50％硫酸镁湿热敷，每日2次，每次30 min；或用超短波理疗，每日一次，每次15～20 min；中药如意金黄散局部外敷，可清热、除湿、疏通气血、止痛、消肿，使用后患者感到清凉、舒适。如合并全身感染症状，遵医嘱给予抗生素治疗。

# 第三节 头皮静脉输液法

## 一、误入动脉

### 【发生原因】

由于患儿肥胖、重度脱水、衰竭、患儿哭闹躁动或穿刺不当造成误入动脉；护理人员业务欠熟练或选择血管不当，误将静脉当成动脉进行穿刺。

### 【临床表现】

患儿呈痛苦貌或尖叫，推药阻力大，且局部迅速可见呈树枝分布状苍白临床表现为输液滴注不通畅或不滴，甚至血液回流至头皮针内造成堵塞。

### 【预防及处理】

（1）了解患儿病史、病情，条件许可尽量让患儿安静或熟睡下穿刺。

（2）护理人员加强技术训练，熟悉解剖位置。

（3）输液过程中加强巡视，密切观察患儿反应，发现误入动脉，立即拔针另选血管重新穿刺。

## 二、发热反应

### 【发生原因】

（1）输液器具不清洁或被污染，直接或间接带入致热原。药液不纯、变质或污染，可直接把致热原带入体内。

（2）输液反应与患儿所患疾病的种类有关。即感染性疾病如小儿肺炎、菌痢等输液反应的比例相对增大。

（3）输液反应和输液的量、速度密切相关。有研究发现输液滴速过快、输液量过大，输液反应出现的比例增多，当输液速度加快时，输入的热原物质愈多，输液反应出现的机会也愈多。某些机械刺激也可以引起输液反应，如输液的温度与人体的温度差异过大，机体来不及调节，则可引起血管收缩，血压升高而发生输液反应。

## 【临床表现】

输液过程中或输液后，患儿出现面色苍白、发冷、寒战、发热、皮肤出现花纹，体温可达40～42 ℃，伴有呼吸加快、脉速。

## 【预防及处理】

（1）输液前仔细检查输液器具、药物、液体，严格执行无菌操作。

（2）严格掌握患儿输液指征，发生发热反应时，要研究分析，总结经验教训，防止发热反应的发生。

（3）合并用药时，要严格注意药物之间的配伍变化，尽量减少过多的合并用药，防止发热反应的发生。

（4）注意患儿的体质，早产儿、体弱儿、重度肺炎、痢疾等患儿，输液前采取适当措施。

（5）治疗室、病房输液时环境要保持清洁，减少陪护人，防止灰尘飞扬。

（6）严把三关。根据输液反应的原因，安全静脉输液的三个因素是无菌、无热源、无有害颗粒液体，因此在操作过程中防止污染，一定把好药物关、输液器关、操作关。

（7）发热反应轻者减慢输液，注意保暖，配合针刺合谷、内关等。对高热者给予物理降温，观察生命体征，并遵医嘱给予抗过敏药物及激素治疗。

（8）严重反应者应停止输液，除对症处理外，应保留输液器具和液体进行检查。

（9）仍需继续输液，则应重新更换液体及输液器、针头，重新更换注射部位。

## 三、静脉穿刺失败

## 【发生原因】

（1）操作者心理失衡，情绪波动不能很好地自我调节：面对患儿家长的焦虑、缺乏信任，如果自信心不足，操作无序，就可能导致操作失败。

（2）患儿血管被人为损伤：不正规静脉穿刺，导致患儿血管保护不良，常规静脉穿刺部位针眼满布，加之间隔期短，再次复穿时原针孔部位出现硬结或血液外渗等现象，难以进行正常静脉抽血、静脉推注或静脉滴注。

（3）在拔针时针眼处理不当，使皮下瘀血、青紫、肿胀，造成血管与周围组织粘连，导致静脉难以显现而影响穿刺。

（4）操作者判断失误：由于小儿血管充盈度差，特别是大量失水、失液、严重贫血的患儿血管干瘪，穿刺时常无回血，在这种情况下，如果误认为穿刺未成功而拔出针头，也会导致穿刺失败。

（5）缺乏患儿配合：小儿对穿刺往往表现出过度恐惧、紧张，在他们的吵闹中常会使得针头脱离、移位，造成皮下组织渗出、局部水肿。

（6）进针的角度与深度：由于患儿静脉浅表，进针角度以针头与头皮夹角15°～20°为宜，甚至更小，肥胖小儿针头要刺入稍深一些，有的操作者由于掌握不当往往穿破血管。

（7）患儿家长及亲属的态度、心理活动的外在表现、语言等都可以成为不利于护士操作的刺激源，如有的家长在护士穿刺前发问"你行吗？你能一针扎上吗？"等等；有的家长情绪不好乱指责护士，挑选护士，甚至指定穿刺的静脉，这些都可能形成一种与护士心理不协调的气氛，对此适应性较差的护士，就会出现焦虑、紧张或急于求成的心理冲突，致使判断力下降，注意力不集中，导致盲目进针，穿刺失败。

## 【临床表现】

针头未穿入静脉，无回血推注药物有阻力，或针头斜面一半在血管外，药液溢出至皮下。局部疼痛及肿胀。

## 【预防及处理】

（1）心理素质的培养：要提高小儿静脉穿刺的成功率，护理人员必须根据自己的工作特点，加强自身的心理锻炼，经常保持一种自信、沉稳、进取的良好心态。在进入工作状态前，应当先对自己的情绪进行自我调节，排除一切干扰工作的心理因素，才能在工作中做到心情平静、操作有序。另一方面，还应注重培养自身的耐心，以利于劝导和安慰患儿家长，以取得他们配合。

（2）穿刺部位的选择：要根据患儿不同年龄和具体情况选择血管。新生儿至3岁的小儿躁动不安，而且这个年龄段的小孩头皮静脉呈网状分布，无静脉瓣，不易造成阻力，顺行和逆行进针均不影响静脉回流，且头皮血管丰富显见，易固定，因此，宜选择头皮静脉穿刺。3周岁以上患儿可选用手背或足背血管，对肥胖儿应选择粗大易摸或谨慎按解剖部位推测出静脉的位置。对严重脱水、血容量不足或需快速输液以及注入钙剂、50％葡萄糖、甘露醇等药物，可选用肘静脉或大隐静脉。

（3）穿刺的操作：应选择与静脉大小相适宜的针头。穿刺前要"一看二摸"，穿刺时要做到稳、准、浅、轻。"一看"就是仔细观察血管是否明显，要选走向较直的血管，静脉大多呈蓝色，动脉和皮肤颜色一样，因此，要注意鉴别，较隐匿的静脉要尽可能寻找静脉的迹象；"二摸"就是凭手感，摸清血管走向，如果血管在骨缝之间，则有柔软感，动脉可以摸到搏动。进针时要屏住呼吸，这样可避免握针的手因呼吸而颤动。针进入血管后有一种轻微的落空感或针头的阻力突然消失感，对失血或脱水的患儿，因其血管充盈度差，血管扁平，甚至萎陷，静脉穿刺应采用"挑起进针"法，即细心地把针头刺入血管肌层，将针放平，针尖稍微挑起，使血管壁分离，使针尖的斜面滑入血管内，这时会有一种"失阻感"及"腾空感"。即使无回血，针也已进入血管，这时即可注射。对长期输液的患儿，选择血管应从远端到近端，从小静脉到大静脉，避免在同一根血管上反复多次穿刺。拔针时应顺血管纵向压迫，这样才能按压住皮肤与血管上的两个穿刺点，拔针时角度不宜过大，动作宜轻。

（4）穿刺后的护理：小儿天性好动，自控力差，易碰针而导致穿破血管壁使药液渗出，局部水肿。因此，做好穿刺后的护理极为重要。穿刺成功后应强调针尖的固定处理，如在四肢浅静脉穿刺，应用小夹板固定，松紧要适度，过松达不到目的，过紧则影响肢端血液循环。另外，应请家长协助看护，对已懂事的患儿应根据小儿特点进行心理诱导，使其合作。

# 第四节　静脉输血法

## 一、过敏反应

【发生原因】

（1）输入血液中含有致敏物质（如献血员在献血前4 h之内曾用过可致敏的药物或食物）。

（2）患者呈过敏体质，输入血液中的异体蛋白质同过敏机体组织细胞结合，形成完全抗原而致敏所致。

（3）多次输血的患者，可产生过敏性抗体，抗原和抗体相互作用而产生过敏反应。

## 【临床表现】

多数患者发生在输血后期或即将结束时，也可在输血刚开始时发生。表现轻重不一，轻者出现皮肤局限性或全身性红斑、荨麻疹和瘙痒、轻度血管神经性水肿（表现为眼睑、口唇水肿）；严重者出现咳嗽、呼吸困难、喘鸣、面色潮红、腹痛、腹泻、神志不清、休克等症状，可危及生命。

## 【预防及处理】

（1）勿选用有过敏史的献血员。

（2）献血者在采血前4 h内不宜吃高蛋白、高脂肪饮食，宜食用少量清淡饮食或糖水。

（3）既往有输血过敏史者应尽量避免输血，若确实因病情需要输血时，应输注洗涤红细胞或冰冻红细胞，输血前半小时口服抗组胺药或使用类固醇类药物。

（4）输血前详细询问患者的过敏史，了解患者的过敏原，寻找对该过敏原无接触史的供血者。

（5）患者仅表现为局限性皮肤瘙痒、荨麻疹或红斑时，可减慢输血速度，不必停止输血，口服抗组胺药如苯海拉明25 mg，继续观察；反应重者须立即停止输血，保持静脉畅通，严密观察患者生命体征，根据医嘱给予0.1%肾上腺素0.5~1.0 mL皮下注射。

（6）过敏反应严重者，注意保持呼吸道通畅，立即予以高流量吸氧；有呼吸困难或喉头水肿时，应及时做气管插管或气管切开，以防窒息；遵医嘱给予抗过敏药物，如盐酸异丙嗪25 mg肌肉注射，地塞米松5 mg静脉注射，必要时行心肺功能监护。

## 二、溶血反应

## 【发生原因】

（1）输入异型血：即供血者与受血者血型不符，造成血管内溶血，一般输入10~15 mL即可产生症状。

（2）输血前红细胞已被破坏发生溶血：如血液贮存过久、保存温度不当（血库冰箱应恒温4℃）、血液震荡过剧、血液内加入高渗或低渗溶液或影响pH值的药物、血液受到细菌污染等，均可导致红细胞大量破坏。

（3）Rh因子所致溶血：人类红细胞除含有A、B凝集原外，还有另一种凝集原，称Rh因子。我国人口99％为阳性，1％为阴性。Rh阴性者接受Rh阳性血液后，其血清中产生抗Rh阳性抗体，当再次接受Rh阳性血液时可发生溶血反应。一般在输血后1～2h发生，也可延迟至6～7d后出现症状。

（4）输入未被发现的抗体所致延迟性的溶血反应。

## 【临床表现】

（1）为输血中最严重的反应。开始阶段，由于红细胞凝集成团，阻塞部分小血管，可引起头部胀痛，面部潮红，恶心、呕吐，心前区压迫感，四肢麻木，腰背部剧烈疼痛和胸闷等症状。中间阶段，由于凝集的红细胞发生溶解，大量血红蛋白散布到血浆中，可出现黄疸和血红蛋白尿，同时伴有寒战、高热、呼吸急促和血压下降等症状。最后阶段，由于大量血红蛋白从血浆中进入肾小管，遇酸性物质变成结晶体，致使肾小管阻塞；又因血红蛋白的分解产物使肾小管内皮缺血、缺氧而坏死脱落，也可导致肾小管阻塞。患者出现少尿、无尿等急性肾功能衰竭症状，可迅速死亡。

（2）溶血程度较轻的延迟性溶血反应可发生在输血后7～14d，表现为不明原因的发热、贫血、黄疸和血红蛋白尿等。

（3）还可伴有出血倾向，引起出血。

## 【预防及处理】

（1）认真做好血型鉴定和交叉配血试验。

（2）加强工作责任心，严格核对受血者和供血者姓名、血袋号和配血报告有无错误，采用同型输血。

（3）采血时要轻拿轻放，运送血液时不要剧烈震荡；严格观察储血冰箱温度并详细记录，严格执行血液保存规定，不可采用变质血液。

（4）一旦怀疑发生溶血，应立即停止输血，维持静脉通路，及时报告医生。

（5）溶血反应发生后，立即抽取受血者静脉血加肝素抗凝剂，分离血浆，观察血浆色泽，若呈粉红色，可协助诊断，同时测定血浆游离血红蛋白量。

（6）核对受血者与供血者姓名和ABO血型、Rh血型。用保存于冰箱中的受血者与供血者血样、新采集的受血者血样、血袋中血样，重做ABO血型、Rh血型、不规则抗体及交叉配血试验。

（7）抽取血袋中血液做细菌学检验，以排除细菌污染反应。

（8）维持静脉输液，以备抢救时静脉给药。

（9）口服或静脉滴注碳酸氢钠，以碱化尿液，防止或减少血红蛋白结晶阻塞肾小管。

（10）双侧腰部封闭，并用热水袋热敷双侧肾区或双肾超短波透热疗法，以解除肾血管痉挛，保护肾脏。

（11）严密观察生命体征和尿量、尿色的变化并记录，同时做尿血红蛋白测定。对少尿、无尿者，按急性肾功能衰竭护理。如出现休克症状，给予抗休克治疗。

## 三、出血倾向

### 【发生原因】

（1）稀释性血小板减少：库存血超过 3 h 后，血小板存活指数仅为正常的 60%，24 h 及 48 h 后，分别降为 12% 和 2%，若大量输入无活性血小板的血液，导致稀释性血小板减少症。

（2）凝血因子减少：库存血液中，血浆中第 V、Ⅷ、Ⅺ 因子都会减少。

（3）枸橼酸钠输入过多：枸橼酸盐与钙离子结合，使钙离子下降，从而导致凝血功能障碍。

（4）弥散性血管内凝血（DIC）、输血前使用过葡萄糖酐等扩容剂等。

（5）长期反复输血。

### 【临床表现】

患者创面渗血不止或手术野渗血不止，手术后持续出血；非手术部位皮肤、黏膜出现紫癜、瘀斑、鼻衄、牙龈出血、血尿、消化道出血、静脉穿刺处出血等。凝血功能检查可发现 PT、APTT、PIT 明显降低。

### 【预防及处理】

（1）短时间内输入大量库存血时应严密观察患者意识、血压、脉搏等变化，注意皮肤、黏膜或手术伤口有无出血。

（2）尽可能地输注保存期较短的血液，情况许可时每输库血 3～5 单位，应补充鲜血1单位。即每输1 500 mL库血即给予新鲜血500 mL，以补充凝血因子。

（3）若发现出血表现，首先排除溶血反应，立即抽血做出血、凝血项目检查，查明原因，输注新鲜血、血小板悬液，补充各种凝血因子。

## 四、液血胸

### 【发生原因】

多见于外科手术后留置颈静脉套管针的患者，经套管针输入血液，由于医护人员穿刺技术或患者烦躁不安，不能配合等原因，导致套管针穿破静脉管壁并进入胸腔，使输注的血液进入胸腔所致。

### 【临床表现】

进行性呼吸困难，口唇及皮肤发绀；查体可见患侧胸部肿胀、隆起、呼吸运动减弱；纵隔向健侧移位，叩诊由浊音到实音，呼吸音减弱或消失。X线胸片可明确诊断。

### 【预防及处理】

（1）输血前向患者做好解释工作，取得合作。对烦躁不安者，穿刺前予以镇静剂。同时，提高医务人员留置套管针的穿刺水平。

（2）输血前认真检查留置套管有无外漏，确定无外漏后方可输血。

（3）疑有外漏者，立即取下输血管，用注射器接套管针反复回抽，如无见回血，迅速拔出套管针。

（4）已发生血液胸者，用注射器在右胸第二肋下穿刺，可取得血性胸液。立即行胸腔闭式引流，留取引流液化验，并按胸腔闭式引流术进行护理。

（5）改用其他静脉通路继续输血、输液。

（6）严密观察病情变化，监测血压、脉搏、呼吸、血氧饱和度，并记录。

## 五、空气栓塞、微血管栓塞

### 【发生原因】

（1）输血导管内空气未排尽。

（2）导管连接不紧，有缝隙。

（3）加压输血时，无人在旁看守。

## 【临床表现】

随进入的气体量多少不同，临床表现不同，当有大量气体进入时，患者可突发乏力、眩晕、濒死感，胸部感觉异常不适，或有胸骨后疼痛，随即出现呼吸困难和严重发绀。

## 【预防及处理】

（1）输血前必须把输血管内空气排尽，输血过程中密切观察；加压输血时应专人守护，不得离开患者，及时更换输血袋。

（2）进行锁骨下静脉和颈外静脉穿刺时，术前让患者取仰卧位，头偏向对侧，尽量使头后仰，然后深吸气后屏气，再用力做呼气运动。经上述途径留置中心静脉导管后，随即摄胸部平片。

（3）拔除较粗、近胸腔的静脉导管时，必须严密封闭穿刺点。

（4）若发生空气栓塞，立即停止输血，及时通知医生，积极配合抢救，安慰患者。立即为患者取左侧卧位和头低足高位，头低足高位时可增加胸腔内压力，以减少空气进入静脉；左侧卧位可使肺动脉的位置低于右心室，气体则向上飘移到右心室尖部，避开肺动脉口，由于心脏搏动将空气混成泡沫，分次少量进入肺动脉内。

（5）给予高流量氧气吸入，提高患者的血氧浓度，纠正严重缺氧状态。

（6）每隔15 min观察患者神志变化，监测生命体征，直至平稳。

（7）严重病例需气管插管人工通气，出现休克症状时及时抗休克治疗。

# 第五节  鼻胃管鼻饲法

## 一、胃食管反流、误吸

胃食管反流是胃内食物经贲门、食道、口腔流出的现象，为最危险的并发症，不仅影响营养供给，还可致吸入性肺炎，甚至窒息。

## 【发生原因】

（1）年老体弱或有意识障碍的患者，反应差，贲门括约肌松弛而造成反流。

（2）患者胃肠功能减弱，鼻饲速度过快，胃内容物潴留过多，腹压增高引起反流。

（3）吞咽功能障碍，使分泌物及食物误吸入气管和肺内，引起呛咳及吸入性肺炎。

## 【临床表现】

鼻饲过程中，患者出现呛咳、气喘、心动过速、呼吸困难、咳出或经气管吸出鼻饲液。吸入性肺炎患者体温升高、咳嗽，肺部可闻及湿性啰音和水泡音。胸部拍片有渗出性病灶或肺不张。

## 【预防及处理】

（1）选用管径适宜的胃管，坚持匀速、限速滴注。

（2）昏迷患者翻身应在管饲前进行，以免胃因受机械性刺激而引起反流。

（3）对危重患者，鼻饲前应吸净气道内痰液，以免鼻饲后吸痰憋气使腹内压增高引起反流。鼻饲时和鼻饲后取半卧位，借重力和坡床作用可防止反流。

（4）喂养时辅以胃肠动力药（吗丁啉、西沙必利、甲氧氯普胺）可解决胃轻瘫、反流等问题，一般在喂养前半小时由鼻饲管内注入。鼻饲前先回抽，检查胃潴留量。鼻饲过程中保持头高位（30°～40°）或抬高床头20°～30°，能有效防止反流，注意勿使胃管脱出。

（5）误吸发生后，立即停止鼻饲，取头低右侧卧位，吸除气道内吸入物，气管切开者可经气管套管内吸引，然后胃管接负压瓶。有肺部感染迹象者及时应用抗生素。

## 二、鼻、咽、食道黏膜损伤和出血

## 【发生原因】

（1）反复插管或因患者烦躁不安自行拔出胃管，损伤鼻、咽及食道黏膜。

（2）长期留置胃管对黏膜的刺激引起口、鼻黏膜糜烂及食道炎。

## 【临床表现】

咽部不适，疼痛，吞咽障碍，难以忍受鼻腔流出血性液，部分患者有感染症状，发热。

## 【预防及处理】

（1）对长期留置胃管者，选用聚氯酯和硅胶喂养管，质地软，管径小，可减少插管对黏膜的损伤。对需手术的患者，可采取进手术室后，在麻醉医师医嘱下给药（杜冷丁、氟哌利多）镇静后插管。但杜冷丁、氟哌利多对呼吸中枢有轻度的抑制作用，需有麻醉师的配合及备有麻醉机、监护仪的情况下进行，亦可选用导丝辅助置管法。对延髓麻痹昏迷的患者，因舌咽神经麻痹，常发生舌后坠现象，可采用侧位拉舌置管法，即患者取侧卧位，常规插管12～14 cm，助手用舌钳将舌体拉出，术者即可顺利插管。

（2）向患者做好解释说明，取得患者充分合作，置管动作要轻柔。

（3）长期鼻饲者，应每日用液状石蜡滴鼻2次，防止鼻黏膜干燥、糜烂。

（4）用pH试纸测定口腔pH值，选用适当的药物，每日行2次口腔护理，普通胃管每周更换胃管1次，晚上拔出，翌晨再由另一鼻孔插入。

（5）鼻腔黏膜损伤引起的出血量较多时，可用冰盐水和去甲肾上腺素浸湿的纱条填塞止血；咽部黏膜损伤可雾化吸入地塞米松、庆大霉素等，每日2次，每次20 min，以减轻黏膜充血、水肿；食道黏膜损伤出血可给予制酸、保护黏膜药物，如H2受体阻滞剂雷尼替丁、质子泵抑制剂奥美拉唑、黏膜保护剂麦滋林等。

### 三、胃潴留

#### 【发生原因】

一次鼻饲量过多或间隔时间过短，而患者因胃肠黏膜出现缺血缺氧，影响胃肠道正常消化，胃肠蠕动减慢，胃排空障碍，营养液潴留于胃内（重型颅脑损伤患者多发）。

#### 【临床表现】

腹胀，鼻饲液输注前抽吸胃液可见胃潴留量＞150 mL，严重者可引起胃食管反流。

#### 【预防及处理】

（1）每次鼻饲量不超过200 mL，间隔时间不少于2 h。

（2）每次鼻饲后，协助患者取高枕卧位或半坐卧位，以防潴留胃内的食物反流入食管。

（3）在病情许可情况下，鼓励患者床上及床边多活动，促进胃肠功能恢复，并可依靠重力作用使鼻饲液顺肠腔运行，预防和减轻胃潴留。

（4）增加翻身次数，有胃潴留的重病患者，予甲氧氯普胺60 mg，每6 h一次，加速胃排空。

### 四、呼吸、心搏骤停

【发生原因】

（1）患者既往有心脏病、高血压等病史，合并慢性支气管炎的老年患者，当胃管进入咽部即产生剧烈的咳嗽反射，重者可致呼吸困难，进而诱发严重心律失常。

（2）插管时恶心、呕吐较剧，引起腹内压骤升，内脏血管收缩，回心血量骤增，导致心脏负荷过重所致。

（3）患者有昏迷等脑损伤症状，脑组织缺血缺氧，功能发生障碍，胃管刺激咽部，使迷走神经兴奋，反射性引起屏气和呼吸道痉挛，致通气功能障碍；同时患者出现呛咳、躁动等，使机体耗氧增加，进一步加重脑缺氧。

（4）处于高度应激状态的患者对插胃管这一刺激反应增强，机体不能承受，导致功能进一步衰竭，使病情恶化。

【临床表现】

插管困难，患者突发恶心、呕吐、抽搐、双目上视、意识丧失、面色青紫、血氧饱和度下降，继之大动脉（颈动脉、股动脉）搏动消失、呼吸停止。

【预防及处理】

（1）对有心脏病史患者插胃管须谨慎小心。

（2）在患者生命垂危，生命体征极不稳定时，应避免插胃管，防止意外发生。如因病情需要必须进行，要持谨慎态度，操作前备好抢救用物，在医生指导下进行。插管前可将胃管浸泡在70℃以上的开水中20 s，使胃管温度保持在35～37℃，减少胃管的化学刺激和冷刺激。

（3）必要时在胃管插入前予咽喉部黏膜表面麻醉，先用小喷壶在咽喉部喷3～5次1%利多卡因，当患者自觉咽喉部有麻木感时再进行插管，以减少刺激和不良反应。操作要轻稳、快捷、熟练，尽量一次成功，避免反复刺激。操作中严密监测生命体征，如发现异常，立即停止操作，并采取相应的抢救措施。

（4）对合并有慢性支气管炎的老年患者，插管前10 min可选用适当的镇静剂或阿托品肌注，床旁备好氧气，必要时给予氧气吸入。

## 五、水、电解质紊乱

### 【发生原因】

（1）患者由饥饿状态转入高糖状态或由于渗透性腹泻引起低渗性脱水。

（2）尿液排出多，盐摄入不足，鼻饲液的营养不均衡。

### 【临床表现】

（1）低渗性脱水患者早期出现周围循环衰竭，后期尿量减少，特点是直立性低血压，尿比重低，血清钠＜135 mmol/L，脱水征明显。

（2）低血钾患者可出现神经系统症状，表现为中枢神经系统抑制和神经—肌肉兴奋性降低症状，早期烦躁，严重者神志淡漠、嗜睡、软弱无力、腱反射减弱或消失、软瘫等；循环系统可出现窦性心动过速、心悸、心律不齐、血压下降。血清电解质检查钾＜3.5 mmol/L。

### 【预防及处理】

（1）严格记录出入量，以调整营养液配方。

（2）监测血清电解质的变化及尿素氮水平。

（3）尿量多的患者除给予含钾高的鼻饲液外，必要时给予静脉补钾，防止出现低血钾。

## 六、食管狭窄

### 【发生原因】

（1）鼻饲时间过长，反复插管及胃管固定不当或因咳嗽等活动刺激造成食管黏膜损伤发生炎症、萎缩所致。

（2）胃食管反流导致反流性食管炎，严重时发生食管狭窄。

### 【临床表现】

拔管后饮水出现呛咳、吞咽困难。

### 【预防及处理】

（1）尽量缩短鼻饲时间，尽早恢复正常饮食。

（2）插管时动作要轻、快、准，避免反复插管。插管后牢固固定，咳嗽或剧烈呕吐时将胃管先固定，以减少胃管上下活动而损伤食管黏膜。

（3）拔管前让患者带管训练喝奶、喝水，直至吞咽功能完全恢复即可拔管。

（4）食管狭窄者行食管球囊扩张术，术后饮食从流质、半流质逐渐过渡。

# 第六节　造瘘口管饲法

## 一、感染

### 【发生原因】

（1）操作过程中未严格执行无菌原则，未及时更换造瘘口敷料，导管部位长期污染导致细菌过度生长。

（2）应用的营养液未做到现配现用，被致病菌污染。

（3）患者营养不良，机体抵抗力差。

### 【临床表现】

造瘘口不愈合，瘘口周围红、肿、热、痛；严重者出现寒战、高热、腹泻等全身感染症状。外周血检验白细胞计数升高。

### 【预防及处理】

（1）严格遵守操作规程，加强无菌操作观念，每日彻底清洗、消毒喂饲管，并更换所有喂饲用品。

（2）保持造瘘口敷料清洁，每日更换敷料，如有污染随时更换。每天用0.5%碘伏消毒造瘘口周围皮肤，严密观察置管处有无红、肿、热、痛及分泌物。

（3）监测体温每4 h测1次，发现不明原因的发热或血象升高，要注意是否有管道感染。

（4）室温下配置管饲饮食，管饲食物必须新鲜配制，储存时间不超过6 h，夏季需现配现用。

（5）每日输完营养液后用无菌纱布包裹造瘘管开口端。

（6）已发生感染者，应查明引起感染的原因。如为造瘘口周围皮肤化脓感染，可穿刺或切开排脓，每日换药，用无菌纱布敷盖，脓液送细菌培养；如为造瘘管管腔污染引起，则应更换造瘘管，同时加用抗生素抗感染治疗，密切观察体温变化，高热者予以物理或药物降温，擦干汗液，更换衣被；腹泻者予以对症处理。

## 二、造瘘管堵塞

### 【发生原因】

（1）注入未充分研碎的药物、黏性大的食物，形成凝块堵塞管腔。

（2）注入食物或药物后未用温水冲洗管道，致使黏稠成分黏附在管壁上。

（3）应用输液瓶持续输注营养液时，发生沉淀未及时摇匀或营养液过浓、过稠导致造瘘管堵塞。

### 【临床表现】

管饲时有阻力，回抽无胃内容物或肠液引出，或应用输液瓶输注营养液时，滴注不畅。

### 【预防及处理】

（1）管饲所用的药物及食物要充分研碎，完全溶解后方可注入，注意药物间配伍禁忌，对pH值较低的酸性药物，在注入前后均需用30 ℃温水冲洗管道，以防堵塞。

（2）每次管饲后应用30 ℃温开水冲洗造瘘管。

（3）在使用瓶装营养液持续输注时，要经常摇匀营养液以防沉淀。

（4）配制管饲营养液时，可用水进行稀释，切勿过浓、过稠。

（5）如果发生造瘘管堵塞，可向造瘘管中注入酶溶液或将一根导尿管插入堵塞的造瘘管口内进行冲洗，通常可以疏通管道。

## 三、水、电解质紊乱

### 【发生原因】

（1）管饲引起感染、腹泻严重者。

（2）长时间管饲，营养液配制不当，饮食结构单一所致。

### 【临床表现】

患者出现脱水症状，如皮肤弹性差、脉搏细速、尿量减少等；血液检查示电解质紊乱，临床上常见低钾血症，血钾在3.5mmol/L以下。

## 【预防及处理】

（1）严密检测水电解质失衡情况，对重症患者应每日检测血生化，并根据结果调整营养液配方。

（2）脱水者经造瘘口补充液体，必要时给予静脉补液。低钾血症者，可管饲10%氯化钾溶液，每次10 mL，亦可从静脉补钾。

（3）长期管饲的患者注意营养液配制，避免饮食结构单一。饮食原则：各种营养素必须充分，食谱必须保持平衡。每日进食总量、次数、间隔时间由主管医生决定。食谱内容：①补充动物蛋白质和脂肪，可给予混合奶、鸡蛋黄、糖、油和盐。②补充热能和植物蛋白质，可给予混合粉（含面粉、黄豆粉和油）。③补充碳水化合物和水，可给予稠米汤。④补充无机盐和维生素，给予蔬菜汁。⑤另外可给予匀浆饮食（含米糊、面糊、碎菜、胡萝卜、猪肝、鸡、瘦肉等）。

（4）定期进行营养状态评定：管饲开始1周内每2日测1次，以后每3日测1次，并定期检查血中电解质、糖、血浆蛋白，尿中糖、电解质、氮等，准确记录24 h出入量，为调整营养液配方提供依据，以便及时纠正营养失调。如果患者处于昏迷状态或不能起床活动，无法测量体重，可采取测量臂肌围法评估营养状况。评定方法：臂肌围二臂围（cm）−0.314 × 皮褶厚度（cm）。皮褶厚度测定部位在肩胛骨喙突与尺骨鹰嘴之间连线的中点处，左右臂均可。患者上肢自然放松下垂，检测者用拇指和食指捏起皮肤和皮下组织，使皮肤皱襞方向与上臂长轴平行，用卡尺分别测量3次，取平均值。臂围测定部位与TSF测定部位在同一水平，即用软尺在上臂中点围上臂1周测量。由于臂围个体差异较大，难以采用统一标准来判断是否正常。对同一患者自身管饲前后对照进行动态观察，即管饲前测臂肌围作为对照标准。

## 四、食物反流

此并发症较少见，多发生于胃造瘘者。

## 【发生原因】

（1）管饲营养液速度过快、量过多，造成胃或空肠内容物潴留，尤其是老年患者由于消化器官退行性改变，或危重症患者胃动力不良或发生逆蠕动，容易出现反流。

（2）管饲后在胃未排空时，发生使腹内压增高的情况，如搬动患者、体位改变、呛咳、憋气等均可引起反流。

（3）昏迷患者因胃肠蠕动减弱，消化液分泌减少，如管饲速度过快，易出现反流。

## 【临床表现】

食物从口、鼻或造瘘管口中流出；有人工气道者，从人工气道中吸出管饲的食物。

## 【预防及处理】

（1）开始管饲前，评定营养状态及计算营养素需要量，决定投给途径、方式与速度。输注的膳食应从低浓度与低速率开始，经4~5日浓度逐渐加至20%~25%，速度逐渐加至100~125 mL/h，中途遇有不耐受情况，恢复至上次的浓度与速率，不必中止。对老年患者采取间断、分次、缓慢滴注法，数量也应由少渐多并予稀释，一般第1日500 mL，待患者适应后增加所需的管饲量。

（2）管饲前应吸尽气道内痰液，有人工气道者将气管插管（或套管）的气囊适度充气。

（3）搬动患者、翻身等使腹内压增高的动作应轻柔，尽量在管饲前完成。

（4）管饲时和管饲后取半卧位，借重力和坡度作用可防止返流。

（5）昏迷患者管饲应缓慢逐步开始。做法是第1日，每2 h给50 mL温开水；第2日，用稀释的管饲食物（25 mL开水＋25 mL管饲食物）每2 h管饲1次，如无反流、腹胀，第3日可每2~3 h管饲食物200~250 mL。

（6）为患者做胃内输注时，一次投给后与第二次投给前须观察胃排空情况；连续输注时每日观察该项指标4~8次，胃内残留大于150 mL时，提示有胃潴留。

（7）出现返流时，应尽快吸尽气道及口、鼻腔内返流物，并行口腔护理，同时暂时停止管饲，记录反流量，必要时行气管切开。

# 第七节　氧气吸入法

## 一、气道黏膜干燥

### 【发生原因】

（1）氧气湿化瓶内湿化液不足，氧气湿化不充分，尤其是患者发热、呼吸急促或张口呼吸，导致体内水分蒸发过多，加重气道黏膜干燥。

（2）吸氧流量过大，氧浓度＞60％。

### 【临床表现】

出现呼吸道刺激征状：刺激性咳嗽，无痰或痰液黏稠，不易咳出。部分患者有鼻衄或痰中带血。

### 【预防及处理】

（1）及时补充氧气湿化瓶内的湿化液。对发热患者，及时做好对症处理；对有张口呼吸习惯的患者，做好解释工作，争取其配合，改用鼻腔呼吸，利用鼻前庭黏膜对空气有加温加湿的功能，减轻气道黏膜干燥的发生；对病情严重者，可用湿纱布覆盖口腔，定时更换。

（2）根据患者缺氧情况调节氧流量，轻度缺氧1～2 L/min，中度缺氧2～4 L/min，重度缺氧4～6 L/min，小儿1～2 L/min。吸氧浓度控制在45％以下。

（3）加温加湿吸氧装置能防止气道黏膜干燥。

（4）对于气道黏膜干燥者，给予超声雾化吸入，超声雾化器可随时调节雾量的大小，并能对药液温和加热。

## 二、无效吸氧

### 【发生原因】

（1）中心供氧站或氧气瓶气压低，吸氧装置连接不紧密。

（2）吸氧管扭曲、堵塞、脱落。

（3）吸氧流量未达病情要求。

（4）气管切开患者采用鼻导管（鼻塞）吸氧，氧气从套管溢出，未能有效进入气管及肺。

（5）气道内分泌物过多，未及时吸出，导致氧气不能进入呼吸道。

## 【临床表现】

患者自感空气不足、呼吸费力、胸闷、烦躁、不能平卧。查体：呼吸急促、胸闷、缺氧症状无改善、氧分压下降、口唇及指（趾）甲床发绀、鼻翼煽动等。呼吸频率、节律、深浅度均发生改变。

## 【预防及处理】

（1）检查氧气装置、供氧压力、管道连接是否漏气，发现问题及时处理。

（2）吸氧前检查吸氧管的通畅性，将吸氧管放入冷开水内，了解气泡溢出情况。吸氧管要妥善固定，避免脱落、移位。在吸氧过程中随时检查吸氧导管有无堵塞，尤其对使用鼻导管吸氧者，鼻导管容易被分泌物堵塞，影响吸氧效果。

（3）遵医嘱或根据患者病情调节吸氧流量。

（4）对气管切开的患者，采用气管套管供给氧气。

（5）及时清除呼吸道分泌物，保持气道通畅，分泌物多的患者宜取平卧位，头偏向一侧。

（6）吸氧过程中，严密观察患者缺氧症状有无改善，如患者是否由烦躁不安变为安静、心率是否变慢、呼吸是否平稳、发绀有无消失等，并定时监测患者血氧饱和度。

（7）一旦出现无效吸氧，立即查找原因，采取相应的处理措施，恢复有效的氧气供给。

### 三、氧中毒

## 【发生原因】

氧治疗中发生氧中毒临床上极为少见。一般认为在安全的"压力—时程"阈限内是不会发生氧中毒的，但患者在疲劳、健康水平下降、精神紧张等情况下对氧过敏或耐受力下降时可发生。

吸氧持续时间超过24 h、氧浓度高于60%，高浓度氧进入人体后产生的过氧化氢、过氧化物基、羟基和单一态激发氧，能导致细胞酶失活和核酸损害，从而使细胞死亡。这种损伤最常作用于肺血管细胞，早期毛细血管内膜受损，血浆渗入间质和肺泡中引起肺水肿，最后导致肺实质的改变。

## 【临床表现】

氧中毒的程度主要取决于吸入的氧分压及吸入时间。氧中毒的特点是肺实质改变，如肺泡壁增厚、出血。一般情况下连续吸纯氧6 h后，患者即可有胸骨后灼热感、咳嗽、恶心、呕吐、烦躁不安、面色苍白、胸痛；吸纯氧24 h后，肺活量可减少；吸纯氧1~4 d后可发生进行性呼吸困难，有时可出现视力或精神障碍。

## 【预防与处理】

（1）严格掌握吸氧指征、停氧指征，选择适当给氧方式。

（2）严格控制吸氧浓度，一般吸氧浓度不超过45%，根据氧疗情况及时调整吸氧流量、浓度和时间，避免长时间高流量吸氧。

（3）对氧疗患者做好健康教育，告诫患者吸氧过程中勿擅自调节氧流量。

（4）吸氧过程中，经常做血气分析，动态观察氧疗效果，一旦发现患者出现氧中毒，立即降低吸氧流量，并报告医生，对症处理。

## 四、肺组织损伤

## 【发生原因】

为患者进行氧疗时，在没有调节氧流量的情况下，直接与鼻导管连接进行吸氧，导致大量高压、高流量氧气在短时间内冲入肺组织所致。

## 【临床表现】

呛咳、咳嗽，严重者产生气胸。

## 【预防及处理】

（1）在调节氧流量后，供氧管方可与鼻导管连接。

（2）原面罩吸氧患者在改用鼻导管吸氧时，要及时将氧流量降低。

### 五、二氧化碳麻醉

## 【发生原因】

（1）慢性缺氧患者高浓度给氧。因慢性缺氧患者长期二氧化碳分压高，其呼吸主要靠缺氧刺激颈动脉体和主动脉弓化学感受器，沿神经上传至呼吸中枢，反射性地引起呼吸。高浓度给氧，则缺氧反射性刺激呼吸的作用消失，导致呼吸抑制，二氧化碳潴留更严重。

（2）吸氧过程中，患者或家属擅自调节吸氧装置，加大氧气流量。

## 【临床表现】

神志模糊，嗜睡，脸色潮红，呼吸浅、慢、弱，皮肤湿润，情绪不稳，行为异常。

## 【预防及处理】

（1）对缺氧和二氧化碳潴留并存者，应以低流量、低浓度持续给氧为宜。

（2）对慢性呼衰患者采用限制性给氧，常用低流量持续鼻导管（或）鼻塞吸氧。氧浓度25%~33%，氧流量控制在1~3 L/min。

（3）加强对患者及家属说明低流量吸氧的特点和重要性，避免患者或家属擅自调大吸氧流量。

（4）加强病情观察，将慢性呼衰患者用氧情况列为床边交班内容。

（5）在血气分析动态监测下调整用氧浓度，以纠正低氧血症，不升高$PaCO_2$为原则，一般用氧浓度以25%为宜，若在连续用呼吸兴奋剂时，给氧浓度可适当增大，但不超过29%。

（6）一旦发生高浓度吸氧后病情恶化，不能立即停止吸氧，应调整氧流量为1~2 L/min后继续给氧，同时应用呼吸兴奋剂，加强呼吸道管理，保持呼吸道通畅，促进二氧化碳排出。

（7）经上述处理无效者应建立人工气道，进行人工通气。

# 第八节　雾化吸入法

## 一、呼吸困难

### 【发生原因】

（1）由于黏稠的分泌物具有吸水性，长期积聚支气管内的黏稠分泌物因雾化吸入吸水后膨胀，使原部分堵塞的支气管完全堵塞。

（2）雾化吸入水分过多，引起急性肺水肿的发生，导致呼吸困难（见于儿童雾化引起的溺水反应）。

（3）雾化吸入时间较长，使机体处于慢性缺氧状态，组织细胞代谢障碍，供给肌肉运动的能量不足，呼吸肌容易疲劳，而雾化吸入又需要患者做深慢吸气、快速呼气，增加了呼吸肌的负担。

（4）高密度均匀气雾颗粒可分布到末梢气道，若长时间吸入（超过20 min）可引起气道湿化过度或支气管痉挛而导致呼吸困难。

（5）药物过敏或雾化药物刺激性大导致的支气管痉挛。

### 【临床表现】

雾化吸入过程中出现胸闷、呼吸困难、不能平卧；口唇、颜面发绀；表情痛苦，甚至烦躁、出汗等。

### 【预防及处理】

（1）选择合适的体位，协助患者取半卧位，以使膈肌下降，静脉回心血量减少，肺淤血减轻，增加肺活量，以利于呼吸。帮助患者拍背，鼓励其咳嗽，必要时吸痰，促进痰液排出，保持呼吸道通畅。

（2）持续吸氧，以免雾化吸入过程中血氧分压下降。

（3）加强营养，以增加患者呼吸肌储备能力。

（4）选择合适的雾化吸入器，严重阻塞性肺疾病患者不宜用超声雾化吸入，可选择射流式雾化器，吸入时间应控制在5～10 min，及时吸出湿化的痰液，以免阻塞呼吸道，引起窒息。

（5）对于某些患者，如慢阻肺患者或哮喘持续状态患者等湿化量不宜太大，一般

氧气流量 $1.0 \sim 1.5$ L/min 即可，不宜应用高渗盐水。

## 二、缺氧及二氧化碳潴留

### 【发生原因】

（1）超声雾化吸入雾的冲力比空气中氧的冲力大，加上吸入气体含氧量低于正常呼吸时吸入气体氧含量，容易导致缺氧。

（2）超声雾化雾滴的温度低于体温，大量低温气体的刺激，使呼吸道痉挛进一步加重，导致缺氧。

（3）大量雾滴短时间内冲入气管，使气道阻力增大，呼吸变得浅促，呼吸末气道内呈正压，二氧化碳排出受阻，造成缺氧和二氧化碳潴留。

（4）慢性阻塞性肺气肿患者的通气及换气功能障碍时，大量超声雾化不仅影响正常的氧气进入，也不利于二氧化碳的排出，加重了缺氧和二氧化碳潴留。

### 【临床表现】

患者诉胸闷、气短等不适。查体示：呼吸浅快，皮肤、黏膜发绀，心率加快，血压升高；血气分析结果表明氧分压下降，二氧化碳分压升高。

### 【预防及处理】

（1）使用以氧气为气源的氧气雾化吸入，氧流量 $6 \sim 10$ L/min，氧气雾化器外面用热毛巾包裹，以提高雾滴温度，避免因吸入低温气体引起呼吸道痉挛。

（2）对于缺氧严重者（如慢性阻塞性肺气肿患者），必须使用超声雾化吸入时，雾化的同时给予吸氧。

（3）由于婴幼儿的喉及气管组织尚未发育成熟，呼吸道的缓冲作用相对较小，对其进行雾化时雾量应较小，为成年人的 $1/3 \sim 1/2$，且以面罩吸入为佳。

## 三、呼吸暂停

### 【发生原因】

（1）雾量过大，使整个呼吸道被占据，氧气不能进入呼吸道而导致缺氧状态。

（2）大量低温气体突然刺激呼吸道，反射性引起患者呼吸道血管收缩，导致呼吸道痉挛，使有效通气量减少，加重缺氧而窒息。

（3）蛋白溶解酶的应用及气体湿度增加，使气道内黏稠的痰液溶解、稀释，体积增大，如不能及时排出，可造成气道阻塞。

## 【临床表现】

雾化过程中突然出现呼吸困难，皮肤、黏膜发绀，严重者可致呼吸、心搏骤停。

## 【预防及处理】

（1）使用抗生素及生物制剂做雾化吸入时，应注意因过敏引起支气管痉挛。

（2）正确掌握超声雾化吸入的操作规程，首次雾化及年老体弱患者先用低档，待适应后再逐渐增加雾量，雾化前机器需预热3 min，避免低温气体刺激气道。

（3）出现呼吸暂停及时遵医嘱处理。

## 四、哮喘发作和加重

## 【发生原因】

（1）患者对所吸入的某种药物发生过敏反应。

（2）原有哮喘患者，吸入低温气体诱发支气管痉挛。

（3）哮喘持续状态患者，因超声雾化，气体氧含量较低，缺氧而诱发病情加重。

## 【临床表现】

雾化吸入过程中或吸入停止短时间内，患者出现喘息或喘息加重，口唇、颜面发绀，肺部听诊有哮鸣音。

## 【预防及处理】

（1）哮喘持续状态患者，湿化雾量不宜过大，一般氧气雾量1.0～1.5 L/min即可；雾化时间不宜过长，以5 min为宜。

（2）湿化液温度以30～60 ℃为宜。

（3）一旦发生哮喘应立即停止雾化，予以半坐卧位并吸氧，严密观察病情变化，有痰液堵塞立即清理，保持呼吸道通畅。

（4）经上述处理病情不能缓解、缺氧严重者，应予气管插管，人工通气。

# 第九节 导尿管留置法

## 一、后尿道损伤

### 【发生原因】

多发生于前列腺增生患者,由于后尿道抬高、迂曲、变窄,导尿管不易插入膀胱,而导尿管头部至气囊的距离约有3 cm,如果插管时一见尿液流出即向气囊注水,可因气囊仍位于前列腺部尿道而导致局部撕裂、出血;非泌尿专科人员使用金属导丝插管或操作粗暴,均可导致膜部尿道穿透伤。

### 【临床表现】

下腹部疼痛、血尿、排尿困难及尿潴留、导尿管堵塞等。

### 【预防及处理】

(1)尿道长短变化较大,与身高、体型、阴茎长短有关,老年前列腺肥大患者后尿道延长。因此导尿管插入见尿后应再前送8~10 cm,注水后牵拉导尿管能外滑2~3 cm比较安全。

(2)一旦发生后尿道损伤,如所采用为不带气囊导尿管,应尽早重新插入气囊导尿管,以便牵拉止血或作为支架防止尿道狭窄。后尿道损伤早期,局部充血、水肿尚不明显,在尿道黏膜麻醉及充分润滑下重新插管,一般都能顺利通过。

## 二、尿路感染

### 【发生原因】

(1)术者的无菌观念不强,无菌技术不符合要求。

(2)留置导尿管期间尿道外口清洁、消毒不彻底。

(3)使用橡胶材料的、较硬的、劣质的、易老化的导尿管。

(4)引流装置密闭性欠佳。

(5)尿道鼓膜损伤。

(6)导尿管留置时间与尿路感染的发生率有着密切关系,随着留置时间延长,发生感染的机会明显增多。

（7）机体免疫功能低下。

（8）留置导尿管既影响尿道正常的闭合状态，易逆行感染，又刺激尿道使黏膜分泌物增多，且排出不畅，细菌容易繁殖。

（9）导管和气囊的刺激，易引起膀胱痉挛发作，造成尿液从导管外排出也是诱发尿路感染的重要因素。

（10）尿袋内尿液因位置过高导致尿液反流，也是造成感染的原因之一。

## 【临床表现】

主要症状为尿频、尿急、尿痛，当感染累及上尿道时可有寒战、发热，尿道口可有脓性分泌物。尿液检查可有红细胞、白细胞，细菌培养可呈阳性结果。

## 【预防及处理】

（1）尽量避免留置导尿管，尿失禁者用吸水会阴垫，阴茎套式导尿管等。必须留置导尿管时，尽量缩短留置时间。若需长时间留置，可采取耻骨上经皮穿刺置入尿管导尿或行膀胱造瘘。

（2）严格无菌操作，动作轻柔，避免损伤尿道黏膜，保持会阴部清洁，每天2次用2%醋酸氯己定或2%碘伏清洗外阴，同时用碘伏纱布包绕导管与尿道口衔接处。每次大便后应清洗会阴和尿道口，避免粪便中的细菌对尿路的污染。鼓励患者多饮水，无特殊禁忌时，每天饮水量在2 000 mL以上。

（3）尽量采用硅胶和乳胶材料的导尿管。采用0.1%己烯雌酚无菌棉球作润滑剂涂擦导尿管，可降低泌尿道刺激征状；在导尿管外涂上水杨酸可抑制革兰氏阴性杆菌，阻止细菌和酵母粘附到硅胶导尿管，达到预防泌尿系感染的目的。

（4）采用封闭式导尿回路，引流装置最好是一次性导尿袋，引流装置低于膀胱位置，防止尿液逆流。

（5）目前已生产出具有阻止细菌沿导尿管逆行功能的储尿器，初步应用认为可减少长期留置导尿管患者的尿路感染发生率，有条件者可采用。

（6）对需要长期留置导尿管的患者应定时夹管、开放，训练膀胱的功能。

（7）在留置导尿管中、拔管时、拔管后进行细菌学检查，必要时采用抗生素局部或全身用药；但不可滥用抗生素，以免细菌产生耐药性，引发更难控制的感染。环丙沙星预防与导尿有关的尿路感染效果较好。

### 三、导尿管拔除困难

【发生原因】

（1）气囊导尿管变性老化。

（2）气囊及注、排气接头与埋藏于导尿管壁内的约1.5 mm内径的细管相连，此细小通道经常可因脱落的橡皮屑或其他沉淀物堵塞而使气囊内空气或液体排出困难，易造成拔管困难。

（3）气囊的注、排气口是根据活瓣原理设计的，如导尿前未认真检查导尿管气囊的注、排气情况，将气囊排气不畅的导尿管插入，可造成拔管困难。

（4）患者极度精神紧张，尿道平滑肌痉挛。

（5）尿垢形成使导尿管与尿道紧密粘贴。

【临床表现】

抽不出气囊内气体或液体，拔除导尿管时患者感尿道疼痛，常规方法不能顺利拔出导尿管。

【预防及处理】

（1）选择硅胶或乳胶材料导尿管，导尿前认真检查气囊的注、排气情况。

（2）女性患者可经阴道固定气囊，用麻醉套管针头刺破气囊，拔出导尿管。

（3）气囊腔堵塞致导尿管不能拔出，可于尿道口处剪断导尿管，如气囊腔堵塞位于尿道口以外的尿管段，气囊内的水流出后即可顺利拔出，用手指压迫气囊有助于排净气囊内水；如气囊腔因阀门作用，只能注入而不能回抽，则可强行注水胀破气囊，或在B超引导下行耻骨上膀胱穿刺，用细针刺破气囊拔出导尿管。

（4）采用输尿管导管内置导丝经气囊导管插入刺破气囊将导尿管拔出，这种导丝较细，可以穿过橡皮屑堵塞部位刺破气囊壁，囊液流出而拔出尿管，在膀胱充盈状态下对膀胱无损伤。

（5）对于极度精神紧张者，要稳定患者情绪，适当给予镇静剂，使患者尽量放松，或给予阿托品解除平滑肌痉挛后一般均能拔出。

（6）尽量让患者多饮水，每日1 500～2 500 mL；采用硅胶导尿管；每次放尿前要按摩下腹部或让患者翻身，使沉渣浮起，利于排出。还可使用超滑导尿管，减少尿垢沉积。

## 四、引流不畅

### 【发生原因】

（1）导尿管引流腔堵塞。

（2）导尿管在膀胱内"打结"。

（3）导尿管折断。

（4）气囊充盈过度，压迫刺激膀胱三角区，引起膀胱痉挛，造成尿液外溢。

（5）引流袋位置过低，拉力过大，导尿管受牵拉变形，直接影响尿液流出。

### 【临床表现】

无尿液引出或尿液引出减少，导致不同程度尿潴留。

### 【预防及处理】

（1）留置尿管期间应指导患者适当活动，无心、肾功能不全者，应鼓励多饮水，成人饮水量每天1 500～2 500 mL。

（2）长期留置导尿管者，每天用生理盐水500 mL+庆大霉素16万U或1∶5 000呋喃西林溶液250 mL冲洗膀胱1次，每月更换导尿管1次。

（3）用导尿管附带的塑料导丝疏通引流腔，如仍不通畅，则需更换导尿管。

（4）引流袋放置不宜过低，导尿管不宜牵拉过紧，中间要有缓冲余地。

（5）导尿管在膀胱内"打结"，可在超声引导下细针刺破气囊，套结自动松解后拔出导尿管。亦可于尿道口处剪断导尿管，将残段插入膀胱，在膀胱镜下用硬异物钳松套结取出。

（6）导尿管折断者，可经尿道镜用异物钳完整取出。

（7）有膀胱痉挛者，可口服普鲁本辛或颠茄合剂等解痉药物。

# 第十节　洗胃法

## 一、上消化道出血

### 【发生原因】

（1）插管创伤。

（2）有慢性胃病，经毒物刺激使胃黏膜充血、水肿、糜烂。

（3）患者剧烈呕吐造成食管黏膜撕裂。

（4）当胃内容物基本吸收、排尽后，胃腔缩小，胃前后壁互相贴近，使胃管直接吸附于局部胃黏膜，极易因洗胃机的抽吸造成胃黏膜破损和脱落而引起胃出血。

（5）烦躁、不合作患者，强行插管引起食管、胃黏膜出血。

### 【临床表现】

洗出液呈淡红色或鲜红色，清醒患者主诉胃部不适、胃痛，严重者脉搏细弱、四肢冰凉、血压下降、呕血、黑便等。

### 【预防及处理】

（1）插管动作要轻柔、快捷，插管深度要适宜，成人距门齿50 cm左右。

（2）做好心理疏导，尽可能消除患者过度紧张的情绪，积极配合治疗，必要时加用适当镇静剂。

（3）抽吸胃内液时负压适宜，洗胃机控制在正压0.04 MPa，负压0.03 MPa。对昏迷、年长者应选用小胃管、小液量、低压力抽吸（0.01～0.02 MPa）。

（4）如发现吸出液混有血液应暂停洗胃，经胃管灌注胃黏膜保护剂、制酸剂和止血药，严重者立即拔出胃管，肌注镇静剂，用生理盐水加去甲肾上腺素8 mg口服，静脉滴注止血药。

（5）大量出血时应及时输血，以补充血容量。

## 二、急性水中毒

临床上把脑细胞水肿、肺水肿、心肌细胞水肿统称为水中毒。

## 【发生原因】

（1）洗胃时，食物残渣堵塞胃管，洗胃液不易抽出，多灌少排，导致胃内水贮存，压力增高，洗胃液进入肠内吸收，超过肾脏排泄能力，血液稀释，渗透压下降，从而引起水中毒。

（2）洗胃导致失钠，水分过多进入体内，使机体水钠比例失调，发生水中毒。

（3）洗胃时间过长，增加水的吸收量。

## 【临床表现】

早期患者出现烦躁，神志由清醒转为嗜睡，重者出现球结膜水肿、呼吸困难、癫痫样抽搐、昏迷。肺水肿者出现呼吸困难、发绀、呼吸道分泌物增多等表现。

## 【预防及处理】

（1）选用粗胃管，对洗胃液量大的患者常规使用脱水剂、利尿剂。

（2）对昏迷患者用小剂量灌洗更为安全。洗胃时每次灌注液限为300～500 mL，并保持灌洗出入量平衡。

（3）洗胃过程中应严密观察病情变化，如神志、瞳孔、呼吸、血压及上腹部是否饱胀等。对洗胃时间相对较长者，应在洗胃过程中常规查血电解质，并随时观察有无球结膜水肿及病情变化等，以便及时处理。

（4）在为急性中毒患者洗胃时，如相应的洗胃液不容易取得，最好先用1 000～1 500 mL温清水洗胃后，再改为0.9%～1.0%的温盐水洗胃至清亮无味为止，以免造成低渗体质致水中毒。

（5）一旦出现水中毒应及时处理，轻者给予禁水，可自行恢复，重者立即给予3%～5%的高渗氯化钠溶液静脉滴注，以及时纠正机体低渗状态。

（6）如已出现脑水肿，及时应用甘露醇、地塞米松纠正。

（7）出现抽搐、昏迷者，立即用开口器、舌钳（纱布包缠）保护舌头，同时加用镇静药，加大吸氧流量，并用床栏保护患者，防止坠床。

（8）肺水肿严重、出现呼吸衰竭者，及时行气管插管，给予人工通气。

### 三、胃肠道感染

**【发生原因】**

洗胃物品、洗胃液不洁引起。

**【临床表现】**

洗胃后1天内出现恶心、呕吐、腹泻、发热。

**【预防及处理】**

（1）选用无菌胃管，避免细菌污染洗胃用物及洗胃液。

（2）发生胃肠炎后及时应用抗生素治疗。

### 四、胃穿孔

**【发生原因】**

（1）多见于误食强酸、强碱等腐蚀性毒物而洗胃者。

（2）患者患有活动性消化道溃疡、近期有上消化道出血、肝硬化并发食道静脉曲张等洗胃禁忌证。

（3）洗胃管堵塞，出入量不平衡，短时间内急性胃扩张，继续灌入液体，导致胃壁过度膨胀，造成破裂。

（4）医务人员操作不当，大量气体被吸入胃内致胃破裂。

**【临床表现】**

腹部隆起，剧烈疼痛，腹肌紧张，肝浊音界消失，肠鸣音消失，面色苍白，脉搏细速。腹部平片可发现膈下游离气体，腹部B超检查可见腹腔有积液。

**【预防及处理】**

（1）误服腐蚀性化学品者，禁止洗胃。

（2）加强培训医务人员洗胃操作技术，洗胃过程中，保持灌入与洗出量平衡，严格记录出入洗胃液量。

（3）洗胃前详细询问病史，有洗胃禁忌证者，一般不予洗胃。有消化道溃疡病史但不处于活动期者洗胃液应相对减少，一般300 mL/次左右，避免穿孔。

（4）电动洗胃机洗胃时压力不宜过大，应保持在100 mmHg左右。

（5）洗胃过程中严密观察病情变化，如神志、瞳孔、呼吸、血压及上腹部是否饱胀，有无烦躁不安、腹痛等。

（6）胃穿孔者立即行手术治疗。

# 第十一节　大量不保留灌肠法

## 一、肠道出血

### 【发生原因】

（1）患者有痔疮、肛门或直肠畸形、凝血机制障碍等异常，插管时增加肛门的机械性损伤。

（2）当患者精神紧张，不予以理解、配合时，出现肛门括约肌痉挛，插管时损伤肠道黏膜。

（3）肛管未予润滑，插管动作粗暴。

### 【临床表现】

肛门滴血或排便带有血丝、血凝块。

### 【预防及处理】

（1）全面评估患者身心状况，有无禁忌症。

（2）做好宣教工作，加强心理护理，解除患者思想顾虑及恐惧心理。

（3）操作时，注意维护个人形象，保护患者自尊，屏风遮挡，保护个人隐私。

（4）插管前必须用液体石蜡润滑肛管，插管动作要轻柔，忌暴力。

（5）发生肠道出血应根据病情应用相应的止血药物或局部治疗。

## 二、水中毒、电解质紊乱

### 【发生原因】

（1）反复用清水或盐水等灌肠液灌肠时，大量液体经大肠黏膜吸收。

（2）灌肠后排便异常增多，丢失过多的水、电解质致脱水或低钾、低钠血症。

## 【临床表现】

水中毒者早期表现为烦躁不安，继而嗜睡、抽搐、昏迷，查体可见球结膜水肿；脱水患者诉口渴，查体皮肤干燥、心动过速、血压下降、小便减少、尿色加深；低钾血症者诉软弱无力、腹胀、肠鸣音减弱、腱反射迟钝或消失，可出现心律失常，心电图可见ST段改变和出现U波。

## 【预防及处理】

（1）全面评估患者身心状况，对患有心、肾疾病，老年或小儿等患者尤应注意。

（2）清洁灌肠前，嘱患者合理有效饮食（肠道准备前3～5 d进无渣流质饮食），解释饮食对灌肠的重要性，使患者配合，为顺利做好肠道准备打好基础。

（3）清洁灌肠时禁用一种液体，如清水或盐水反复多次灌洗。

（4）灌肠时可采用膝胸体位，便于吸收，以减少灌肠次数。

（5）腹泻不止者可给予止泻剂、口服补液或静脉输液。低钾、低钠血症可予口服或静脉补充。

### 三、肠道感染

## 【发生原因】

（1）肛管反复多次使用，易致交叉感染。

（2）灌肠术作为一种侵入性操作常可致肠道黏膜损伤，降低其抵抗力。

（3）人工肛门、肠造瘘口患者清洁肠道时易发生感染。

## 【临床表现】

腹痛，大便次数增多，大便的量、颜色、性状有所改变。

## 【预防及处理】

（1）灌肠时应做到一人一液一管，一次性使用，不得交叉使用和重复使用。

（2）临床上可使用一次性输液器插入装有灌肠液的液体瓶内，排气后一端连接适宜的肛管，润滑肛管前端，然后插入肛门达灌肠所需深度即可。这样既可减少交叉感染，同时也避免对肠道黏膜的损伤。

（3）尽量避免多次、重复插管，大便失禁时注意肛门、会阴部的护理。

（4）肠造瘘口的患者需肠道准备时，可用美国生产的16号一次性双腔气囊导尿管，插入7～10 cm，注气15～20 mL，回拉有阻力后注入灌肠液，夹紧，保留5～10 min，这样可避免肠道及造瘘口部位的感染。此法也适用于人工肛门的灌肠。

（5）将20%甘露醇与庆大霉素、甲硝唑联合应用于肠道清洁的准备。方法如下：术前3日口服庆大霉素4万U每日3次，甲硝唑0.2 g每日3次，术前晚、术日早晨禁食，术前一天下午4时给予20%甘露醇500～1 000 mL+生理盐水500～1 000 mL口服，术前1h静滴甲硝唑250 mL。这样可避免清洁灌肠中反复多次插管导致的交叉感染。

（6）根据大便化验和致病微生物情况，选择合适的抗生素。

# 第十二节　吸痰法操作

## 一、呼吸道黏膜损伤

### 【发生原因】

（1）吸痰管质量差，质地硬、粗糙、管径过大，容易损伤气管黏膜。

（2）操作不当、缺乏技巧，例如动作粗暴、插管次数过多、插管过深、用力过猛、吸痰时间过长、负压过大等，均可致使鼓膜损伤。

（3）鼻腔黏膜柔嫩，血管丰富，如有炎症时充血肿胀，鼻腔更加狭窄，加上长时间吸入冷气（氧气），使鼻腔黏膜干燥，经鼻腔吸痰时易造成损伤。

（4）烦躁不安、不合作患者，由于头部难固定，在插吸痰管过程中吸痰管的头部容易刮伤气管黏膜，造成黏膜损伤。

（5）呼吸道黏膜有炎症、水肿及炎性渗出，黏膜相对脆弱，易受损。

### 【临床表现】

气道黏膜受损可吸出血性痰；纤维支气管镜检查可见受损处黏膜糜烂、充血、肿胀、渗血甚至出血；口唇黏膜受损可见有表皮破溃，甚至出血。

### 【预防及处理】

（1）使用优质、前端钝圆有多个侧孔、后端有负压调节孔的吸痰管，吸痰前先蘸无菌蒸馏水或生理盐水使其润滑。

（2）选择型号适当的吸痰管：成人一般选用12～14号吸痰管；婴幼儿多选用10号；新生儿常选用6～8号，如从鼻腔吸引尽量选用6号。有气管插管者，可选择外径小于1/2气管插管内径的吸痰管。

（3）吸痰管的插入长度：插入的长度为患者有咳嗽或恶心反应即可，有气管插管者，则超过气管插管1～2 cm，避免插入过深损伤黏膜；插入时动作轻柔，尤其从鼻腔插入时，不可蛮插，避免用力过猛；禁止带负压插管；抽吸时，吸痰管必须旋转向外拉，严禁提插。

（4）每次吸痰时间不宜超过15 s。若痰液一次未吸净，可暂停3～5 min再次抽吸。吸痰间隔时间，应视痰液黏稠程度及痰量而定。

（5）每次吸痰前先将吸痰管放于无菌蒸馏水或生理盐水中，测试导管是否通畅和吸引力是否适宜，调节合适的吸引负压。一般成人40.0～53.3 kPa，儿童＜40.0 kPa，婴幼儿13.3～26.6 kPa，新生儿＜13.3 kPa。在吸引口腔分泌物时，通过手控制负压孔，打开、关闭反复进行，直至吸引干净。

（6）对于不合作患儿，可告知家属吸痰的必要性，取得家长的合作，固定好患儿头部，避免头部摇摆。烦躁不安和极度不合作者，吸痰前可酌情予以镇静。

（7）为患者行口腔护理时，仔细观察口腔黏膜有无损伤，牙齿有无松脱，如发现口腔黏膜糜烂、渗血等，可用口泰（或多贝尔氏液）、双氧水、碳酸氢钠洗口以预防感染。松动的牙齿及时提醒医生处置，以防脱落引起误吸。

（8）鼻腔黏膜损伤者，可外涂四环素软膏。

（9）发生气管鼓膜损伤时，可用生理盐水加庆大霉素或阿米卡星等抗生素进行超声雾化吸入。

## 二、感　染

### 【发生原因】

（1）未严格执行无菌技术操作：①未戴无菌手套。②使用的吸痰管消毒不严格或一次性吸痰管外包装破裂致使吸痰管被污染。③吸痰管和冲洗液更换不及时。④用于吸口鼻咽与吸气管内分泌物的吸痰管混用等。

（2）经口腔吸痰失去了鼻腔对空气的加温作用，特别是黏膜中的海绵状血管，当冷空气流经鼻腔时则发生热交换，将气流温度提高，未加温的空气直接进入下呼吸道，致使黏膜血管收缩，血供减少，局部抵抗力下降导致感染；失去了鼻腔对空气的清洁作用，致使空气中的细菌进入肺内；失去了鼻腔对空气的加湿作用，致使下呼吸道分泌物黏稠，使纤毛运动障碍，分泌物不易咳出、结痂，可致下呼吸道炎症改变。

（3）前述各种导致呼吸道黏膜损伤的原因，严重时均可引起感染。

## 【临床表现】

口鼻局部黏膜感染时，出现局部黏膜充血、肿胀、疼痛，有时有脓性分泌物；肺部感染时出现寒战、高热、痰多、黏液痰或脓痰，听诊肺部有湿啰音，X线检查可发现散在或片状阴影，痰液培养可找到致病菌。

## 【预防及处理】

（1）吸痰时严格遵守无菌操作原则，采用无菌吸痰管，使用前认真检查有无灭菌，外包装有无破损等。准备两套吸痰管，一套用于吸气管内分泌物，一套用于吸口腔及鼻咽腔分泌物，两者不能混用。如用一根吸痰管，则应先吸气管内的痰后吸口、鼻腔分泌物。吸痰管及用物固定专人使用，放置有序。吸痰时洗手，戴无菌手套，吸痰管一次性使用，冲洗吸痰管液用生理盐水或灭菌蒸馏水，注明口腔、气道。冲洗液8 h更换一次，吸引瓶内吸出液应及时更换，不超过其高度的70%～80%。

（2）痰液黏稠者，应用生理盐水40 mL加庆大霉素8万U加糜蛋白酶4 000 U行雾化吸入，每日3次，必要时根据患者症状给予地塞米松或氨茶碱，以稀释痰液，易于排痰或吸痰。

（3）加强口腔护理，一般常规使用生理盐水和1∶2 000氯己定溶液。当培养出致病菌时，可根据药敏试验结果，选择适当的抗生素局部应用。

（4）吸痰所致的感染几乎均发生在呼吸道黏膜损伤的基础上，所有防止呼吸道黏膜损伤的措施均适合于防止感染。

（5）发生局部感染者，予以对症处理。出现全身感染时，行血培养，做药物敏感试验，根据药敏试验结果选择抗生素静脉用药。

## 三、心律失常

## 【发生原因】

（1）在吸痰过程中，吸痰管在气管导管内反复吸引时间过长，造成患者短暂性呼吸道不完全阻塞以及肺不张引起缺氧和二氧化碳蓄积。

（2）吸引分泌物时吸痰管插入较深，吸引管反复刺激气管隆崎引起迷走神经反射，严重时致呼吸心跳骤停。

（3）吸痰的刺激使儿茶酚胺释放增多或导管插入气管刺激其感受器所致。

（4）前述各种导致低氧血症的原因，严重时均可引起心律失常甚至心搏骤停。

## 【临床表现】

在吸痰过程中患者出现各种快速型或缓慢型心律失常。轻者可无症状，重者可影响血流动力学而致乏力、头晕等症状。原有心脏病者可因此而诱发或加重心绞痛或心力衰竭。听诊心律不规则，脉搏触诊间歇脉搏缺如；严重者可致心跳骤停，确诊有赖于心电图检查。

## 【预防及处理】

（1）因吸痰所致的心律失常几乎均发生在低氧血症基础上，所有防止低氧血症的措施均适合于防止心律失常。

（2）如发生心律失常，立即停止吸痰，退出吸痰管，并给予吸氧或加大吸氧浓度。

（3）一旦发生心搏骤停，立即施行准确有效的胸外心脏按压，开放静脉通道，同时准备行静脉、气管内或心内注射肾上腺素等复苏药物，持续心电监测，准备好电除颤器、心脏起搏器，心搏恢复后予以降温措施行脑复苏。留置导尿管，采取保护肾功能措施，纠正酸碱平衡失调和水电解质紊乱。

## 四、阻塞性肺不张

## 【发生原因】

（1）吸痰管外径过大，吸引时氧气被吸出的同时进入肺内的空气过少。

（2）吸痰时间过长、压力过大。

（3）痰痂形成阻塞吸痰管，造成无效吸痰。

## 【临床表现】

肺不张的临床表现轻重不一，急性大面积肺不张，可出现咳嗽、喘鸣、咳血性痰、畏寒和发热，或因缺氧出现口唇、指（趾）甲发绀。X线胸片呈按肺叶或肺段分布的致密影。

## 【预防及处理】

（1）根据患者年龄、痰液性质选择型号合适的吸痰管。有气管插管者，选用外径小于气管插管1/2的吸痰管，吸引前测量吸引管长度，将吸引管插至超出气管插管末端1～2 cm的位置进行浅吸引。

（2）采用间歇吸引的办法：将拇指交替按压和放松吸引导管的控制口，可以减少对气道的刺激。

（3）每次操作最多吸引3次，每次持续不超过15 s，同时查看负压压力，避免压力过大。吸引管拔出应边旋转边退出，使分泌物脱离气管壁，可以减少肺不张和气道痉挛。

（4）插入吸痰管前检查吸痰管是否通畅，吸痰过程中必须注意观察吸引管是否通畅，防止无效吸引。

（5）加强肺部体疗，每1～2 h协助患者翻身一次，翻身的同时给予自下而上，自边缘而中央的叩背体疗，使痰液排出。翻身时可以仰卧—左侧卧—仰卧—右侧卧交替翻身，使痰液易于通过体位引流进入大气道，防止痰痂形成。还可利用超声雾化吸入法湿化气道，稀释痰液。

（6）吸痰前后听诊肺部呼吸音情况，并密切观察患者呼吸频率、深度，血氧饱和度，血气分析结果及心率的变化。

（7）肺不张一经明确，根据引起的原因采取必要的措施，如及时行气管切开，以保证进行充分的气道湿化和吸痰，有时需借助纤维支气管镜对肺不张的部位进行充分吸引、冲洗，以排除气道阻塞，并嘱患者深呼吸以促进肺复张。

（8）阻塞性肺不张常合并感染，需酌情应用抗生素。

# 第十九章　常用仪器的安全使用操作规程

## 第一节　心电监护仪

### 一、使用目的

使用心电监护系统可以连续监测患者心率、心律、血压、呼吸以及血流动力学等，当发生严重变化时自动发出警报，便于医护人员及时发现并采取措施处理，以提高患者治愈率，也可协助诊断。常用于心律失常的危重患者以及手术中、手术后监护。

### 二、使用方法及程序

（1）若患者清醒，应向其解释使用监护仪的目的及注意事项，以取得合作。

（2）检查、确认监护仪所要求的电压范围，接好地线、电源线、监护导联线，打开电源开关，检查心电监护仪性能。

（3）清洁粘贴电极片的部位，安放电极片，右上：右锁骨中点外下方；左上：左锁骨中点外下方；左下：左腋前线第6肋间或左腋中线第5肋间。

（4）选择合适肢体，捆好血压袖带。

（5）根据情况，选择适当的导联、振幅，设置报警上下限以及自动测量血压时间。

（6）遵医嘱做好监护记录。

### 三、注意事项

（1）监护仪报警音量根据科室的具体情况设置，使护理人员能够听到报警声，但又不影响其他患者。

（2）当报警音出现时，护理人员必须立即进行处理，先按"静音/消除"键使其静音，通知医生进行处理。如果病情需要重新调整报警界限，根据情况作相应处理。

（3）胸部导联所描记的心电图，不能按常规心电图的标准去分析ST–T改变和QRS波的形态。

（4）为便于在需要时除颤，电极片安放时必须留出除颤部位。

（5）严密观察监护仪各指标，发现异常及时处理。

（6）带有起搏器的患者要严密监护，区别正常心率与起搏心率，防止心搏停止后误把起搏心率按正常心率计数。

（7）若出现严重电流干扰，可能因电极脱落、导线断裂或电极导电糊干涸而引起。

（8）若出现严重肌电干扰，多因电极放置不当。电极不宜放在胸壁肌肉较多的部位以免发生干扰。

（9）基线漂移常见于患者活动或电极固定不牢。

（10）心电图振幅低，常因正负电极距离过近或两个电极放在心肌梗死部位的体表投影区。

（11）交接班时，查看上一班的主要报警信息，并注意观察该项体征变化情况。

（12）检查指端受压情况，每4 h将指端$SPO_2$传感器更换到对侧。

# 第二节　输液泵

## 一、使用目的

准确控制单位时间内静脉给药的速度和药量，使药物剂量精确、均匀、持续输入体内，避免输入药量波动过大而产生不良反应，从而提高输液治疗安全性和可靠性。

## 二、使用方法及程序

（1）将输液泵通过托架（附件）牢固地安装在输液架（Ⅳ）杆上并检查是否稳固。

（2）接通AC 220 V电源；机内电池应在连续充电10 h以上方可使用。

（3）按照输液操作规程，准备好输液瓶和指定的一次性输液器，将液体充满输液器，保证滴斗滴口与液面有一半以上的空气，关闭调节夹。

（4）将滴斗检测装置与泵连接好，并正确卡在滴斗的检测部位，此时滴斗必须处于垂直位置。

（5）为了确保输液的准确度，建议使用指定的输液器。使用指定的输液器时，液量补偿开关可拨到"ON"位置。

（6）如选用其他输液器，输液管必须柔软而且有弹性。在输液前应确定液量补偿开关的位置。

（7）打开泵门按下管夹按钮，将钳口打开，然后将准备好的输液器软管部位嵌入"气泡检测""管径钳口""管夹""液管导向柱"位置，关上泵门，管夹、钳口会自动关闭。也可按管夹关闭按钮，将输液器管夹关闭，然后再关上泵门。

（8）将输液器上的调节夹缓慢松开，打开后盖上的电源开关，泵通过自动检测后进入初始状态。此时容量计数显示"0000"mL，流量显示"1"mL/h并闪烁，用量限制显示"50"mL。

（9）按置数键设定流量值、再按"SE1ECT"置换键，用量显示"50"mL数字闪烁，再通过置数键设定用量限制值，设定结束后，输液准备就绪。

（10）穿刺成功后，按"启动/停止"按钮，开始输液，输液指示灯亮。

## 三、注意事项

（1）使用前请仔细阅读说明书，并由经过培训的医护人员按照使用说明书操作此泵。

（2）报警原因：管路有气泡或排空、管路堵塞、输液完成、开门报警、电压不足。

（3）启动泵前应检查管路安装是否合适，有无扭曲、接口松动及渗漏等情况。

（4）泵启动后观察液滴状态并证实液体流动。

（5）由于电磁干扰会导致工作异常，因此泵在使用时尽可能避免同时使用会产生干扰的电凝器和除颤器等装置。当需要同时使用时请注意：①泵与电凝器、除颤器等装置之间要有足够的距离。②泵与电凝器、除颤器等装置不能用同一电源插座供电。③密切监护泵的各项功能。

（6）避免将泵控制的输液器与另外由手动流量调节器控制的输液管路（重力输入）连接，因为它会影响输液的准确度和报警功能。

（7）当泵使用交流电源时，必须确认其所用的供电设备与地面充分连接。

（8）如果泵出现故障，应及时联系维修。

（9）一次性使用输液器应符合《一次性使用输液器　重力输液式》（GB8368—

2018）的规定，并且具有医疗器械产品注册证。

（10）泵配有滴漏检测装置，用于检测输液瓶内是否有液体，可根据情况选用。如不采用滴漏检测装置，应将其与连接插头一起取下，否则将持续出现"完成"与"阻塞"同时报警的情况。

（11）安装滴斗检测装置时必须注意，滴斗检测装置与输液瓶垂直，滴斗内液面应低于下腰线。如启动输液后，泵出现"完成"与"阻塞"同时报警。应检查滴漏装置是否安装正确。

（12）如果在移动过程中使用输液泵，应避免输液瓶（滴斗监测装置）过度摇摆。

（13）输液泵电池欠压报警时，须进行充电。应连续充电10 h以上，可边使用边充电。流速在50 mL/h以下可应急使用3 h以上。

（14）开机自检，如显示屏显示"1111"，表示气泡检测系统故障，必须进行维修。

（15）定期清洁、消毒泵及滴斗检测装置，用70％乙醇打湿的纱布或其他软布擦拭泵外壳、面板等处的污垢，保持泵的清洁，严禁将泵置于任何液体中。

（16）要考虑电池的使用寿命，使用机内电池操作泵时应检查其性能。如果正常充电后电池工作时间缩短，则需要更换新的电池。即使长期不使用电池，也至少每3个月进行一次电池充放电。

（17）更换熔断器时应先切断交流电源。

# 第三节　WZ 系列微量注射泵

## 一、使用目的

微量注射泵可供微量静脉给药达到剂量准确、定时定量、给药均匀的作用。常用于ICU、CCU、儿科、心胸外科等重症患者治疗时用。

## 二、使用方法及程序

（1）待机：将泵后电源开关拨至"ON"，听到"嘟"一声响表示内部电路自检完毕，泵处于正常待机充电状态。

（2）注射器安装：用专用注射器抽取药液。连接延长管并排气后将其放置泵体夹内，当所有参数设置完毕，连续按两次快进键（FAST），第二次按住不放，待头皮针有液体排出后松手，进行静脉穿刺，穿刺成功后，再启动泵即开始输注。

（3）速率设置：根据病情、药物性质选择给药速度。利用6只数字设置键可在LED数字显示器上设置所需输注速率数据。

（4）限制量设置：停机（STOP）状态下，按一次选择键处于限制量设置状态，这时可在1ED数字显示器上选择6个数字设置键，设置一次输注的限制量。

（5）限压值设置：限压值有高（H）、低（L）二档，缺省值为（L）。按功能设置键二次，数字显示器上出现"0 mL"，按数字设置键可选高（H）、低（L）限压值，无论按功能键设置键第几次，一旦按启动键"START"，最后一次设置的数据锁定，并进入工作状态。

（6）快速推注：为提高安全性，快速推注在"START"状态下进行。

（7）总量查询：任何状态下按总量查询都可查看已输入患者体内的药液量。

## 三、注意事项

（1）吸药时应排净气体，防止将空气压入血管内。

（2）注射开通后，定时检查药物是否渗漏，如有报警应及时查找原因并作相应处理。常见报警原因有脱管、管道受压或扭转、滑座与注射器分离、限制量提示、电源线脱落、电压不足等。

（3）使用时将药物参数（μg、min、kg）准确换算为泵的固定输入参数（mL/h），然后输入泵内显示器上。

（4）使用硝普钠等避光药物时，应用避光纸遮盖管路或用避光输液器，以保证药物效价。

（5）及时更换药液，保持使用药物的连续性。

（6）泵长期使用后，操作面贴按键处如下凹，应及时更换，否则可能会引起误触发。

（7）仔细阅读说明书，防止产生速率不准确现象。

（8）当推头上的拉钩断裂后，应及时予以更换，否则可能会发生过量给药，给患者造成伤害。

（9）当低电压报警时（LOW-BATT），应及时将泵接通交流电源进行充电或关机，不然电池中电量耗尽就无法再重复充电。

（10）再次按快进键结束快进后，注意观察注射器工作指示灯的闪动频率是否改变，如仍与快进时一样则要关机，不然泵一直以快速推进，给患者带来危险，在这种情况下，应立即关机，并检查泵的设置和状态。

（11）泵应按要求进行装夹或自行可靠固定，不能放置于床边没有围栏的平板上，避免因牵拉管路使泵滑落，造成对患者的伤害。

（12）该泵不能由患者家属来操作，防止不正确的操作对患者造成伤害。

# 第四节　除颤器

## 一、使用目的

通过电除颤，可纠正、治疗心律失常，以终止异位心律，恢复窦性心律。

## 二、使用方法及程序

（1）患者平卧于木板床上，呼吸心跳骤停后，立即进行基础生命支持，并通过心电监护、心电图确定室颤/室扑。

（2）去除患者身上的金属物品，同时解开患者上衣，暴露操作部位。

（3）打开除颤器开关，选择"非同步"方式。

（4）将电极板包以盐水纱布4~6层或涂导电糊分别置于胸骨右缘第二肋间及心尖部。

（5）选择200J，完成充电，确定所有人离开病床后，两电极板紧压除颤部位，同时放电。无效时，加至300J，再次非同步电击。

（6）二次除颤不成功者应静脉注射利多卡因100mg后再电击，若为细颤波，则静脉注射肾上腺素0.5~1.0mg，同时给予胸外心脏按压，人工辅助呼吸，待细颤变为粗颤后再电击。

（7）开胸患者采用体内电击，将包盐水纱布的体内电击板放在左、右心室两侧，充电到40~60J，行非同步电击。

（8）观察心电波形恢复窦律后放回电极板，擦干备用，关机。

### 三、注意事项

（1）除颤时，去除患者身上所有金属物品。任何人不能接触患者及床沿，施术者不要接触盐水纱布或将导电糊涂在电极板以外的区域，以免遭电击。

（2）尽量使电极板与皮肤接触良好并用力按紧，在放电结束前不能松动，以利于除颤成功。

（3）除颤时，应保持呼吸道通畅，呼吸停止者应持续人工呼吸和胸外心脏按压，必须中断时，时间不应超过5 s。

（4）胸外除颤需电能较高，可自150～200 J开始，一次不成功可加大能量再次电击，或静脉注射肾上腺素，使细颤变成粗颤后再次电除颤，最大能量可用至360 J。

（5）胸内除颤时，可自10～20 J开始，若未成功，每次增加10 J，但不能超过60 J。

（6）除颤后，应将2个电极板上的导电糊擦净，防止其干涸后使电极板表面不平，影响下次使用，易造成患者皮肤灼伤。

# 第五节　自动洗胃机

### 一、使用目的

（1）清除胃内毒物或刺激液，避免毒物的吸收。

（2）为某些检查和手术做准备。

（3）减轻胃黏膜水肿。

### 二、使用方法及程序

（1）将配好的洗胃液放入桶内。将三根胶管分别与机器的药管、胃管和污水管口连接，将药管另一端放入灌洗液桶内（管口须在液面下），污水管的另一端放入污物桶内，将洗胃管与机器的胃管连接，调节药物流速，备用。

（2）核对床号、姓名等。

（3）服毒患者神志清醒时做好解释工作，服毒患者拒绝治疗时可给予必要的约束。

（4）患者取坐位或半坐位，中毒较重者取左侧卧位，昏迷者取去枕平卧位，头转向一侧，有活动义齿者取下。

（5）自口腔或鼻腔插入胃管。

（6）确认胃管确实在胃内后胶布固定，接通电源。按"手吸"键，吸出胃内容物，再按"自动"键，机器即开始对胃进行自动冲洗，反复冲洗至吸出液体澄清为止。如果患者胃内食物较多，改为手动洗胃。

（7）洗毕拔出胃管，记录灌洗液种类、液量及吸出液情况。

（8）将洗胃机内两只过滤器刷洗干净，各保留半瓶清水，拧紧瓶盖，不得漏水。

（9）将药管、胃管和污水管同时放入清水中，按"清洗"键，机器自动清洗各部管腔，待清理完毕，将药管、胃管和污水管同时提出水面，当机器内的水完全排净后，按"停机"键，关机。

（10）将三条管道（药管、胃管、污水管）浸泡于1∶200（体积比）的"84"消毒液内0.5 h以上，清水冲洗晾干备用，胃管一次性使用。

## 三、注意事项

（1）中毒物质不明时，应抽取胃内容物送检，洗胃溶液可暂用温开水或等渗盐水，待毒物性质明确后再采用对抗剂洗胃。急性中毒病例，患者能配合时应迅速采用"口服催吐法"，必要时进行洗胃，以减少毒物吸收。

（2）在洗胃过程中，密切观察患者生命体征及有无异常情况，如患者出现腹痛、流出血性液体或有虚脱表现，应立即停止操作，并通知医生进行处理。幽门梗阻患者洗胃宜在饭后4~6 h或空腹时进行，需记录胃内潴留量，以了解梗阻情况，供补液参考（潴留量=洗出量-灌洗量）。

（3）每次灌入量不得超过500 mL，注意记录灌注液名称、液量、吸出液的数量、颜色、气味等。

（4）吞服强酸强碱类腐蚀性药物患者切忌洗胃，消化道溃疡、食管梗阻、食管静脉曲张、胃癌等一般不做洗胃，急性心肌梗死、重症心力衰竭、严重心律失常和极度衰竭者不宜洗胃，昏迷患者洗胃应谨慎。

（5）使用自动洗胃机前应检查机器各管道衔接是否正确、紧密，运转是否正常。勿使水流至按键开关内，以免损坏机器，用毕要及时清洗，避免污物堵塞管道。

# 第六节　超声雾化吸入器

## 一、使用目的

使药液直接作用于局部黏膜，用于消炎、祛痰、解除支气管痉挛，消除鼻、咽、喉部的充血、水肿状态等作用。适用于急慢性咽喉炎、扁桃体炎、急慢性呼吸道炎症、哮喘、某些咽喉部手术后及喉头水肿等。

## 二、使用方法及程序

（1）检查雾化器部件完好。

（2）水槽内放入蒸馏水250 mL，浸没罐底雾化膜。雾化罐内加入所需药液20～50 mL。

（3）核对床号、姓名，向患者解释治疗目的及使用方法。

（4）先开电源开关，再开雾化开关。此时药液应呈雾状喷出。

（5）调节雾量，定好时间（15～20 min）。

（6）将面罩罩在患者鼻部，嘱患者自然呼吸或深呼吸，将雾化的药液吸入。

（7）治疗完毕，先关雾化开关，后关电源开关。

## 三、注意事项

（1）使用前检查机器设备是否完好。

（2）保护水槽底部的晶体换能器和雾化罐底部的超声膜，以防损坏。

（3）水槽和雾化罐内切忌加热水。使用中水温超过60℃应停机换冷蒸馏水。

（4）水槽内无足够的冷水及雾化罐内无液体的情况下不能开机。

（5）水槽内的蒸馏水要适量，太少则气雾不足，太多则溢出容器，损坏仪器。

（6）治疗鼻腔疾病时，引导患者用鼻呼吸；治疗咽、喉或下呼吸道疾病时，指导患者用口呼吸；气管切开者，使其对准气管套管自然呼吸。

（7）雾化吸入器需要连续使用时，中间应间歇0.5 h。

（8）雾化吸入后不宜立即进食或漱口。

# 第七节　吸痰器

## 一、使用目的

吸出呼吸道分泌物，保持呼吸道通畅，保证有效的通气。

## 二、吸痰器使用方法及程序

（1）向清醒患者解释，以取得合作。

（2）连接吸引器，调节吸引器至适宜负压。

（3）患者头转向操作者，昏迷者可使用压舌板等辅助打开口腔。

（4）检查吸痰管道是否通畅后，插入口腔或鼻腔，吸出口腔及咽部分泌物。

（5）另换吸痰管，折叠导管末端，插入气管内适宜深度，放开导管末端，轻柔、灵活、迅速地左右旋转上提吸痰管吸痰。

（6）拔出吸痰管后用生理盐水冲洗吸痰管。

（7）每次吸痰时间不超过15 s，如吸痰未尽，休息2～3 min再吸。

（8）呼吸机行气管插管内吸痰的方法：①先让患者吸入高浓度氧气2～3 min。②气管插管内滴入无菌生理盐水或配好的湿化液2～5 mL。③将一次性吸痰管与吸引器连接，打开吸引器。④断开与呼吸机连接的管道，将吸痰管插入气管套管内适宜深度旋转上提。⑤吸痰完毕迅速连接好呼吸机。⑥再让患者吸入高浓度氧气2～3 min。

## 三、注意事项

（1）严格无菌技术操作，防止感染。

（2）选择型号适当、粗细及软硬度适宜的吸痰管。

（3）吸痰动作应轻、稳。吸痰管不宜插入过深，以防引起剧烈咳嗽。

（4）当吸痰管插到适宜深度后，在旋转的同时再放开夹住的吸痰管，边旋转边吸痰，以防吸痰管吸在呼吸道黏膜上。

（5）吸引过口、鼻分泌物的吸痰管禁止进入气道。

（6）使用呼吸机时，吸痰后调回原先设置好的氧浓度。一次吸痰时间（断开至连接呼吸机）以不超过15 s为宜。

（7）使用注射器进行气管内滴药时，应拔掉针头，以防误入气道。

（8）吸引过程中，注意观察患者病情变化和吸出物的性状、质量等。

（9）如痰液黏稠，可配合胸背部叩击、雾化吸入等。

# 第八节　有创呼吸机

## 一、使用目的

代替、控制或改变自主呼吸运动，改善通气、换气功能及减少呼吸消耗。

## 二、使用方法及程序

（1）安装好呼吸机各管路，接通电源及氧气。

（2）打开呼吸机开关，减压表范围在0.35～0.40 MPa。

（3）选择合适的通气方式，无自主呼吸应用控制模式，有自主呼吸应用辅助模式，如SIMV、SIMV+PS等。

（4）根据病情设定呼吸机通气参数：呼吸机使用频率12～20次/min；潮气量5～15 mL/kg；呼吸比1∶1.5～2.5，限制性通气障碍患者宜选1∶1，急性呼吸窘迫综合征（ARDS）患者宜选1.5∶1或2∶1；氧浓度一般为30%～50%，根据情况及时调节，但60%以上的氧浓度仅能短期使用。过高氧气浓度应用一般不超过24 h，以防止造成氧中毒。湿化器内水温控制在32～36 ℃为宜，用控制模式时触发灵敏度应设定在-6～-10 $cmH_2O$，非控制模式时设定在-1～-3 $cmH_2O$，必要时加用呼气终末正压（PEEP）。由于呼吸机型号的不同，设置范围要详细阅读说明书，并根据病情、血气分析随时调节。

（5）设置报警范围，气道压力限定在40 $cmH_2O$，呼吸频率35次/min。每分钟通气量设定范围±25%。

（6）连接模拟肺，并检查呼吸回路管道，储水瓶是否处于最低位置。

（7）测试呼吸机工作正常，撤掉双肺连接患者，观察呼吸机运转及其报警系统情况，听诊双肺呼吸音是否对称，观察通气效果。应用呼吸机30 min后查动脉血气分析。

## 三、注意事项

（1）根据病情需要选择合适的呼吸机，要求操作人员熟悉呼吸机的性能及操作方法。

（2）未用过的呼吸机，应先充电10 h，并在使用过程中注意及时充电，以保证突然断电时呼吸机能正常工作。

（3）保持呼吸道通畅，及时清理分泌物，定时湿化、雾化。

（4）严密监测呼吸，注意呼吸改善的指征，严格掌握吸氧浓度。

（5）按时做血气分析，以调节通气量和吸氧浓度。

（6）重视报警信号，及时检查处理。

（7）严格无菌操作，预防感染。

（8）加强呼吸机管理：①机器电源插座牢靠，保持电压在220 V（±10%）。②机器与患者保持一定的距离，以免患者触摸或调节旋钮。③及时倾倒储水槽内的水。④空气过滤网定期清洗。⑤呼吸管道妥善消毒，注意防止管道老化、折断、破裂。注意固定，避免过分牵拉。⑥机器定期通电、检修，整机功能每年测试一次。

# 第九节　简易呼吸器

## 一、使用目的

当患者自主呼吸停止或微弱时，用以代替或辅助患者的呼吸，保证患者的通气功能。

## 二、使用方法及程序

（1）将患者仰卧、去枕、头后仰。

（2）清除口腔与喉部异物（包括假牙等）。

（3）插入口咽通气道，防止舌咬伤和舌后坠。

（4）抢救者位于患者头部后方，将头部向后仰，并托牢下颌使其朝上，使气道保持通畅。

（5）连接氧气与简易呼吸器，将面罩扣住口鼻，用拇指和食指紧紧按住，其他的手指则紧提下颌。若无氧气供应，应将氧气储气阀及氧气储气袋取下。

（6）用另一只手有规律地挤压球体，将气体送入肺中，挤压与放松之比（呼吸比）以1∶1.5～2为宜。挤压频率：成人12～15次/min，儿童14～20次/min，婴儿35～40次/min。

（7）若患者气管插管或气管切开，则将面罩摘除，将呼吸器单向阀接头直接接气管内管，给患者通气。

（8）观察患者是否处于正常的换气状态，如患者胸部是否随着呼吸器的挤压与放松而起伏，口唇与面部的颜色是否好转，单向阀是否适当活动，双肺呼吸音是否对称。注意监测脉搏、呼吸、血压、血氧饱和度的情况，特别是血氧饱和度应保持在95％以上。

（9）有规律地挤压呼吸器直至采用机械通气或病情好转，无需辅助通气。

### 三、注意事项

（1）面罩扣住口鼻后，确保无漏气，以免影响通气效果。

（2）注意观察患者有无发绀情况。

（3）按压呼吸器频率要适当。

（4）接氧气时，注意氧气管的衔接是否紧密。

（5）需较长时间使用时，可用四头带固定。

（6）患者用后或同一患者使用超过24 h，将呼吸器拆解后用2％戊二醛浸泡4~8 h（储氧袋只需擦拭消毒），再用清水冲洗干净，晾干，检查性能良好后备用。

# 第十节　早产儿暖箱

### 一、使用目的

早产儿暖箱适用于出生体重在2 000 g以下的高危儿或异常新生儿，如新生儿硬肿症、体温不升等患儿，可使体温保持稳定，提高未成熟儿的成活率，避免体温低造成缺氧、低血糖、硬肿症等一系列不良后果。

### 二、使用方法及程序

（1）接通电源，检查暖箱各项显示是否正常。

（2）核对患儿，向家属做好解释工作，取得合作。

（3）将暖箱温度调至所需温度预热，根据早产儿出生体重与出生天数调节暖箱温度，相对湿度55％~65％。

（4）将患儿穿单衣或裹尿布后放置于暖箱内。检查各气孔是否通畅，检查箱内的温度、湿度并记录。

（5）密切观察患儿面色、呼吸、心率及体温变化。

（6）患儿的一切护理操作均在暖箱内进行。

（7）每1~2 h测体温一次，并根据患儿体温及时调节暖箱温度。

### 三、注意事项

（1）暖箱不宜置于太阳直射、对流风及暖气附近，以免影响箱内温度调节。

（2）经常检查暖箱是否有故障或调节失灵现象，以保证正常使用。如暖箱应用中发出报警信号及时查找原因，及时处理。

（3）定期消毒灭菌，预防院内感染。

（4）严禁骤然提高暖箱温度，以免患儿体温不稳定造成不良后果。

# 第十一节  小儿高压氧舱

### 一、使用目的

小儿高压氧舱适用于治疗小儿全身性和局限性缺氧性疾病、脑部疾患的神经病变、严重感染、各种中毒性疾病等。

### 二、使用方法及程序

（1）护士到患儿床旁核对床号、姓名，向家长解释高压氧治疗的相关注意事项，取得家长配合，入舱前0.5 h禁止喂奶，并更换婴儿高压氧舱专用衣被。

（2）洗舱：婴儿入舱后头部垫高，取右侧卧位，进行常规门缝洗舱（关门留1 mm缝隙），打开控制板上的供氧阀和供氧流量计，氧流量至10 L/min以上，洗舱时间5~10 min。

（3）升压阶段：将控制板上的排氧阀关闭，调节供氧流量计5~6 L/min，升压速率为0.002~0.005 MPa/min，升压速率不能超过0.01 MPa/min，最大使用压力新生儿0.04 MPa，4~5个月婴儿为0.05~0.06 MPa，当达到所需压力后关闭氧气开关和供氧阀（升压时间约为13~15 min）。

（4）稳压阶段：可采用持续小流量换气，稳压换气的方法是：同时打开进、排氧阀，流量计数分别在1~3 L/min左右，根据压力标示值，适当调节进氧流量计调节阀，达到动态平衡，稳压时间为20~25 min，严密观察患儿生命体征变化。

（5）减压阶段：稳压治疗结束后，打开排气阀，调节排氧流量5~6 L/min，使减压速率控制在0.005 MPa/min左右，减压末期，因舱内外压差降低，故可适当开大排氧流量计，使浮子读数不致太低，当两只压力表显示的舱压都为零，排氧流量计浮球归零时，打开舱门，推车对准托盘，然后将托盘拉出，使婴儿出舱，送患儿至病房，协助更换尿布及衣被，观察有无不良反应。

（6）认真做好各项记录，打开供氧阀，排除供氧管余气，关闭供氧阀、供氧流量计、排气阀、排气流量计，舱门处于开放状态，消毒氧舱备用。

### 三、注意事项

（1）氧舱禁火，应远离火种、热源，室内禁止吸烟，环境温度最好设定在20~26℃之间。

（2）有机玻璃舱体不能用抗氧化的润滑油（硝脂、甘油）擦拭，禁用乙醇等有机溶剂清洁消毒。可使用对人体无害、无腐蚀作用的消毒液，如1∶500 "84" 消毒液等，环境消毒时先用棉被盖好有机玻璃舱体再进行紫外线消毒30 min。

（3）舱内应采用全棉制品，避免采用产生静电的材料以防火灾。

（4）严格遵守操作规程。

（5）患儿入舱后有专人监护。

（6）入舱前后均应做必要的生命体征监测，出舱观察时间不少于2 h。

（7）氧舱任何部件发生故障应由专业人员维修后再用，不得私自拆装，压力表、安全阀每年普查一次。

# 第十二节　光疗箱

### 一、使用目的

使用光疗箱通过蓝光灯照射治疗新生儿高胆红素血症的辅助疗法。主要作用是使血清胆红素经蓝光照射氧化分解为水溶性的直接胆红素而随胆汁、尿液排出体外。

## 二、使用方法及程序

（1）清洁光疗箱，湿化器水箱内加水至2/3满。

（2）接通电源，检查灯管亮度，使箱温升至30～32 ℃，相对湿度55%～65%。

（3）查对患儿，了解患儿病情、日龄、体重、胆红素检查结果、生命体征，向家属做好解释工作。

（4）用大毛巾将光疗箱四周围好，操作者戴墨镜。

（5）将患儿裸露全身，戴眼罩，用长条尿布遮盖会阴部，男婴用黑布遮盖阴囊。

（6）记录入箱时间，每2 h测体温一次。

## 三、注意事项

（1）灯管使用不得超过规定的有效时间，以保证照射效果。

（2）照射中加强巡视，及时清除患儿的呕吐物、大小便，保持箱体玻璃的透明度。

（3）监测体温及箱温，光疗期间2 h测体温一次，使体温保持在36～37 ℃，根据体温调节箱温，体温超过37.8 ℃或低于35 ℃，应暂停光疗，经处理后恢复正常体温再继续光疗。

（4）使患儿皮肤均匀受光，单面照射2 h翻身一次，身体尽量广泛照射。

（5）密切观察患儿病情，及时监测血清胆红素，若有异常及时与医生联系。

# 第十三节　胰岛素泵

## 一、使用目的

胰岛素泵用于胰岛素疗法，帮助患者在全天内维持血糖的稳定。胰岛素泵可以设定为全天内自动、连续地按规定的基础量注射胰岛素，还可以应急提供大剂量胰岛素注射，用于满足进食或高血糖时的紧急胰岛素需求。

## 二、使用方法及程序

（1）向患者及家属解释使用胰岛素泵的目的及注意事项，以取得合作。

（2）使用新电池装入胰岛素泵，执行一次"清除泵设置"功能，设置日期和时间，按医嘱设置胰岛素泵各项参数，调整基础量，检查胰岛素泵性能。

（3）安装储药器，充盈输注管路，直到胰岛素液溢出管道针眼。

（4）将管道针头固定在助针器上。

（5）选择腹壁皮下注射位置，常规消毒皮肤。

（6）进针：先取下针帽和护纸，将助针器对准输注部位，按下助针器开关，针头垂直刺入，然后粘贴固定牢靠。

（7）拔引导针：一手压住针的两翼，另一手将引导针头旋转90°后拔出，输注胰岛素0.5 U，以填充导管空间。

（8）妥善放置胰岛素泵，保持泵管通畅。

（9）监测血糖变化，根据患者情况、饮食、运动状态，给予餐前大剂量摄入，按时进餐。

（10）记录血糖及餐前追加量，为治疗提供依据。

（11）严格交接班，如出现电池电量不足或药液将尽等情况，应及时更换电池或抽取胰岛素。

## 三、注意事项

（1）根据患者病情和血糖水平调节各时段的基础量和各项参数。

（2）当胰岛素泵报警时应查找原因，及时给予处理。

（3）严格无菌技术操作，保持注射部位清洁干燥。注意观察注射部位有无红肿及针头有无脱出现象。

（4）严密监测血糖变化，观察患者有无低血糖反应发生。

（5）妥善放置固定胰岛素泵，保持胰岛素泵管通畅，无扭曲受压，防止脱出。

（6）根据不同规格的胰岛素泵选用电池，准备好备用电池，充电式胰岛素泵定期做好充电工作，以保证正常使用。

（7）胰岛素泵的清洁只能使用湿布和温和清洗剂水溶液清洁胰岛素泵外面，擦完后使用清水擦洗，然后再用干布擦干。储药器室和电池室保持干燥，避免受潮，不要使用任何润滑剂，可使用70％乙醇擦拭消毒。

（8）避免胰岛素泵在过高或过低温度下存放。①避免把胰岛素泵或遥控器放置在温度高于40℃或低于0℃的环境中。②胰岛素在高温下会变质，在0℃左右会结冰，在寒冷天气位于室外时，必须贴身佩戴胰岛素泵并使用保暖衣物盖住。位于较热环境中，必须采取措施冷却胰岛素泵和胰岛素。③请勿对胰岛素泵或遥控器进行蒸汽灭菌或高压灭菌。

（9）避免把胰岛素泵浸泡在水中，使用配有快速分离器的输注管路，以便在洗澡、游泳等情况下分离胰岛素泵。

（10）如果需要接受X射线、核磁共振成像、CT扫描或其他类型的放射线检查，必须把胰岛素泵、遥控器拆下，并将其从放射区内移开。

# 第十四节　诺和笔

## 一、使用目的

使用诺和笔可以简单、准确、方便地使患者在任何时间、地点都可以迅速、准确地注射胰岛素。

## 二、使用方法及程序

（1）注射前混匀搅和笔中的药物，使沉淀下的药物充分混匀。

（2）确认剂量选择处于零位，持注射笔，使针尖向上，轻弹笔芯架数下，旋转2~3个单位药液，按下注射推键，排进笔芯中的空气。

（3）按医嘱调取所需单位，旋转调节装置注射的剂量，调节装置有清晰的显示窗和清晰的声音提示，"咔嚓"一下即一个单位。

（4）消毒注射部位，范围大于5 cm，用乙醇消毒，不用碘酊消毒。

（5）手持注射器，针头刺入体内，按下注射推键，胰岛素即被注入。

（6）按压注射键，要掌握力度，不要用力向皮肤里面压，按压螺旋直到指示为"0"。

（7）注射毕，按压的手不能松开注射推键，针头应保留皮下6~10 s后，用棉棒按压拔针。

## 三、注意事项

（1）诺和灵30 R注射后30 min进餐，调节装置的旋钮不能后倒。

（2）诺和锐30注射后10 min进餐，调节装置的旋钮可后倒以调节剂量。

（3）当诺和笔的药物用完，不再继续使用诺和笔而换成胰岛素注射时，剂量不能等同，应遵医嘱。

（4）每次注射前，应查看笔芯中的胰岛素余量是否够本次注射。当诺和锐少于12单位时，不能继续使用，因为剩余的药液可能会混不匀，注射后易出现低血糖。

（5）保存在冰箱内的诺和锐30有效期2年，诺和灵30R笔芯有效期为2.5年，开启后30℃以下有效期为4周。

（6）更换针头后一定要先排气，把存留在针头衔接处的空气排出来，拧2～3个单位直到见到一滴药液排出即可。

（7）更换诺和灵笔芯时一定要仔细阅读使用说明书。

# 第十五节　电冰毯

## 一、使用目的

使用电冰毯，可降低脑代谢率和耗氧量，减轻脑水肿的发生，保护血脑屏障，改善脑缺氧，降低致残率。

## 二、使用方法及程序

（1）接好电源线、地线，检查水位线，患者头部置冰帽，将电冰毯置于患者躯干下，连接各制冷管道及肛温传感器，用液状石蜡润滑传感器探头前端，插入肛门10 cm，并妥善固定。

（2）打开电源开关，检查电冰毯性能，显示"HELLO"。

（3）根据医嘱，设定制冷温度范围及毯面温度。

（4）遵医嘱及时记录制冷温度，并绘制于体温单上。

## 三、使用电冰毯的注意事项

（1）设定电冰毯各项数值时为双键操作。

（2）使用电冰毯的患者同时要配合心电监护仪血氧饱和度的监测，特别是亚低温状态下会引起患者血压降低和心率缓慢，护士应严密观察患者生命体征变化，同时确保患者呼吸道通畅。

（3）患者背部、臀部温度较低，血液循环慢，易发生压疮及冻伤，应1~2 h协助患者翻身、叩背，局部按摩，保持床面平整，干燥无渣屑。

（4）使用过程中，经常检查探头是否到位，如体温过低应查看探头是否脱落，患者病情突然变化时及时处理。

（5）对电冰毯使用时间较长的患者，要经常查看机器制冷水位是否缺水，以免影响降温。

（6）患者体温降至预定体温后，特别是在亚低温治疗的复温阶段，要严格控制复温速度，避免出现体温反跳。

（7）保持室温18~20 ℃为宜，相对湿度60%，毯面温度应根据患者体温设定，降温速度不能太快，避免患者体温骤降而使患者出现寒战和不适感。

（8）随时观察体温变化，发现异常及时处理。

# 参考文献

［1］高玉芳，魏丽丽，修红.临床实用技术操作及常见并发症预防与处理规范［M］.4版.北京：科学出版社，2021.

［2］葛均波，徐永健.内科学［M］.8版.北京：人民卫生出版社，2013.

［3］尤黎明，吴瑛.内科护理学［M］.6版.北京：人民卫生出版社，2017.

［4］令狐恩强.消化内镜隧道技术治疗学［M］.北京：北京出版社，2012.

［5］李兰娟.人工肝脏［M］.2版.杭州：浙江大学出版社，2012.

［6］刘石萍，王军民，刘振详，等.胃石症的病因及诊治［J］.中国现代医生，2008，46（18）：98-99.

［7］李小寒，尚少梅.基础护理学［M］.5版.北京：人民卫生出版社，2012.

［8］李乐之，路潜.外科护理学［M］.5版.北京：人民卫生出版社，2012.

［9］李海燕.白细胞单采术加联合化疗治疗高白细胞白血病疗效观察［J］.广州医药，2006,37（5）：39-40.

［10］高峰.输血与输血技术［M］.北京：人民卫生出版社，2003.

［11］高振玲，王青，王纪成，等.机采血小板献血不良反应的预防及护理［J］.中国实用护理杂志，2006，22（5）:4-5.

［12］蒋明.中华风湿病学［M］.北京：华夏出版社，2004.

［13］贾建平，陈生弟.神经病学［M］.7版.北京：人民卫生出版社，2013.

［14］郑修霞.妇产科护理学［M］.4版.北京：人民卫生出版社，2016.

［15］黄艳仪，王沂峰，黄东健.妇产科危急重症救治［M］.北京：人民卫生出版社，2011.